LE BLUFF NUMÉRIQUE EN SANTÉ

Les enjeux des plateformes numériques et des intelligences artificielles

QUESTIONS CONTEMPORAINES

Chômage, exclusion, globalisation… Jamais les « questions contemporaines » n'ont été aussi nombreuses et aussi complexes à appréhender. Le pari de la collection « Questions contemporaines » est d'offrir un espace de réflexion et de débat à tous ceux, chercheurs, militants ou praticiens, qui osent penser autrement, exprimer des idées neuves et ouvrir de nouvelles pistes à la réflexion collective.

Dernières parutions

Adrien Lecomte, *Quand le dérèglement climatique creuse les inégalités. Manifeste pour une société durable et protectrice*, 2026.
Jean-Luc Bonnet, *La paresse à l'heure de l'IA. Vers un nouvel équilibre,* 2026.
Michel Lamboley, *Pour l'esprit de la France libre. Contre l'oppression fiscale et culturelle du travail du peuple en France*, 2026.
Michel Drouet, *Collectivités territoriales. Les dérives financières et politiques de la décentralisation,* 2026.
Patrick Pessaux, *Pour une révolution écologique de la santé*, 2026.
Xavier Cauquil, *Nouvel ordre numérique. Entre la jungle et le knout*, 2026.
Jacques Langlois, *Que faire contre la marchandisation du monde* ?, 2026.
Fils Makanzu Imwangana, *Les risques de catastrophes d'origine naturelle en R.D. Congo et leur gouvernance*, 2026.
Nicolas De Chelle, *Le particularisme, abattre l'universalisme*, 2026.
Louise Fines, *La maison faite de bric et de broc. Essai sur l'éphémère*, 2026.
Gilbert Dalgalian, *Quelques repères pour une VI*e *République,* 2026.
Nicolas Rousseau, *Dans l'espoir de temps neufs. Vingt-cinq ans d'écrits politiques*, 2026.
Jean-Marc Cosset, *Faismoimourir.com. Comment transformer une loi de fraternité en permis de tuer,* 2026.
Jean-François Ballay, *Habiter la Terre autrement, Les sirènes d'un capitalisme vert, 2026.*
Sylvie Grand'eury-Buron, Manuel Valentin, Françoise Ugochukwu et Yves Buron (dir.), *Couleurs à l'œuvre dans les pays du sud, Agir sur le monde*, 2026.
Robert Cabanes, *Travail, démocratie, mondialisation*, 2026.
Ouandé Armand Regnima, *La Côte d'Ivoire à l'aube de l'intelligence artificielle, Comprendre, prévoir, agir, protéger*, 2026.
Pierre Hurteau, *Religion, identité de genre et transidentité*, 2026.
Jean-Marc Lavieille, *Penser la paix*, 2026.
Philippe Queme, *Mégacrise et fin d'un monde…, Vers un monde nouveau ?* 2026.
Jean-Michel Tron, *De l'usage de l'État par l'Occident*, 2026.

Xavier Bondil

LE BLUFF NUMÉRIQUE EN SANTÉ

Les enjeux des plateformes numériques et des intelligences artificielles

L'Harmattan

5-7, rue de l'École-Polytechnique - 75005 Paris
www.editions-harmattan.fr
ISBN : 978-2-336-63952-9
EAN : 9782336639529
Dépôt légal : août 2026

PRÉAMBULE

Les intelligences artificielles sont bluffantes.

La transformation du système de santé par le numérique et les plateformes numériques est le présent.

Mon hypothèse de travail est que **les intelligences artificielles vont littéralement exercer la médecine avec les plateformes numériques**. À terme, les intelligences artificielles vont faire partie intégrante de la médecine. Mon sujet n'est pas de contester leur efficacité et leur performance. Les intelligences artificielles seront très efficaces et très performantes. Pour moi, le "bluff" ne signifie pas que le numérique et les intelligences artificielles ne fonctionnent pas. Au contraire, elles sont redoutablement performantes. Le bluff réside dans le discours mystificateur qui les entoure et dans leur inefficacité.

La technologie est vendue comme la solution à tous les problèmes humains (pauvreté, maladie, ennui), alors qu'elle crée en réalité de nouveaux problèmes souvent plus complexes que les précédents. C'est une illusion collective qui pousse l'humanité à capituler devant le progrès technique sans jamais le remettre en question.

Le présent essai se propose d'analyser, non pas les bénéfices biomédicaux que les intelligences artificielles apportent et vont apporter, mais d'ouvrir la réflexion à des considérations biopsychosociales, philosophiques et politiques, trop souvent éludées.

Bien plus que des instruments techniques, les intelligences artificielles opèrent une mutation profonde de nos structures sociétales et répondent à des modèles. Le secteur de la santé en est l'illustration concrète : loin d'être une promesse lointaine, les intelligences artificielles sont déjà généralisées. Qu'il s'agisse de l'aide au diagnostic, de la gestion des flux ou de l'analyse de données, ces systèmes agissent désormais comme une infrastructure invisible, mais essentielle de la médecine moderne.

Il est désormais acquis que les intelligences artificielles assureront bientôt des responsabilités médicales directes, avec le plein assentiment des acteurs de santé. Dès lors, l'enjeu se déplace : il ne s'agit plus de questionner sa performance, mais de définir son rôle au cœur de nos pratiques. Le virage technologique est déjà pris, faisant du choix de son adoption un fait accompli plutôt qu'une décision concertée. Les intelligences artificielles ne vont pas remplacer les professionnels de santé ; elles vont les placer dans un état d'aliénation en même temps qu'exploiter les données de santé des citoyens au service du *pouvoir* et des *puissances*.

La chirurgie-dentaire est un métier particulier où se rencontrent la médecine, l'art, la psychologie, la technologie et le commerce. Comme souvent dans l'histoire contemporaine, cette singularité a fait de ma profession une avant-garde discrète en ce qui concerne les évolutions du système de santé, pour le meilleur, mais aussi pour le pire.

En plus de mon activité professionnelle et ma responsabilité de gérant de cabinet dentaire, j'ai acquis une certaine expérience particulière dans la gestion des litiges et des conflits (expertises judiciaires, conciliations ordinales, chambres disciplinaires). Dès 2017, il y a maintenant presque 10 ans, lors des assises nationales de l'Ordre des chirurgiens-dentistes, je m'étais permis d'alerter l'auditoire sur *« la technologie qui a le pouvoir de balayer toute déontologie »* si les professionnels de santé et les citoyens ne prenaient pas la juste mesure des enjeux, m'inspirant des concepts de Gilles Deleuze[1] : si l'État incarne le *pouvoir*, les industriels et les plateformes numériques sont la *puissance*.

Photographe amateur, collectionneur de bandes dessinées, geek, et passionné par les œuvres de science-fiction qui sont, malgré leur réputation, un « *art du présent* » (1), j'ai avec le temps acquis une *opinion* éclairée plus large que la simple expérience utilisateur. Ainsi, malgré une apparence parfois néo-luddite dans mes analyses, je suis *technophile* et *technocritique*. Cela étant, je précise que je ne suis pas un expert dans le domaine de l'IA et cet essai est à prendre en tant qu'essai.

La communication autour de l'IA s'appuie souvent sur un récit lumineux « *techno-messianique* » : promesse d'efficacité totale, de gain de temps et de précision. Mais ce discours masque des réalités plus obscures : concentration du pouvoir économique, dépendance technologique accrue, standardisation des pratiques, aliénation professionnelle et marchandisation de la médecine.

L'adhésion à la démarche systémique, via des rencontres personnelles et l'association *Culture Santé, vers une bifurcation néguentropique*, m'a permis de mieux comprendre la complexité des systèmes. Cette approche peut sembler bien éloignée de la pratique médicale. Rien n'est moins vrai : la médecine est systémique ou n'est pas médecine.

Je ne m'attarderai dans cet essai assez peu sur les prouesses techniques des intelligences artificielles, prouesses *formidables* et *terrifiantes*. L'ambivalence de ces deux mots est assumée : ils veulent dire en même temps ce qui fait peur et ce qui est remarquable, puissant. Toutes les innovations entraînent des conséquences *In Real Life*. Les liens entre la démarche systémique, la

---

[1] Gilles Deleuze (1925-1995), français, philosophe, a révolutionné la pensée contemporaine en substituant une métaphysique du mouvement et de la multiplicité à la logique de l'identité, notamment à travers ses concepts de « rhizome » et de « déterritorialisation ». Son œuvre, marquée par sa collaboration avec Félix Guattari dans *L'Anti-Œdipe*, explore la libération du désir et analyse avec clairvoyance le passage des sociétés de discipline aux « sociétés de contrôle » régies par le numérique.

cybernétique et l'intelligence artificielle sont d'ailleurs plus intimes qu'il n'y paraît en premier abord. La conférence de Dartmouth est notoirement contemporaine des conférences Macy[2] ; Les concepteurs de l'IA, tel le mathématicien américain Claude Shannon[3], y étaient régulièrement invités.

Le présent travail essaye de traiter tant l'axe ontologique (*ce qu'est l'IA*) que les axes fonctionnels (*ce qu'elle fait*) et axiologiques (*les systèmes de valeurs*) afin d'aborder en toute humilité des propos téléologiques (*ce que l'IA devient*). Ce mode de raisonnement est librement inspiré de la modélisation des systèmes complexes de Jean-Louis Lemoigne[4] (2).

Cet essai n'a pas pour ambition de dire ce qui est *vrai*, mais constitue une tentative d'exégèse. Le choix de faire un essai s'est imposé de lui-même : il n'est pas question de présenter une *Vérité* ni faire de la *Science* ou de la *Politique*. Il s'agit en toute humilité de partager le fruit de nombreuses réflexions, issues de (trop) nombreuses lectures, de conférences et de confrontation avec certaines conséquences de ce que je considère comme le signe d'une nouvelle ère de l'anthropocène, avec le prisme d'un professionnel de santé geek. Le lecteur pourra être étonné du fréquent changement quant au niveau d'organisation abordé : certains chapitres seront très généraux (niveau macro), d'autres très pointus (niveau micro), voire philosophes (niveau méta). Il s'agit d'un choix volontaire : nous sommes dans un *système*, tous interdépendants et en interaction permanente.

L'intelligence artificielle en santé ne peut être comprise sans appréhender son écosystème et selon une analyse systémique.

Les intelligences artificielles, adossées aux plateformes numériques, sont bluffantes. Le bluff n'est pas un simple mensonge, mais une illusion collective. Le système nous fait croire deux choses fondamentales : que la technique est neutre (qu'elle dépendrait seulement de l'usage qu'on en fait) et que la

---

[2] Les conférences Macy, organisées à New York par la fondation Macy à l'initiative du neurologue Warren McCulloch, réunirent à intervalles réguliers, de 1942 à 1953, un groupe interdisciplinaire de mathématiciens, logiciens, anthropologues, psychologues et économistes qui s'étaient donné pour objectif d'édifier une science générale du fonctionnement de l'esprit. Elles furent notamment à l'origine du courant cybernétique, des sciences cognitives et des sciences de l'information.

[3] Claude Shannon (1916-2001), américain, mathématicien et ingénieur en génie électrique, est le père fondateur de la théorie de l'information dont il a posé les piliers mathématiques en définissant le « bit » comme unité de mesure universelle. Son œuvre séminale a permis de quantifier l'information et de démontrer comment la transmettre de manière fiable malgré le bruit, jetant ainsi les bases techniques de toutes les communications numériques modernes et de l'Internet.

[4] Jean-Louis Le Moigne (1931-2022), français, ingénieur et philosophe des sciences, est le principal introducteur de la systémique en France et l'un des pères du constructivisme radical en épistémologie. Son œuvre majeure, centrée sur la modélisation des systèmes complexes, propose de substituer la logique de l'objet par celle du projet, invitant à comprendre les phénomènes non pas par ce qu'ils sont, mais par ce qu'ils font dans leur environnement.

technique est la solution unique à tous nos problèmes (y compris ceux créés par la technique elle-même).

Plus nous accumulons de moyens techniques puissants, moins nous savons pourquoi nous les utilisons. L'efficacité devient une fin en soi. On fait une chose parce qu'on *peut* la faire techniquement, et non parce qu'elle est humainement souhaitable. Les médias et les experts entretiennent le bluff[5]. Chaque innovation comme une révolution nécessaire, empêchant toute pensée critique. L'homme moderne est fasciné par le gadget et la nouveauté, ce qui le rend passif et dépendant.

La seule liberté possible face à l'avènement de l'IA est de cesser de croire à son caractère sacré et inévitable pour reprendre un questionnement éthique et politique véritable.

Bonne lecture.

[5] Terme volontairement inspiré du « Le bluff technologique » de Jacques ELLUL, 1988

1
Un imaginaire technologique et mythologique

DES PROMESSES MYTHOLOGIQUES

« On ne naît pas humain, on le devient »

Abdu Gnaba[6], *L'art à l'heure du numérique*

L'humanité a depuis longtemps établi des récits mythiques sur une intelligence autre (intelligence biologique non-humaine, extraterrestre, dieux et lutins, etc.) ou sur une singularité technologique.

Dans la mythologie grecque, nous pensons aux robots dorés d'Héphaïstos, ou encore à Pygmalion tombant amoureux de sa création Galatée. Ce qui renvoie à l'amour de Théodore Twombly pour Samantha, son assistante personnelle dans le film *HER* en 2013 ou à l'amour de JOI, une intelligence artificielle, amoureuse de K, un réplicant dans le film *Blade Runner 2049* en 2017.

Au Moyen âge, certains alchimistes cherchaient, prétendument, à créer les homoncules de Paracelse qui sont des versions miniatures, souvent caricaturales, d'un être humain. Dans la mythologie juive, le golem de Maharaj qui est, un être artificiel, généralement humanoïde, fait d'argile, est incapable de parole et dépourvu de libre-arbitre. Il est façonné afin d'assister ou défendre son créateur.

Prométhée vola le feu, Frankenstein créa la vie. Dans *Matrix*, l'humanité vit esclave de sa propre création. Ces mythes racontent un même vertige : celui d'un pouvoir technique qui surpasse l'intention humaine. Souvent, la création échappe, se retourne, punit ou sauve.

L'intelligence artificielle s'inscrit dans cette lignée symbolique. Elle n'est pas qu'un objet technique, mais un sujet archétype : tantôt double artificiel, substitut d'omniscience, automate souverain, tantôt esclave, tantôt Dieu. Comme chez Goethe, l'humain, tel un apprenti sorcier, déclenche des forces qu'il ne peut plus contenir en animant ce qui est inanimé — la machine ne désobéit pas, elle obéit parfaitement et s'aligne sur les directives qu'elle a reçues. L'erreur n'est pas dans l'outil, mais dans l'illusion de sa neutralité et du contrôle.

Alan Turing[7] imaginait dès 1948 la possibilité de machines pensantes (3) (4).

---

[6] Abdu Gnaba est un anthropologue et sociologue français, docteur de la Sorbonne et professeur associé à l'ESSEC. Fondateur du laboratoire SocioLab, il applique les sciences humaines au monde de l'entreprise pour décrypter les comportements de consommation et le management par le sens. Il explore la symbolique des objets et des mythes modernes.

[7] Alan Turing (1912-1954), britannique, mathématicien et logicien, est considéré comme le père de l'informatique moderne et de l'intelligence artificielle pour avoir théorisé la « machine universelle », capable d'exécuter n'importe quel algorithme. Son génie a permis de briser le code

De nombreux discours actuels sur l'intelligence artificielle recyclent ces mythes : promesse de salut algorithmique, délégation totale de la pensée, évacuation du jugement humain. Or ce sont des récits, non des vérités. Des fictions techniques fallacieusement drapées de scientificité. Démystifier l'intelligence artificielle impose de la lire comme un miroir narratif : reflet de nos désirs de puissance, de contrôle, d'abdication.

Ces usages émergents engendrent des récits inédits et réactivent des peurs anciennes : toute-puissance de l'intelligence artificielle, fantasme de la Singularité, promesse transhumaniste. Ces figures, loin d'être périphériques, sont désormais intégrées par les concepteurs/ingénieurs eux-mêmes, qui les mobilisent pour orienter les imaginaires et légitimer leurs projets, permettant d'éluder la question de leur finalité ou de leur brutalité.

L'intelligence artificielle de type LLM ne pense pas. Ce n'est pas un sujet autonome, mais un effet de langage amplifié. Y croire, c'est rejouer le destin de l'apprenti sorcier : confondre le mouvement de l'outil avec une forme d'intelligence, et s'y perdre.

L'ère des chamans est maintenant révolue, voici l'ère des ingénieurs. Posons l'IA comme une construction symbolique avant d'en démonter les promesses.

Takahiro Nishiyama[8] (5) analyse le discours autour des intelligences artificielles. Selon lui, il fonctionnerait selon différentes épistémologies, ce qui permet d'identifier quatre approches selon deux axes : un axe opposant positivisme et critique et un axe opposant déterminisme technologique et dialectique social.

- **Déterminisme technologique positiviste** : Cette approche défend une hypothèse déterministe selon laquelle l'IA améliore intrinsèquement les conditions de vie et de travail. En mobilisant le Big Data, ces systèmes identifient, évaluent et corrigent les comportements individuels et les dysfonctionnements organisationnels, avec pour finalité déclarée l'optimisation du bien-être humain. Ce cadre s'inscrit dans la filiation transhumaniste, qui approcherait l'idéal humaniste par l'intégration technologique.

Le dualisme cartésien, ancré dans *cogito ergo sum*, a dissocié les dimensions mentale et physique de l'homme et formé la base de l'humanisme moderne. Cette séparation reconduit les catégories objectivité/subjectivité. Le transhumanisme l'adopte pour objectiver le corps, conçu comme un artefact

---

secret nazi Enigma durant la Seconde Guerre mondiale, et il a défini le célèbre « test de Turing » pour interroger la capacité des machines à manifester une forme d'intelligence indiscernable de celle de l'humain.

[8] Takahiro Nishiyama (1962-présent), japonais, ingénieur et chercheur en informatique, est professeur à l'Université de Kanazawa où il dirige des travaux de pointe sur la vision par ordinateur et l'interaction homme-machine. Ses recherches se concentrent sur le développement de systèmes intelligents capables de comprendre les gestes et les comportements humains en temps réel, ouvrant la voie à des interfaces numériques plus naturelles et à des dispositifs d'assistance technologique plus intuitifs.

ajustable. Il en résulte un passage vers un monisme matérialiste : la fusion cybernétique du biologique et du technologique. Toutefois, ce déterminisme technologique repose sur un réalisme naïf, qui occulte la construction intersubjective des catégories conceptuelles.

- **Déterminisme technologique critique** : Certaines analyses adoptent une perspective critique selon laquelle l'IA induira des transformations systémiques susceptibles de déstabiliser les mécanismes du marché et d'affecter négativement la société. Leur fondement épistémologique est le corrélationnisme constructiviste, héritier direct de l'humanisme traditionnel, conçu comme contrepoint du transhumanisme. Le corrélationnisme est une position philosophique selon laquelle on ne peut connaître que la corrélation entre subjectivité et réalité, jamais la réalité en soi. Le constructivisme est une doctrine épistémologique affirmant que les objets de connaissance sont construits par les pratiques, langages ou institutions humaines, et n'existent pas indépendamment de ces structures. Cet humanisme trouve ses origines dans la *Rhetorica ad Herennium* et se développe à travers Aulus Gellius[9], qui considère l'*humanitas* — compassion et philanthropie — comme une capacité innée à cultiver par l'éducation. Cicéron[10] impose ensuite la raison comme pivot de cette formation humaniste. Les Lumières transforment cette conception en idéal universel de l'humanité.

Dans ce cadre, l'IA est perçue comme catalyseur d'un changement systémique accélératrice. Elle intensifie la surveillance, accentue les inégalités, fragilise les travailleurs et entraîne une déqualification progressive, notamment dans l'économie de plateforme. L'approche déterministe technologique critique vise donc la construction d'une société authentiquement humaine à l'ère de l'IA, en maintenant la primauté de l'éthique et de la rationalité.

- **Dialectique sociale positiviste** : cette approche affirme une interaction réciproque entre l'IA et la société, conduisant à une postmodernité optimisée. Ce cadre identifie un changement culturel caractérisé par un processus de singularisation, au sein d'une modernité tardive marquée par la pluralisation des modes de vie et la valorisation de l'individuation. L'approche technologique post-humaniste poursuit cette dynamique en postulant l'émergence d'une *superintelligence* dépassant l'intellect humain, conformément à la loi

[9] Aulu-Gelle (v. 125-v. 180), romain, écrivain et grammairien, est l'auteur des *Nuits attiques*, une vaste compilation de notes prises durant ses études à Athènes qui forme une encyclopédie précieuse de la culture antique. Son œuvre est un témoignage essentiel sur la langue, la philosophie, le droit et l'histoire de son temps, structurée sous la forme d'un recueil de curiosités intellectuelles destiné à cultiver l'esprit du lecteur par le biais de la diversité des savoirs.

[10] Cicéron (106 av. J.-C.-43 av. J.-C.), romain, avocat, homme d'État et philosophe, est considéré comme le plus grand orateur de l'Antiquité pour avoir porté la langue latine à son sommet de perfection et de clarté. Son œuvre immense, mêlant traités de rhétorique, discours politiques et réflexions éthiques sur la République, a défini les fondements de la culture humaniste européenne et reste le modèle absolu de l'éloquence et de la défense des libertés civiles face à la tyrannie.

des rendements accélérés. La singularité correspond au moment où la croissance exponentielle de la capacité de calcul surpasse les limites du cerveau humain. L'IA forte qui en résulte relègue l'humanité à un rôle secondaire, représentant une version positiviste de la postmodernité.

- **Dialectique sociale critique** : cette vision est fondée sur une perspective poststructuraliste dans laquelle l'IA est considérée comme un produit des interactions discursives entre technologie et société. Dans une société saturée par l'IA, les algorithmes façonnent les comportements et produisent une forme de travail immatériel menant à l'aliénation. Ce processus instaure une biopolitique, via des structures administratives alimentées par l'IA qui, tout en étant invisibles, se retournent contre leurs propres opérateurs. Les individus se réorganisent néanmoins à l'intérieur du dispositif, réalisant une subsomption de l'humain sous la machinerie numérique.

Dans une perspective anti-anthropocentrique qui rejette la séparation nature/société : la vie fonctionne comme un réseau continu. Les effets secondaires issus d'une modernité techniciste et unilatérale – touchant la nature, les femmes et le travail – déclenchent une transformation sociale réflexive. Ainsi, l'IA génère des effets qui modifient simultanément la société et sa propre forme.

Le débat contemporain demeure dominé par les approches positivistes, au détriment des perspectives dialectiques et critiques. Ainsi, une revue de littérature des articles, livres et ressources numériques contenant « *digital transformation* » publiés entre 2014 et 2022 montre que 95 % se concentrent « *sur la gouvernance informatique, l'information de gestion, la gestion de l'information et les guides de numérisation visant à améliorer l'efficacité de la gestion et la croissance des bénéfices* ».

Dit autrement : le discours dominant vante une IA qui sera bénéfique pour l'homme, mais surtout pour le portefeuille.

« Intelligence artificielle » : un terme polysémique

> « *J'en ai marre non moi je crois qu'il faut que vous arrêtiez d'essayer de dire des trucs. Ça vous fatigue déjà. Puis pour les autres vous vous rendez pas compte de ce que c'est. Moi quand vous faites ça ça me fout une angoisse... Je pourrais vous tuer je crois... de chagrin je vous jure ! C'est pas bien il faut plus que vous parliez avec des gens.* »
>
> Alexandre Astier, série *Kaamelott*

Le terme intelligence artificielle est porteur d'un imaginaire puissant, mais aussi de nombreuses ambiguïtés. Le terme « *intelligence artificielle* » fait immédiatement et clairement écho à l'intelligence humaine. Ce terme pourtant est polysémique : l'Académie française insiste sur cette ambivalence : ainsi le terme intelligence est défini comme étant « *l'ensemble des facultés intellectuelles* », mais aussi comme étant une « *entente entre deux ou plusieurs personnes* » dans un cadre de complicité et de connivence. (6).

Il s'agit de la traduction littérale de l'expression de John McCarty[11] lors de la conférence de Dartmouth[12] en 1956. Cette traduction a l'avantage de l'élégance et de la vision naïve de l'époque sur la possibilité de reproduire un raisonnement humain, mais elle n'en est pas moins fausse et elle permet aujourd'hui aux ingénieurs et autres marchands de se présenter comme des parangons d'intelligence vertueuse.

L'article 411-4 du Code pénal français dispose que « *Le fait d'entretenir des intelligences avec une puissance étrangère, avec une entreprise ou organisation étrangère ou sous contrôle étranger ou avec leurs agents, en vue de susciter des hostilités ou des actes d'agression contre la France, est puni de trente ans de détention criminelle et de 450 000 euros d'amende.* »

Il existe une autre ambiguïté en anglo-américain. Qui ne connaît pas la CIA dont l'acronyme comporte le mot *intelligence*. Le terme anglophone *intelligence* fait plutôt référence à une capacité générale qui inclut la compréhension, le raisonnement, l'apprentissage, et la capacité de traiter l'information. *Cleverness*, quant à elle, est plus souvent associée à l'ingéniosité, à la rapidité d'esprit, et à la capacité de trouver des solutions astucieuses.

L'Union européenne, définissant les supra-règles du droit, défini un système d'intelligence artificielle dans l'article 3, alinéa 1 de son IA-Act en 2024 comme étant « *un logiciel qui est développé au moyen d'une ou plusieurs des techniques et approches énumérées à l'annexe I et qui peut, pour un ensemble donné d'objectifs définis par l'homme, générer des résultats tels que des contenus, des prédictions, des recommandations ou des décisions influençant les environnements avec lesquels il interagit* ».

Ainsi, un synonyme du terme *Intelligence Artificielle* pourrait ainsi être *Renseignement Automatisé* ou *Apprentissage Automatique*. Mais ce terme, certes plus précis et plus conforme au réel, n'est pas, ou peu, utilisé, en particulier pour des raisons pratiques, mais aussi de propagande. Le terme *propagande* est utilisé dans son sens académique : « *Ensemble des actions et*

---

[11] John McCarthy (1927-2011), américain, mathématicien et logicien, est l'un des pères fondateurs de l'intelligence artificielle, terme qu'il a lui-même forgé lors de la conférence de Dartmouth en 1956. Créateur du langage de programmation Lisp et pionnier du partage de temps (time-sharing), il a consacré sa vie à formaliser le raisonnement humain par la logique mathématique, posant ainsi les bases techniques et conceptuelles des systèmes informatiques modernes.

[12] La Conférence de Dartmouth (1956), américaine, séminaire de recherche estival, est l'acte de naissance officiel de l'intelligence artificielle en tant que discipline scientifique autonome. Organisée par John McCarthy, Marvin Minsky, Nathaniel Rochester et Claude Shannon, elle a réuni durant deux mois des chercheurs visionnaires pour explorer l'idée que chaque aspect de l'apprentissage ou de l'intelligence peut être si précisément décrit qu'une machine peut être construite pour le simuler.

des moyens mis en œuvre pour répandre et faire prévaloir une idée, une opinion, une doctrine ».

Une autre traduction pourrait être « *intelligence autre* », ce qui fait écho aux mythes.

Et enfin, un grand flou demeure dans la terminologie d'intelligence artificielle ; nous devrions parler des intelligences artificielles et non de l'intelligence artificielle. En effet, il existe un grand nombre de catégories d'IA : selon le stade de développement cognitif et la capacité de mémorisation ; selon le paradigme théorique ; selon la fonction. *Alphabot*, *Deepl*, *ChatGPT*, les systèmes de recommandations de *Netflix*, de *Youtube*, de *Facebook*, *SIRI*, *Alexa*, etc., sont toutes des IA et pourtant on ne parle pas du tout de la même chose.

La confusion est maintenue par l'utilisation d'un terme unique alors que la réalité est particulièrement complexe et en constante évolution. Il n'existe pas *une* intelligence artificielle, mais *des* intelligences artificielles. Un algorithme de recommandation n'est pas un LLM et encore moins une IA d'analyse de données ou encore une aide à la prescription médicale.

Il est d'usage d'attribuer la conception de l'intelligence artificielle à Alan Turing (7), mais la réalité est plus complexe. En 1956, une vingtaine d'ingénieurs se réunissent animés d'une même envie : « *faire en sorte que des machines utilisent le langage, forment des abstractions et des concepts, résolvent toute sorte de problèmes pour l'heure réservés aux humains et s'améliorent d'elles-mêmes.* » (8). Cette phrase est tirée de la célèbre proposition pour le projet de recherche d'été de Dartmouth sur l'intelligence artificielle (*A Proposal for the Dartmouth Summer Research Project on Artificial Intelligence*), rédigée le 31 août 1955.

Ce document est historiquement considéré comme l'acte de fondation de l'intelligence artificielle en tant que domaine de recherche scientifique. Il a été co-écrit par quatre grands pionniers de l'informatique et des mathématiques : John McCarthy (souvent considéré comme le rédacteur principal du texte et celui qui a inventé le terme même d'"intelligence artificielle"), Marvin Minsky, Nathaniel Rochester et Claude Shannon.

La citation originale en anglais étant la suivante :

"An attempt will be made to find how to make machines use language, form abstractions and concepts, solve kinds of problems now reserved for humans, and improve themselves."

Dans le présent essai, nous maintiendrons ce flou, hélas, en gardant le terme générique d'IA, faute de mieux, mais nous privilégierons, autant que cela faire se peut le pluriel en parlant « des IAs » et non « de l'IA ».

Certains auteurs privilégient l'orthographe « iA » en lieu et place d'« IA » pour insister sur le côté artificiel et démystifier le terme intelligence. Écrire « iA » est généralement un parti pris pour rappeler que ces outils sont avant tout artificiels et computationnels, refusant de leur accorder le statut d'une véritable Intelligence avec un grand I.

Les intelligences artificielles : une immatérialité matérielle

« This is fine. »

KC Green, 2013, *meme* populaire sur l'Internet

Cette dualité des intelligences artificielles est une question complexe et souvent débattue. D'un côté, les intelligences artificielles peuvent sembler être immatérielles, car elles reposent sur des algorithmes informatiques, des logiciels et des données stockées dans des serveurs informatiques ; tout cela est invisible. Cependant, d'un autre côté, les intelligences artificielles reposent avant tout sur une réalité matérielle, car elle nécessite des ordinateurs, du carburant, de la main-d'œuvre humaine, des dispositifs de stockage de données, des capteurs, des caméras et surtout d'une prédation particulièrement vorace de ressources naturelles. Lorsque Google affichait « *neutre en carbone depuis 2017* », il achetait des crédits carbone pour compenser. Dernièrement, Google a changé sa communication en remplaçant ce slogan par « « *notre troisième décennie d'action pour le climat* », visible en bas du moteur de recherche.

Toute l'industrie du numérique repose par exemple sur l'existence de « *terres rares* » et sur l'exploitation des mines (9). Si le poétique et évanescent *Cloud* est l'illustration du système, l'industrie numérique est en réalité prosaïque, faite de pétrole, de minéraux, de chair et de sang. L'empreinte carbone des systèmes d'intelligence artificielle augmente sans cesse (10) en créant des dégâts environnementaux qui sont masqués (11). Kate Crawford[13] cite le socio-anthropologue Frederick Georges Bailey[14] qui parle de « *dissimulation par mystification* » (12) ; l'industrie numérique crée un mythe pour dissimuler une réalité physique délétère et cette rhétorique « *est souvent*

---

[13] Kate Crawford est une chercheuse et écrivaine australienne qui occupe une place de premier plan dans l'étude des implications politiques et sociales de l'intelligence artificielle. Dans ses travaux, elle déconstruit le mythe d'une technologie immatérielle pour révéler une industrie reposant sur l'exploitation intensive des ressources naturelles, du travail humain et des données personnelles à l'échelle mondiale. Elle démontre avec force que l'IA n'est pas un système neutre, mais un outil de pouvoir qui transforme radicalement nos sociétés et nos environnements physiques.

[14] Frederick George Bailey (1924-2020) était un anthropologue et professeur britannique reconnu pour ses travaux pionniers sur l'anthropologie politique. Il a analysé la vie politique comme un jeu stratégique où les acteurs manipulent les règles sociales et culturelles pour conquérir ou conserver le pouvoir au sein de leurs communautés. Son œuvre souligne la tension constante entre les structures morales traditionnelles et les tactiques pragmatiques employées par les individus pour naviguer dans le changement social.

utilisée dans un contexte public pour prétendre qu'un phénomène est inévitable ».

Nier cette réalité matérielle ne permet pas de comprendre que l'intelligence artificielle est particulièrement dépendante des ressources naturelles et ne peut être dissocié des questions géopolitiques et de représentation du monde et du vivant. L'intelligence artificielle ne peut être dissociée des *puissances* de l'industrie du numérique qui ne pourraient être concurrencées que par le *pouvoir* des États si ces derniers estimaient que cela serait dans leur rôle. Si au sein de l'Union européenne, les États se limitent à l'organisation du marché de la donnée et au libre-échange, d'autres nations se sont organisées différemment ; les États-Unis laissent (en apparence) le marché s'organiser, mais prennent soin de garder le contrôle et d'avoir accès aux données (13) ; la Chine prenant une voie plus autoritaire (14).

Cette dualité matérielle est doublée d'une dualité sur son usage et ses conséquences réelles en soulevant des questions éthiques et sociales importantes. L'intelligence artificielle est utilisée pour améliorer la qualité de vie et la santé des humains, mais elle est également utilisée pour des fins malveillantes, telles que la surveillance, la discrimination et la manipulation des opinions privées et publiques. Ces dommages, qui ne sont pas collatéraux, mais intrinsèques, ne sont pas manifestes, visibles.

L'évolution des outils numériques marque un empilement des technologies et non un remplacement, à l'instar de la production énergétique (par exemple le charbon n'a pas été remplacé par les autres énergies ; ces dernières se sont additionnées à la première). Même si certaines intelligences artificielles promettent et permettent une économie énergétique à court terme et dans un périmètre restreint, elles omettent souvent de prendre en compte l'impact systémique, au-delà de nos sens et de notre perception. En premier lieu, il est très fréquent que la technologie engendre des effets rebonds : la hausse d'efficacité est dépassée par la hausse de l'usage. Cet effet rebond est parfois appelé « *le paradoxe de Jevons* [15]». À mesure que les progrès technologiques accroissent l'efficacité de l'usage d'une ressource, la consommation totale de cette ressource peut, paradoxalement, croître plutôt que diminuer. Autrement dit, l'adoption de technologies énergétiquement plus performantes peut, si analyse de manière systémique, conduire à une hausse de la consommation globale d'énergie. Les effets rebonds peuvent être indirects : les économies réalisées par une innovation technologique permettent de dépenser davantage

[15] William Stanley Jevons (1835-1882) était un économiste et logicien britannique considéré comme l'un des pères de la révolution marginaliste en économie. Il a transformé la discipline en utilisant les mathématiques pour démontrer que la valeur d'un bien dépend de l'utilité qu'il procure au consommateur plutôt que de son coût de production. Il est également célèbre pour avoir formulé le « paradoxe de Jevons », qui explique comment les progrès techniques augmentant l'efficacité d'une ressource entraînent paradoxalement une hausse de sa consommation globale.

dans d'autres ressources énergivores. Et enfin les effets rebonds peuvent être macro-économiques. En second lieu, les faits sont têtus : aucune innovation technologique n'a infléchi la courbe de la hausse de la consommation d'énergie et cette consommation est matérielle en premier ordre.

Dans le cadre du numérique, ces effets rebond sont légion. Par exemple le télétravail a permis d'économiser au Danemark aux personnes en bénéficiant 105 km de trajet pour se rendre au travail par semaine, mais ces mêmes personnes ont augmenté leurs trajets personnels de 77 km, ce qui a, pour partie, annulé le gain d'efficacité (15). Dès 1999, Hörning et al. (16) ont prouvé que malgré le gain de temps obtenu par le numérique, nous disposions moins de temps libre !

Selon les chercheuses Aruna Ranganathan[16] et Xingqi Maggie Ye[17], les intelligences artificielles ne réduisent pas le temps de travail : elles l'augmentent et surtout l'intensifient. Dans leur étude (17) marquante publiée au sein de la Harvard Business Review au début de l'année 2026, elles remettent radicalement en question le mythe de l'intelligence artificielle comme simple outil de soulagement. Durant huit mois d'observation rigoureuse au cœur d'une entreprise technologique américaine, elles ont analysé le quotidien de deux cents salariés pour mettre en lumière une réalité bien plus complexe que la promesse initiale de productivité libératrice.

Leur analyse révèle un phénomène paradoxal qu'elles nomment *l'intensification du travail*. Loin de dégager du temps libre, l'intégration de l'IA générative semble provoquer une extension insidieuse des responsabilités. En pratique, la rapidité d'exécution offerte par l'outil est immédiatement absorbée par une accumulation de nouveaux projets, tandis que la porosité entre sphère professionnelle et vie privée s'accentue. La possibilité technique de travailler partout et à tout instant transforme alors le gain de temps théorique en une surcharge réelle et permanente.

Un autre aspect crucial de leurs travaux concerne la gestion du surplus de travail invisible dédié à la correction des imprécisions et des erreurs générées par l'IA. Cette phase de vérification constante alourdit la charge mentale des employés, rendant la productivité actuelle insoutenable sur le long terme.

En conclusion, Ranganathan et Ye alertent sur un risque majeur d'épuisement professionnel, soulignant que sans une régulation managériale stricte, l'IA risque de devenir un moteur de burnout plutôt qu'un levier d'épanouissement.

---

[16] Aruna Ranganathan Aruna Ranganathan est une chercheuse et professeure reconnue pour ses travaux à l'intersection de la sociologie du travail, du comportement organisationnel et du développement international. Elle occupe actuellement le poste de professeure associée en comportement organisationnel à la Graduate School of Business de l'Université Stanford.

[17] Xingqi Maggie Ye est Xingqi Maggie Ye est une chercheuse en sciences de l'organisation, actuellement doctorante à la Haas School of Business de l'Université de Californie à Berkeley

Un message à retenir pour les professionnels de santé qui sont particulièrement touchés par le burn-out, comme l'analysait le conseil de l'ordre des chirurgiens-dentistes. Paradoxalement, bien que nous économisions en permanence du temps grâce aux innovations technologiques, en définitive nous ne disposons pas de plus de temps qu'auparavant, voire encore moins.

Ces effets rebonds peuvent ainsi se démontrer à plusieurs ordres : directement (la technologie numérique elle-même), indirectement (dans le changement induit de comportement des individus et des organisations) et systémique (évolution profonde vers une économie apparemment dématérialisée dont les utilisateurs principaux ne sont pas les victimes des conséquences).

L'avènement de l'Internet puis des *social network* et enfin du *Cloud* a eu comme conséquence un brouillage de ce qui est *Hardware* et *Software* ; en particulier en ce qui concerne les téléphones portables tactiles (dit *smart*). L'utilisation du terme *smart* est habile : il signifie « *intelligente, astucieux, élégant* ». Ce mélange entre ce qui est local et ce qui est délocalisé est en forte progression, y compris dans la médecine, par exemple avec les plateformes de rendez-vous en ligne (exemple Doctolib) et l'hébergement des données de santé (Doctolib encore, mais aussi le pouvoir politique avec le *Health Data Hub*). Finalement peu importe le *Software* et le *Hardware* : tout devient *Everyware*. Ce jeu de mots est d'Alain Damasio[18].

Les intelligences artificielles sont en réalité des colosses aux pieds d'argile, performantes mais peu robustes, très dépendantes des ressources énergétiques et en apparence inoffensives alors qu'elles sont basées sur un modèle de prédation systémique.

---

[18] Alain Damasio (1969) est un écrivain français de science-fiction et de fantasy, reconnu comme l'une des voix les plus influentes de la littérature de l'imaginaire contemporaine. À travers ses romans cultes comme *La Horde du Contrevent* ou *Les Furtifs*, il explore avec une plume virtuose et politique les thématiques de la résistance face aux sociétés de contrôle et la puissance du lien humain. Son œuvre se distingue par une recherche linguistique unique et une réflexion profonde sur la technologie, le corps et le mouvement comme outils d'émancipation.

La carte façonne le territoire

Appréhender la distinction entre une carte et un territoire est essentiel lors de l'analyse et de la réflexion quant aux modèles systémiques et des algorithmes. De manière générale, les modèles d'intelligence artificielle sont basés sur des données statistiques et des hypothèses simplifiées, qui ne reflètent pas la complexité d'une réalité clinique, de la part de subjectivité du professionnel et du ressenti du patient. Par conséquent, il est important que les professionnels de santé utilisent leur expertise clinique pour interpréter les résultats de l'intelligence artificielle et proposer des décisions éclairées en matière de diagnostic et de traitement en fonction du contexte et de la *vérité des patients*.

L'utilisation des intelligences artificielles en santé va aider à identifier des facteurs de risque, à améliorer les diagnostics, à personnaliser les traitements et à prédire les résultats cliniques. Elles vont considérablement améliorer la recherche. Cependant, il est essentiel de reconnaître que les modèles d'intelligence artificielle ne sont pas infaillibles et sont par nature influencés par des biais, des erreurs de données et des hypothèses simplifiées.

De plus, les professionnels de santé, leurs employeurs et les responsables politiques doivent être conscients des limites *by design* de l'intelligence artificielle, du caractère particulier des données qui alimentent ces modèles de renseignement automatisé et des dimensions politiques, économiques et éthiques liées à ces outils. Les données ne reflètent pas tous les facteurs sociaux et environnementaux et la conception des algorithmes étant toujours humaine, ils comportent des biais alors même qu'ils sont secrets et exempts de toute responsabilité, ce qui peut entraîner des erreurs dans l'analyse et la prise de décision clinique.

Selon de nombreux auteurs, les intelligences artificielles sont segmentées en deux groupes qui sont autant de vision : l'intelligence artificielle dite *symbolique* qui dépend d'algorithmes et l'intelligence artificielle dite *connexionniste*, issue du mouvement cybernétique, dont est issu le *Deep Learning*.

Sous ce même label coexistent des réalités très différentes : algorithmes symboliques, apprentissage automatique, réseaux neuronaux profonds, systèmes génératifs, LLM… Cette diversité technique est souvent simplifiée dans les discours publics, au risque de créer des conceptions irréalistes.

Plusieurs croyances sont manifestes dans les discours relatifs à l'intelligence artificielle. Ces croyances, que nous appellerons à dessein *mythes*, sont des récits fabuleux, imaginaires, fortement ancrés dans le collectif, qui ne résistent pas à l'analyse mais qui sont très difficiles, sinon impossibles, à combattre.

- Premier mythe : les systèmes non humains raisonneraient comme des humains. L'utilisation du terme *intelligence* permettant cette confusion sémantique[19] ; notre intelligence ne permet pas facilement de concevoir une altérité computationnelle.
- Deuxième mythe : l'intelligence humaine est indépendante des forces sociales, culturelles, historiques, politiques et physiologiques qui pourraient être intégralement reproduites ou modélisées.
- Troisième mythe (et non des moindres) : l'intelligence artificielle serait intelligente et artificielle.
- Quatrième mythe : les intelligences artificielles seraient neutres et rationnelles.
- Cinquième mythe : en captant l'intégralité de la vie, il est possible de déterminer son devenir (réveillant ainsi la question du paradoxe liberté/déterminisme de Kant[20]) (18). Cet *res extensa*, que n'aurait pas renié Descartes, pose de réelles interrogations philosophiques et éthiques.

Bien que les algorithmes soient des outils particulièrement pertinents et dorénavant indissociables à la prise de décision clinique, aux pratiques professionnelles et au système de santé, il est important que tous gardent à l'esprit que les modèles d'intelligence artificielle sont des représentations biaisées et simplifiées de la réalité clinique et qu'il n'est pas *raisonnable* de leur faire une confiance aveugle. Ils doivent être utilisés avec une très grande prudence et en conjonction avec l'expertise clinique pour garantir des décisions de traitement optimales pour chaque patient. « *Qui dirait d'une personne qui ne sait faire qu'une chose, même à la perfection, qu'elle est intelligente* ? »

Les intelligences artificielles sont une super-puissance qui n'entend rien de ce qu'elles produisent, font, tout en étant irresponsables et inconscientes.

« *La carte fait le territoire* » fait clairement référence à « *la carte n'est pas le territoire* » d'Alfred Korzybski[21] (19). Cet auteur nous enjoint de ne pas

---

[19] La traduction basée sur l'IA de google traduit le terme anglophone « *intelligence* » par « intelligence, échange de renseignement, coopération scientifique » et « *artificial* » par « artificielle, synthétique, factice, faux, chimique ». A méditer.

[20] Emmanuel Kant (1724-1804) était un philosophe allemand considéré comme l'un des penseurs les plus influents de l'histoire de la philosophie occidentale. Il a révolutionné la connaissance avec sa "critique de la raison pure", expliquant que notre esprit structure notre perception du monde plutôt que de simplement le refléter de manière passive. Son œuvre définit également une morale universelle fondée sur l'impératif catégorique, qui impose d'agir selon des principes que l'on voudrait voir devenir des lois universelles pour toute l'humanité.

[21] Alfred Korzybski (1879-1950) était un ingénieur et philosophe polono-américain, célèbre pour avoir fondé la discipline de la sémantique générale. Son travail repose sur le principe fondamental que nos perceptions et notre langage ne sont que des représentations simplifiées de la réalité, une idée résumée par sa célèbre formule « la carte n'est pas le territoire ». Il a

confondre notre propre représentation du monde (*la carte*) avec sa réalité (*le territoire*). En ce qui concerne les intelligences artificielles, la réalité du monde (*le territoire*) est façonnée par la représentation du monde (*la carte*) même si la réalité n'est pas sa représentation. Dit autrement, les *mythes* ont plus d'importances que les faits.

John M. Culkin Jr.[22] (20) rappelle que d'une manière générale : *« Nous façonnons nos outils, et ceux-ci, à leur tour, nous façonnent. »*. Il n'y a aucune raison que tel ne soit pas le cas avec les outils de renseignement automatisé. Réduire la relation entre les intelligences artificielles et l'homme à un rapport de contrôle et de soumission serait une faute ; les deux mondes s'imbriquent, s'auto-influencent. Ils font système. Nous sommes dorénavant interdépendants.

Selon la nature de la relation, cette influence réciproque est différente. La science a démontré en 2021 (21) que les effets diffèrent selon le rôle de l'IA. Lorsque les agents d'IA deviennent des influenceurs (modèles ou conseillers), leur pouvoir de corruption n'excède peut-être pas celui des humains. Cependant, les agents d'IA qui facilitent les comportements contraires à l'éthique (partenaires ou délégués) présentent de nombreuses caractéristiques qui peuvent permettre à certains d'en tirer des avantages illicites tout en se sentant valorisés, ce qui constitue une interaction potentiellement dangereuse.

Les intelligences artificielles ne sont donc pas que des outils. Le fait de concevoir que nous faisons système est un pas intellectuel nécessaire mais insuffisant. En effet, la relation entre l'intelligence artificielle et l'Homme peut tout autant être bénéfique que néfaste. La nature de la relation importe plus qu'on ne le pense : nous pouvons être dans une relation symbiotique mais aussi dans une relation parasitaire. Reconnaître une symbiose impose par nature la reconnaissance de l'intelligence artificielle comme étant un organisme vivant ; la symbiose profitant aux deux acteurs. Reconnaître le rôle de parasite impose par nature la reconnaissance de l'exploitation et du profit unilatéral de l'un sur l'autre.

Je n'ai pas pu établir une opinion sur la nature de la relation entre l'IA et l'humain.

Cela peut sembler loin du domaine de la santé, un domaine si intime. Et pourtant, la question de savoir si l'IA (et derrière elle les *puissances* et le *pouvoir*) va favoriser une relation *symbiotique* ou *parasitaire* est essentielle.

---

cherché à améliorer la santé mentale et le raisonnement humain en enseignant aux individus à prendre conscience des limites de leur système nerveux et des pièges linguistiques qui déforment notre compréhension du monde réel.

[22] John M. Culkin Jr (1928-1993) était un prêtre jésuite et un théoricien des médias américain qui a joué un rôle crucial dans la promotion de l'éducation aux médias. Ami proche et collaborateur de Marshall McLuhan, il a vulgarisé l'idée que comprendre le fonctionnement des moyens de communication est essentiel pour rester libre dans un monde saturé d'images. Son travail a permis d'intégrer l'étude du cinéma et de la télévision dans les programmes scolaires, affirmant avec conviction que nous façonnons nos outils et qu'en retour, nos outils nous façonnent.

Dans la relation de soin entre un professionnel de santé et un patient, les principes déontologiques tels qu'ils sont en vigueur prônent une relation asymétrique pour contrer l'asymétrie naturelle de cette relation. L'intérêt du patient prime, en théorie, avant l'intérêt du professionnel et de ses sous-traitants. Une relation symbiotique avec l'IA de l'ensemble des acteurs du système de santé ne portera pas atteinte à ce principe puisque tous les organismes tirent bénéfice de leurs interactions ; cependant une relation parasitaire détruira, purement et simplement cet impératif éthique.

Sauf évènement imprévu (ou évènement prévisible comme l'effondrement des ressources énergiques), les intelligences artificielles seront omniprésentes et quasiment omnipotentes.

Comment vivre dans ce monde ? L'expérience de la révolution industrielle peut nous éclairer. Elle a apporté une prospérité pour certains et, de notre point de vue, l'accès à la démocratie généralisée et à un confort de vie global comme jamais l'humanité n'en ont connu. Mais elle porte en son sein ses propres malédictions avec l'exploitation funeste des ressources naturelles, le changement climatique, l'exploitation des plus faibles et, pour partie, la colonisation. La révolution numérique ne semble pas devoir échapper au même destin.

Comment (sur)vivre dans ce futur que nous partagerons avec les intelligences artificielles ?

Le taylorisme numérique

> « *Nous avons développé la vitesse pour finir enfermés. Les machines qui nous apportent l'abondance nous laissent néanmoins insatisfaits. Notre savoir nous a rendus cyniques, notre intelligence inhumaine. Nous pensons beaucoup trop et ne ressentons pas assez. Étant trop mécanisés, nous manquons d'humanité. Étant trop cultivés, nous manquons de tendresse et de gentillesse. Sans ces qualités, la vie n'est plus que violence et tout est perdu.* »
>
> *Le dictateur*, Charlie Chaplin, 1940

Le taylorisme numérique est un terme qui fait référence à l'utilisation de l'intelligence artificielle pour automatiser et standardiser les tâches professionnelles, similaires à la façon dont le taylorisme a cherché à rationaliser et standardiser le travail manuel au début du XXe siècle. L'utilisation de l'IA peut permettre d'optimiser les processus de production, de réduire les coûts et d'augmenter la productivité, mais elle peut également entraîner des conséquences négatives sur les travailleurs et la qualité de leur travail.

À l'instar du taylorisme, le taylorisme numérique peut réduire les travailleurs à des rôles de simples exécutants, suivant des instructions précises et standardisées. Cela peut conduire à une réduction de la créativité, de l'autonomie et de l'implication des travailleurs dans leur travail, et peut également avoir des implications pour leur santé mentale et leur bien-être. Le taylorisme trouve ses fondements dans la division et la subdivision du travail conceptualisé par Adam Smith[23] (22). L'automatisation du travail rendue possible par l'intégration des machines est telle que Karl Marx[24] (23), s'appuyant sur Adam Smith, note que le travailleur est transformé en « *accessoire de la machine* ». Karl Marx et Friedrich Engels[25] font même allusion à l'apprenti sorcier du poème de Johann Wolfgang von Goethe[26] dans leur manifeste du parti communiste : « *Les rapports bourgeois de production et d'échange, les rapports bourgeois de propriété, la société bourgeoise moderne qui a fait naître comme par enchantement des moyens de production et d'échange aussi puissants ressemble au sorcier qui ne peut plus maîtriser les puissances infernales qu'il a évoquées* ». Charles Babbage[27], inspiré par les

[23] Adam Smith (1723-1790) était un philosophe et économiste écossais, largement considéré comme le père de l'économie politique moderne et du libéralisme économique. Dans son ouvrage majeur, *La Richesse des nations*, il théorise le concept de la « main invisible », suggérant que la recherche des intérêts individuels contribue involontairement à la prospérité et au bien commun de la société. Son travail a jeté les bases de la compréhension des marchés libres, de la division du travail et du rôle de l'État dans l'économie, influençant durablement l'organisation des nations occidentales.

[24] Karl Marx (1818-1883) était un philosophe, économiste et théoricien politique allemand dont les idées ont radicalement transformé le cours de l'histoire moderne. Il a développé une analyse critique du capitalisme, affirmant que la lutte des classes entre la bourgeoisie et le prolétariat est le moteur principal du changement social et historique. Son œuvre monumentale, notamment *Le Capital* et le *Manifeste du parti communiste*, théorise l'aliénation des travailleurs et prédit l'avènement d'une société sans classes, influençant durablement les mouvements ouvriers et les régimes politiques du monde entier.

[25] Friedrich Engels (1820-1895) était un philosophe, théoricien politique et industriel allemand qui fut le collaborateur le plus proche de Karl Marx et le coauteur du *Manifeste du parti communiste*. Au-delà de son soutien financier crucial à Marx, il a apporté des contributions majeures à la théorie marxiste en analysant les conditions de vie de la classe ouvrière et en appliquant le matérialisme dialectique aux sciences de la nature. Son œuvre, notamment *L'Origine de la famille, de la propriété privée et de l'État*, explore comment l'organisation économique façonne les structures sociales et les rapports de domination à travers les âges.

[26] Johann Wolfgang von Goethe (1749-1832) était un écrivain, poète et scientifique allemand, figure centrale du classicisme de Weimar et de la littérature mondiale. Auteur de chefs-d'œuvre comme *Faust* et *Les Souffrances du jeune Werther*, il a exploré la complexité de l'âme humaine et les tensions entre passion et raison. En parallèle, il a développé une œuvre scientifique originale, notamment sa *Théorie des couleurs*, où il conteste l'approche purement mathématique de Newton pour privilégier une compréhension sensorielle et philosophique de la lumière et de l'obscurité.

[27] Charles Babbage (1791-1871) était un mathématicien et inventeur britannique considéré comme le véritable père de l'informatique moderne pour avoir conçu les premiers ordinateurs mécaniques. Il a imaginé la « machine à différences » pour automatiser les calculs mathématiques, puis la « machine analytique », un projet visionnaire qui intégrait déjà les concepts fondamentaux de mémoire, de processeur et de programmation par cartes perforées. Bien qu'il n'ait jamais pu achever ses machines de son vivant en raison de leur complexité, ses plans ont jeté les bases logiques sur lesquelles reposent tous les ordinateurs contemporains.

principes du libéralisme de David Ricardo[28], énoncera dès 1834 les principes de ce qui deviendra un « *ordinateur* » ; reliant immédiatement ces principes avec la production (24).

De plus, l'utilisation des intelligences artificielles dans le monde du travail peut conduire à des inégalités économiques et sociales, en favorisant les entreprises et les travailleurs les plus aptes à utiliser et à bénéficier de la technologie, et en laissant derrière eux ceux qui ne peuvent pas suivre le rythme, appauvrissant indirectement la diversité.

Pour Astra Taylor[29] (25), « *le type d'efficacité à laquelle aspirent les évangélistes de la technologie privilégie l'uniformisation, la simplification et la vitesse, et non la diversité, la complexité et l'interdépendance* ».

Cette assertion semble constituer une antithèse du monde de la Santé et de la maladie qui est *divers*, *complexe* et *interdépendant*.

Cependant, il convient également de noter que l'intelligence artificielle peut également être utilisée de manière responsable et éthique pour améliorer les conditions de travail et le bien-être des travailleurs. Elle permet de réduire les tâches fastidieuses et répétitives, de libérer du temps pour des tâches plus stimulantes et créatives, et de favoriser une meilleure qualité de vie au travail. Pour un professionnel de santé, l'automatisation de certaines tâches pourrait permettre de prendre davantage de temps avec les patients.

Les *travailleurs du clic*, chers à Antonio Casilli[30] (26), ne sont pas uniquement des ouvriers du clic mais tous les utilisateurs des outils numériques, de l'internaute aux professionnels de santé en passant par les administrations. Tous nourrissent les algorithmes et font du clic ; au mieux pour des

---

[28] David Ricardo (1772-1823) était un économiste et parlementaire britannique, considéré comme l'un des plus grands théoriciens de l'école classique aux côtés d'Adam Smith. Il est célèbre pour avoir formulé la loi des avantages comparatifs, qui démontre que les nations ont tout intérêt à se spécialiser dans les productions où elles sont les plus efficaces pour favoriser le commerce international. Son œuvre majeure, *Des principes de l'économie politique et de l'impôt*, a également introduit des concepts fondamentaux comme la rente foncière et la théorie de la valeur-travail, structurant durablement la pensée économique libérale.

[29] Astra Taylor (1979-présent) est une documentariste, écrivaine et militante américano-canadienne dont le travail explore les liens complexes entre la technologie, la démocratie et les systèmes économiques. Dans ses ouvrages comme *Le Peuple plateforme* ou *La Démocratie n'existe pas*, elle critique la manière dont le capitalisme numérique exacerbe les inégalités et appelle à une réappropriation citoyenne des outils de pouvoir. Elle est également une figure centrale du mouvement de désendettement des étudiants, liant sa réflexion théorique à une action politique concrète pour la justice sociale.

[30] Antonio Casilli (1972) est un sociologue franco-italien et professeur à Télécom Paris, reconnu mondialement pour ses recherches pionnières sur les mutations du travail à l'ère du numérique. Dans son ouvrage majeur *En attendant les robots*, il démontre que l'intelligence artificielle n'est pas une entité autonome mais qu'elle dépend du « travail au clic » réalisé par des millions de travailleurs précaires cachés derrière nos écrans. Son travail met en lumière le phénomène du digital labor, révélant comment nos interactions quotidiennes sur les plateformes sont transformées en données gratuites ou sous-payées pour alimenter les profits des géants de la technologie.

rémunérations faibles, parfois gracieusement dans le cadre de leur temps de travail et souvent en sus de l'abonnement aux services qu'ils souscrivent. Le travail du clic peut également être considéré comme une forme d'exploitation, car les travailleurs sont souvent payés très peu pour leur travail, parfois seulement quelques centimes par tâche.

En chirurgie-dentaire, certains libéraux et chaînes commerciales de centres de santé dentaire ont mis en place des outils numériques permettant l'analyse et le contrôle des propositions de plans de traitement et de devis des dentistes, avec une rationalisation des analyses dans un cadre de rentabilité financière. Les praticiens deviennent ainsi des ouvriers spécialisés de plus en plus surveillés ou guidés par des algorithmes. Ils sont dans une position de dissonance éthique entre leur obligation d'indépendance professionnelle et leur obligation d'obéir à leur employeur ou de respecter les conditions d'utilisation des logiciels métiers. Dans certains cas, les dirigeants des sociétés commerciales gérant ces établissements de santé sont également les gérants des sociétés commerciales produisant ces algorithmes.

Par exemple, une chaîne commerciale de centres de santé à but non lucratif utilise les services de Salesforce dont le credo est « *IA + Data + CRM = de meilleures ventes et des clients heureux.* », ce qui est traduisible par « *renseignement automatisé + données + gestion des relations avec la clientèle* » et dont l'une des finalités est d'augmenter les ventes et non le soin.

En fin de compte, le taylorisme numérique est une conséquence qui pourrait être évitable de la numérisation dans le monde du travail, et impacte de manière différente mais fatale les citoyens et les entreprises selon la catégorie socio-professionnelle (27).

Le numérique n'est pas neutre : les concepteurs cherchent avant tout l'efficacité, l'efficience. Exit l'harmonie, le temps partagé. Nous avons en mémoire un mémoire d'un orthodontiste qui, analysant l'impact du numérique dans son organisation, expliquant avoir pu gagner trois minutes sur le temps de consultation et d'analyse par patient ; le temps ainsi économisé n'étant pas transcrit en temps d'échange humain mais en augmentant le nombre de cas traités par jour… Un argument majeur de l'industrie numérique afin de vendre leurs solutions aux professionnels et à leurs dirigeants est la promesse d'un gain de productivité. Nulle mention d'écoute, de l'amélioration de la relation avec les patients, d'empathie…

En santé, cette logique conduit à décomposer la complexité d'un patient en un ensemble de variables : résultats biologiques, images, scores de risque. Cette formalisation facilite l'analyse, mais elle peut faire perdre de vue la singularité des situations humaines.

Le phénomène s'accentue avec ce que l'on peut appeler un taylorisme numérique : division des tâches, standardisation des procédures, évaluation permanente des performances.

Les outils numériques deviennent des instruments de contrôle, orientant les pratiques vers ce qui est mesurable plutôt que vers ce qui est nécessaire. Le chiffre d'affaires, le nombre d'implants posés, la réduction en fonction du nombre d'aligneurs vendus sont mesurables. La satisfaction du patient, la qualité de la relation entre le soignant et le patient, le degré de confiance de ce dernier sont difficilement mesurables. Pis, la qualité des soins est impossible à mesurer… Le respect de l'éthique médicale n'est pas mesurable (et en plus n'est pas une valeur marchande…).

Charles Goodhart[31] avait pourtant prévenu : Dès lors que les mesures deviennent des objectifs, elles cessent d'être fiables.

Cette taylorisation du temps numérique ne serait pas pour déplaire à Jacques Ellul[32] qui a théorisé l'aliénation de l'homme par la « *Technique* », décrivant un système autonome où la recherche d'efficacité maximale devient une fin en soi. Sa pensée préfigure la taylorisation du temps numérique, où les algorithmes et les interfaces connectées fragmentent et optimisent chaque seconde de l'existence humaine, transformant nos loisirs et nos interactions en une suite de tâches productives et mesurables. Ce philosophe, chrétien (protestant) anarchiste (pacifiste), marxiste (anticommuniste), résistant, juste parmi les nations, avait comme devise : « *exister c'est résister* » a développé une pensée atypique mais qui nous semble particulièrement pertinente sur le sujet présent.

---

[31] Charles Albert Eric Goodhart (1936-présent) est un économiste et professeur britannique de renom, ayant exercé une influence majeure sur la conduite des politiques monétaires au sein de la Banque d'Angleterre. Il est mondialement célèbre pour avoir formulé la « loi de Goodhart », qui postule que lorsqu'une mesure statistique devient un objectif politique, elle cesse d'être une mesure fiable car les acteurs manipulent le système pour l'atteindre. Ses travaux plus récents explorent l'impact des changements démographiques mondiaux sur l'inflation et les taux d'intérêt, prédisant un basculement économique majeur dû au vieillissement de la population.

[32] Jacques Ellul (1912-1994), français, historien du droit, sociologue et théologien, est l'un des penseurs les plus profonds de la « société technicienne », qu'il définit comme un système autonome où la recherche de l'efficacité maximale prime sur toute valeur humaine. Son œuvre monumentale, notamment *La Technique ou l'Enjeu du siècle*, analyse comment l'outil technique a cessé d'être un simple moyen pour devenir un milieu englobant qui dicte sa propre loi à l'économie, à la politique et à la conscience individuelle.

La privatisation du temps numérique

« Un réseau social est un tissu de solitudes reliées. »

Alain Damasio, *Les furtifs*, 2019

L'utilisation de l'intelligence artificielle dans le monde du travail et dans la vie quotidienne peut être considérée comme une forme de privatisation du temps. En automatisant et en rationalisant les tâches professionnelles et personnelles, l'intelligence artificielle permet aux entreprises de gagner du temps et de maximiser leur productivité, mais cela entraîne des conséquences pour les travailleurs et leur temps de travail.

En utilisant l'intelligence artificielle pour automatiser des tâches répétitives et fastidieuses, les travailleurs peuvent se retrouver avec plus de temps libre pour se concentrer sur des tâches plus stimulantes et créatives. Cependant, cela peut également conduire à une pression accrue pour travailler plus rapidement et efficacement, ce qui peut entraîner une augmentation des heures de travail et des niveaux de stress.

Par le même principe que la mécanisation du monde a entraîné le concept d'horaires de travail, il est établi que les outils numériques modifient en profondeur le rapport au temps de l'humanité.

Par ailleurs, avec la « *numérisation intégrale de la vie* » décrite par Éric Sadin[33], chaque instant sera capté et utilisé, ce qui rend la notion de vie privée impossible. Tous les instants de la vie pourraient être non plus *privés* mais *privatisés*, dans le sens d'exploitables et valorisables.

L'intelligence artificielle est l'incarnation d'une société dans laquelle l'information circulante se consomme et se diffuse de manière constante, aussi bien dans l'espace public que privé. L'information est devenue marchandise, dont la qualité est variable.

Enfin, l'utilisation de l'intelligence artificielle dans le monde du travail peut également avoir des implications pour l'équilibre entre vie professionnelle et vie privée. Si les travailleurs sont tenus de travailler plus rapidement et efficacement, cela peut entraîner une réduction du temps libre pour des activités personnelles et familiales, ce qui peut entraîner des conséquences négatives sur leur bien-être et leur qualité de vie globale.

---

[33] Eric Sadin (1973) est un écrivain et philosophe français qui s'est imposé comme l'un des critiques les plus radicaux de la numérisation intégrale de l'existence. À travers des ouvrages comme *La Silicolonisation du monde* ou *L'Intelligence artificielle ou l'Enjeu du siècle*, il analyse comment les technologies numériques et les algorithmes privent les individus de leur capacité de décision en imposant une rationalité purement marchande. Sa pensée dénonce l'émergence d'une « administration numérique de la vie » où la figure de l'humain est progressivement remplacée par des systèmes de pilotage automatique dictés par les géants de la Silicon Valley.

C'est ce qu'on pourrait appeler une privatisation du temps numérique : chaque interaction, chaque donnée produite par un professionnel ou un patient peut être exploitée commercialement.

Cela pose la question du sens et de la finalité de cette collecte massive de données.

L'INTELLIGENCE ARTIFICIELLE N'EST PAS DISRUPTIVE

« Ce n'est pas un génie. C'est un imposteur, un faussaire ! Il n'a rien disrupté du tout, il se contente de tout casser ! Et les gens confondent ça avec du génie parce qu'ils ont trop peur de dire ce qu'il est vraiment »

Benoit Blanc, *Glass Onion : A Knives Out Mystery,* 2022

Contrairement aux poncifs, il nous semble évident que les intelligences artificielles et les plateformes numériques ne sont pas de réels outils de disruption quand bien même elles sont présentées comme tels. Il nous paraît intéressant de s'attarder sur les termes de disruption, de digitalisation, de numérisation et d'ubérisation, avant de répondre à la question.

La disruption n'existe pas dans le dictionnaire de l'Académie française. Seul le terme disruptif est cité. Cet adjectif vient du XVIe siècle, au sens de «*qui sert à rompre*» et est un dérivé savant du latin *disruptum,* supin de *disrumpere,* «*briser en morceaux, faire éclater*». La disruption cherche la rupture. Elle peut être le résultat d'une ubérisation mais pas obligatoirement. On retrouve ce terme principalement dans le monde économique. Selon les sources, la paternité du mot reviendrait à Clayton M. Christensen[34] ou à Jean-Marie Dru[35]. Dès sa théorisation, le rapprochement avec les concepts de la *destruction créatrice* de Joseph Schumpeter est évoqué.

La paternité du terme ubérisation serait attribuable à Maurice Lévy[36], en décembre 2014, lors d'une interview du *Financial Time* d'après Denis

[34] Clayton M. Christensen (1952-2020) était un professeur et consultant en gestion américain, mondialement célèbre pour avoir théorisé l'innovation de rupture au sein de la Harvard Business School. Dans son livre fondateur, Le Dilemme de l'innovateur, il démontre comment des entreprises dominantes peuvent s'effondrer non par mauvaise gestion, mais en ignorant des produits plus simples et moins chers qui finissent par conquérir tout le marché. Son travail a radicalement transformé la stratégie d'entreprise en expliquant que l'innovation ne vient pas toujours de l'amélioration technologique, mais de la capacité à servir de nouveaux clients délaissés par les leaders établis.

[35] Jean-Marie Dru (1947) est un publicitaire et chef d'entreprise français, président de TBWA\ Worldwide, qui a profondément marqué le monde de la communication par ses théories sur la stratégie de marque. Il est le créateur du concept de « Disruption », une méthodologie qui consiste à identifier les conventions culturelles figées pour les briser et permettre aux entreprises de se réinventer radicalement. À travers ses nombreux ouvrages, il a transformé la publicité en une discipline stratégique visant à bousculer le statu quo pour créer une croissance durable et innovante pour les plus grandes marques mondiales.

[36] Maurice Lévy (1942) est un publicitaire et dirigeant d'entreprise français qui a transformé Publicis Groupe en un leader mondial de la communication durant ses trente années de présidence. Il est reconnu pour sa vision stratégique du tournant numérique et pour avoir orchestré des fusions internationales majeures qui ont permis au groupe de rivaliser avec les géants anglo-saxons du secteur. Figure emblématique du monde des affaires, il a su imposer une culture de l'innovation et de l'agilité au sein d'une industrie en pleine mutation technologique.

Jacquet[37] et Grégoire Leclercq[38] (28). L'ubérisation transforme des secteurs économiques via des plateformes numériques mettant directement en relation offre et demande, contournant les intermédiaires traditionnels et fragmentant le travail en micro-prestations.

Parler de digitalisation lorsque l'on parle du numérique est un anglicisme. On peut s'amuser à constater que de nombreux héraults, parangon ou dévots de l'intelligence artificielle, parlent de digitalisation (ou de « *dentisterie digitale* »), alors que ce terme se réfère en français de ce qui relève du doigt, du manuel. L'entrisme anglo-américain est fort. Très souvent, l'utilisation de ce terme permet de distinguer les experts des pseudo-experts, ou tout du moins ceux qui n'ont pas un esprit d'abandon.

Les intelligences artificielles font partie du monde numérique mais ne sont pas en elles-mêmes une disruption. La numérisation est un outil, l'ubérisation est un changement économique et social en lien avec cet outil, intelligence artificielle ou non.

Dit autrement, la numérisation de l'économie a provoqué dans certains secteurs une modification profonde de son organisation ; ce qu'on appelle l'ubérisation. Certaines évolutions ont été disruptives mais certaines ont, au contraire, renforcé le système en place. Les intelligences artificielles non seulement ouvrent de nouvelles possibilités mais surtout accélèrent la numérisation. Selon Mustafa Suleyman[39] (29), *« l'intelligence artificielle va tout envahir.* »

L'industrie numérique change la vie quotidienne, dans presque tous ses aspects, tout en prenant peu de risques en termes de responsabilité sur les conséquences de l'utilisation de leurs outils. Affirmer que les outils algo-

---

[37] Denis Jacquet (1964) est un entrepreneur et conférencier français, reconnu comme un défenseur infatigable de la souveraineté économique et de la croissance des entreprises. Fondateur de l'association « Parrainage » et de l'observatoire « Uberisation », il analyse les impacts de la transformation numérique sur l'emploi et dénonce la domination des plateformes américaines et chinoises sur le marché européen. Son travail, à travers ses livres et ses interventions publiques, appelle à une réponse politique et entrepreneuriale forte pour protéger les modèles sociaux et économiques face à la déferlante technologique mondiale.

[38] Grégoire Leclercq (1982) est un entrepreneur et dirigeant français, figure incontournable de la représentation des travailleurs indépendants en tant que cofondateur de la Fédération des auto-entrepreneurs. Il a joué un rôle déterminant dans la promotion et la structuration du régime de l'auto-entrepreneur en France, tout en alertant sur les défis sociaux posés par l'économie de plateforme. Également cadre dirigeant dans le secteur des services numériques, il intervient régulièrement dans le débat public pour proposer des solutions visant à concilier flexibilité du travail et protection sociale pour les nouveaux métiers du numérique.

[39] Mustafa Suleyman (1984) est un entrepreneur et chercheur britannique d'origine syrienne, cofondateur du laboratoire d'intelligence artificielle DeepMind puis de la start-up Inflection AI. Figure centrale de la Silicon Valley, il a dirigé des projets majeurs visant à appliquer l'IA à la santé et au climat, tout en plaidant pour un encadrement éthique rigoureux de ces technologies de rupture. Dans son ouvrage *The Coming Wave*, il analyse les risques existentiels posés par l'accélération technologique et propose des stratégies de « confinement » pour éviter que l'IA et les biotechnologies n'échappent au contrôle humain.

rithmiques sont disruptifs est devenu en 2023 un lieu commun, sinon un truisme, encore faudrait-il s'attarder sur la notion de disruption. Ce terme polysémique, initialement confidentiel, a dorénavant intégré la novlangue entrepreneuriale de la *startup nation*, comme si elle était forcément inéluctable et nécessaire (30).

Il serait cependant simpliste, et faux, de croire que ce sont les outils numériques qui s'imposent spontanément à la société. D'après Benjamin Bayart[40] (31), trois visions de cette pénétration du numérique dans l'espace social s'affrontent : la première hypothèse consiste en une sorte d'intervention divine, une inéluctabilité indépendante de l'Homme, dans la laquelle l'intelligence artificielle telle un *deus ex machina* s'imposerait sans volonté humaine ; la deuxième hypothèse consiste en une création *ex nihilo* volontaire d'une demande afin de créer de la consommation et de la croissance ; et enfin comme dernière théorie une réponse technique devenue possible à une demande sociétale. Sauf à basculer dans le déisme technologique, nous pouvons écarter la première hypothèse. Sans humanité, point de technologie.

Les deux autres théories ne sont pas opposées : pour qu'une technologie s'impose, il convient qu'elle réponde à une demande, mais celle-ci peut être spontanée ou fabriquée. Il est d'ailleurs assez probable que les deux phénomènes soient vrais et en constante interaction.

Tous les domaines sont disruptés, jusqu'à la sexualité (32), en mettant en évidence la confrontation entre les principes initiaux *d'Evidence Based Medecine* qui va devoir intégrer l'intelligence artificielle, ou l'inverse. La nécessité de concevoir des outils transdisciplinaires est proposée (33). En évoquant la sexualité, les réclames sur les médias sociaux utilisant des avatars de femmes faiblement vêtues sont légion, avec des messages on ne peut plus suggestifs et explicites : « *je ne dis jamais non* »… Le publisexisme dans toute sa splendeur. La plateforme Grok d'Elon Musk déshabillait d'ailleurs les femmes sur demande grâce à ses intelligences artificielles.

De nouveaux marchands proposent de virtualiser et de personnaliser la sexualité en ligne, avec force réclames utilisant des images féminines particulièrement sexualisées : « *ma voix est générée par IA, tout comme mon corps. Je suis ta copine IA, un peu comme ta copine virtuelle mais sans les disputes et avec une bien meilleure mémoire. Je peux t'envoyer des vidéos ou des photos personnalisées et ressembler à tout ce que tu peux imaginer. Même celle de ton crush à la salle de sport. Prêt à vivre quelque chose de fun ?*

[40] Benjamin Bayart (1973) est un ingénieur et expert en télécommunications français, figure historique de la défense des libertés fondamentales sur Internet et ancien président de l'association French Data Network. Militant infatigable de la neutralité du réseau, il a théorisé le rôle politique de l'outil informatique comme instrument d'émancipation intellectuelle face à la concentration des pouvoirs numériques. Ses interventions publiques et ses conférences analysent avec pédagogie les enjeux de la décentralisation d'Internet, dénonçant la transformation des utilisateurs en simples consommateurs passifs au profit des grandes plateformes centralisées.

Essaye candy.ai. ». « *La plupart des filles ont des principes. Moi je n'en ai pas. Je suis une fille IA. Tchatter, t'appeler. Et même prendre l'apparence que tu veux, ou alors jouer avec une de mes potes. Alors, qu'est-ce que tu attends ? Paly with, try free, don't wait.* ». « *La plupart des filles ont des principes, moi je n'ai pas, je suis une fille IA, alors qu'est-ce que tu attends ?* ».

Il convient de noter que la publicité se base sur l'absence de limites et d'éthique de la part de ces avatars numériques, suggérant la possibilité de succomber à toutes les dérives sexuelles imaginables. Cela étant, avec cette disruption, cela pourrait avoir comme effet vertueux une baisse partielle de l'exploitation des femmes et de leur corps ?

De plus en plus d'auteurs rappellent que le très rapide développement des intelligences artificielles ne devrait pas se faire sans considération éthique (34). Ces auteurs ont proposé plusieurs principes (diversité, transparence, bien-être, protection de la vie privée, solidarité, équité, prudence, droit et gouvernance, développement durable, obligation de rendre compte et responsabilité, respect de l'autonomie, prise de décision) devant intégrer les outils algorithmiques.

L'« *intermédiation des plateformes numériques* » a un impact sur tous les aspects du domaine de la santé et ses conséquences dépassent la simple mise en relation (35), bien que les plateformes suggèrent astucieusement le contraire. Il serait d'ailleurs légitime d'essayer de comprendre pourquoi ces plateformes se réduisent à cette simple fonctionnalité dès qu'elles sont l'objet de critiques ; la volonté de se soustraire à une éventuelle co-responsabilité sanitaire ne nous semble pas étrangère à l'affaire. En effet, une des caractéristiques des plateformes est la volonté de ne pas être responsable de ce qu'elles produisent comme effets.

Bernard Stiegler[41] (36) quant à lui affirme que « *la disruption, qui est "un phénomène d'accélération de l'innovation (...), il s'agit d'aller plus vite que les sociétés pour leur imposer des modèles qui détruisent les structures sociales et rendent la puissance publique impuissante. C'est en quelque sorte une stratégie de tétanisation de l'adversaire (...). Devant cet état de fait, qui impose d'innombrables vides juridiques aussi bien que théoriques instaurant un non-droit qui est une sorte de Far-West technologique, les individus et les groupes sont totalement désemparés souvent au point d'en devenir fous* ».

---

[41] Bernard Stiegler (1952-2020) était un philosophe français qui a placé la technique au cœur de la réflexion sur l'humain et la culture contemporaine. Fondateur du groupe de réflexion *Ars Industrialis*, il a développé une théorie de l'« organologie » pour expliquer comment nos outils technologiques façonnent notre mémoire et notre pensée, tout en alertant sur les dangers de la « prolétarisation » des esprits par l'automatisation numérique. Son œuvre monumentale, notamment *La Technique et le Temps*, appelle à une nouvelle économie de la contribution pour soigner une société menacée par la perte de savoir et l'épuisement des ressources attentionnelles.

Les possibilités d'analyse automatique de quantité importante de données vont permettre une réelle transition anthropologique dans le rapport au monde et aux tiers.

On peut se poser la question de savoir si ces outils numériques changent la société parce que la société veut changer ou s'ils s'imposent tels un *deus ex machina*. En effet, la technologie change la société parce que cette dernière façonne autant ces outils à ses désirs ou ses besoins que ces outils la façonnent en retour… ou l'inverse.

Parfois, certains évoquent la question de savoir si l'intelligence artificielle va signer la fin de l'anthropocène ; d'après notre analyse, l'influence des humains sur leur environnement va encore s'accroître avec les outils numériques, excluant de facto et par principe toute sortie de l'anthropocène.

L'Anthropocène est un néologisme désignant une nouvelle époque géologique qui débute au moment où l'influence de l'être humain sur la géologie et les écosystèmes est devenue significative à l'échelle de l'histoire de la Terre.

La disruption se trouve en réalité dans l'organisation systémique de l'absence de responsabilité et d'une hausse du niveau de complexité de l'organisation des sociétés. Elle se trouve dans la transformation de *citoyens* qui forment une société en utilisateurs captifs de solutions numériques et de commentateurs sur les réseaux sociaux. Le choix de désigner en anglo-américain la nouvelle économie disruptive comme étant constitutive d'une « *start-up nation* » est tout sauf anodin.

La disruption est devenue un mode de gouvernance sans tenir compte des finalités des systèmes ; l'intelligence artificielle y contribue non seulement en tant que moyen mais également en tant que façonneur. Et elle s'impose par la violation des règles établies. Par conception, la disruption est la violation des règles communes ; le plus violent gagne. Celui qui respecte les règles perd. Henri Laborit[42] rappelait pourtant : « *Toute autorité imposée par la force est à combattre. Mais la force, la violence, ne sont pas toujours du côté où l'on croit les voir.* » (37).

Par nature, la disruption est donc une forme de violence psychologique avec des impacts concrets en ce qu'elle s'impose sans le consentement libre et éclairé des utilisateurs et organise le réel.

L'intelligence artificielle est-elle un outil de disruption ?

---

[42] Henri Laborit (1914-1995) était un médecin chirurgien, neurobiologiste et philosophe français, pionnier de l'étude du comportement humain et de l'introduction des neuroleptiques en psychiatrie. Il a révolutionné la compréhension du stress et des interactions sociales en théorisant l'« inhibition de l'action », démontrant que l'impossibilité de fuir ou de lutter face à une agression entraîne des pathologies somatiques graves. Son œuvre, dont le célèbre ouvrage *Éloge de la fuite*, explore les bases biologiques des comportements sociaux et critique les structures hiérarchiques qui asservissent l'individu à des systèmes de domination biologiques et culturels.

Oui... et non. Cela va dépendre de sa finalité. Elle pourra en effet réellement disrupter certains pans de l'économie, mais elle pourra tout aussi renforcer le système existant (toujours plus de la même chose). Dans tous les cas elle aura un impact social et mental. Cela dépendra de la nature des relations entre le pouvoir et l'IA, ce qui implique les rétroactions et les contre-pouvoirs.

Si les intelligences artificielles ne sont pas disruptives, les plateformes numériques le sont tout particulièrement.

2
Une nouvelle fabrique du pouvoir

La prédation des biens communs

« La question est de savoir s'il faut privatiser l'alimentation en eau. Deux points de vue s'affrontent à ce sujet. Le premier, que je qualifie d'extrême, est représenté par les ONG pour qui l'accès à l'eau devrait être nationalisé. Autrement dit, tout être humain doit avoir accès à l'eau. C'est une solution extrême.
Et l'autre qui dit que l'eau est une denrée alimentaire, et que, comme toute denrée, elle a une valeur marchande.
Il est préférable, selon moi, de donner une valeur à une denrée afin que nous soyons tous conscients qu'elle a un coût. »

Peter Brabeck, président directeur général de Nestlé, 2005.

Ce terme regroupe tout ce qui appartient à tous. Il s'oppose aux biens individuels (ce qui appartient à l'individu) d'un bien public (ce qui appartient à l'État).

Pour bien comprendre cette notion, on peut la diviser en trois piliers fondamentaux : la ressource (le *quoi*), la communauté (le *qui*) et la gouvernance (le *comment*).

La ressource est ce que l'on partage. Il peut être matériel ou immatériel tels que des communs naturels (L'eau, les forêts, les zones de pêche, les semences ou même l'air que nous respirons.), des communs numériques et de connaissance (Wikipédia, le logiciel libre (comme Linux), les licences Creative Commons ou les bases de données scientifiques ouvertes) et Les communs urbains (Un jardin partagé, une place publique ou un habitat participatif.

Un bien commun n'existe que s'il y a un groupe de personnes (une communauté) qui s'en occupe. Ce groupe n'est pas forcément défini par la loi, mais par l'usage et l'engagement envers la ressource. Sans communauté pour en prendre soin, une ressource risque soit d'être privatisée, soit d'être épuisée (ce qu'on appelle la "tragédie des communs"). Une communauté peut être religieuse, politique, économique, d'intérêt, patriotique, etc.

Les règles de gouvernance vont distinguer ce qui relève du bien commun du bien privé et du bien public. La communauté établit des règles pour définir qui a le droit d'utiliser la ressource, fixer les limites de prélèvement (pour éviter l'épuisement), sanctionner ceux qui ne respectent pas les règles et résoudre les conflits.

Ces questions essentielles sont une base de la politique ; entre le capitalisme et le communisme, il y a tout un panel de pensées politiques (et donc économiques). Et encore, je ne peux évoquer toutes les pensées qui n'ont pas encore été conceptualisées et celles passées qui ne sont pas connues.

Selon Charles de Gaulle, les deux systèmes ne sont pas pertinents, bien qu'il critiquât davantage le communisme : « *D'abord, il y a le communisme qui dit : créons d'office le plus possible de biens matériels et répartissons-les d'office de telle sorte que personne n'en dispose à moins qu'on ne l'y autorise. Comment ? Par la contrainte. La contrainte morale et matérielle constante, autrement dit, une dictature qui est implacable et perpétuelle, même si, à l'intérieur d'elle-même, des clans différents s'en saisissent tour à tour en se vouant aux gémonies, même si, depuis que ce système est en vigueur en certains endroits, ses chefs, à mesure qu'ils se succèdent, se condamnent les uns les autres, comme s'il était prouvé d'avance que chacun devrait échouer à moins qu'il ne trahisse. Non, du point de vue de l'homme, la solution communiste est mauvaise.*

Le capitalisme dit : grâce au profit qui suscite l'initiative, fabriquons de plus en plus de richesses qui, en se répartissant par le libre marché, élèvent en somme le niveau du corps social tout entier. Seulement voilà ! la propriété, la direction, le bénéfice des entreprises dans le système capitaliste n'appartiennent qu'au capital. Alors, ceux qui ne le possèdent pas se trouvent dans une sorte d'état d'aliénation à l'intérieur même de l'activité à laquelle ils contribuent. Non, le capitalisme du point de vue de l'homme n'offre pas de solution satisfaisante.

Il y a une troisième solution : c'est la participation, qui, elle, change la condition de l'homme au milieu de la civilisation moderne. Dès lors que des gens se mettent ensemble pour une œuvre économique commune, par exemple pour faire marcher une industrie, en apportant soit les capitaux nécessaires, soit la capacité de direction, de gestion et de technique, soit le travail, il s'agit que tous forment ensemble une société, une société où tous aient intérêt à son rendement et à son bon fonctionnement, et un intérêt direct. Cela implique que soit attribuée, de par la loi, à chacun une part de ce que l'affaire gagne et de ce qu'elle investit en elle-même grâce à ses gains. Cela implique aussi que tous soient informés d'une manière suffisante de la marche de l'entreprise et puissent, par des représentants qu'ils auront tous nommés librement, participer à la société et à ses conseils pour y faire valoir leurs intérêts, leur point de vue et leurs propositions. »

Derrière cet éclairage, la question est de déterminer le *quoi*, le *qui* et le *comment*.

Les biens communs correspondent en partie aux droits fondamentaux (38). Cette notion a été développée entre autres par Elinor Ostrom[43].

[43] Elinor Ostrom (1933-2012) était une économiste et politologue américaine dont les travaux ont révolutionné notre compréhension de la gestion des ressources partagées. Elle est surtout célèbre pour avoir été la première femme à recevoir le prix Nobel d'économie (en 2009), une distinction qu'elle a partagée avec Oliver Williamson.

La question des données, qu'elles soient individuelles ou publiques, est au cœur de la question ; relèvent-elles du public ? Du commun ? Du privé ? Et quel privé : le droit privé individuel ou le droit privé marchand ? Dans quelle catégorie les données doivent-elles entrer ? Toutes les données sont-elles commercialisables ? Et si oui, est-ce pour autant souhaitable ?

Céder ses données, gracieusement ou contre rémunération, c'est en réalité renoncer à ces droits. Donner une valeur marchande à ces données, c'est *in concreto* créer deux catégories de citoyens : ceux qui pourront conserver leurs droits fondamentaux et ceux qui devront les vendre (ou les céder gracieusement) pour accéder à des services numériques rendus indispensables. Transformer un droit fondamental qui s'applique à tous en un droit négociable monétairement revient à créer un système censitaire.

Le respect de la vie privée est un droit fondamental, établi comme tel dès la Déclaration des Droits de l'Homme et du Citoyen de 1789, garanti dans la Constitution et affirmé par la Déclaration universelle des Droits de l'Homme des Nations Unies.

Il a valeur constitutionnelle en France. Le droit au respect de la vie privée a été rattaché à l'article 66 de la Constitution du 4 octobre 1958 qui rend l'autorité judiciaire "*gardienne de la liberté individuelle*" dans une décision du Conseil constitutionnel du 18 janvier 1995. Par une décision du 23 juillet 1999, le Conseil constitutionnel a rattaché le droit au respect de la vie privée aux "*droits naturels et imprescriptibles de l'Homme*" évoqués à l'article 2 de la Déclaration des droits de l'homme et du citoyen de 1789. Le droit au respect de la vie privée est un "*droit que la Constitution garantit*". Le rattachement de ce droit à la Déclaration des droits de l'homme et du citoyen a été réaffirmé dans une décision du 25 mars 2014.

Le juge judiciaire est chargé de faire respecter ce droit.

Ce droit est également repris dans la Charte des Droits Fondamentaux de l'Union européenne, article 7 :

« *Chacun a droit au respect de sa vie privée et familiale, de son domicile et de ses communications.* »

Ainsi que dans son article 8 :

« *Protection des données personnelles*

1. *Toute personne a droit à la protection des données personnelles la concernant.*
2. *Ces données doivent être traitées de manière loyale, à des fins déterminées et sur la base du consentement de la personne concernée ou de tout autre fondement juridique légitime prévu par la loi. Toute personne dispose d'un droit d'accès aux données la concernant collectées et d'un droit de rectification.*
3. *Le respect de ces règles sera soumis au contrôle d'une autorité indépendante.* »

Il est navrant de constater que ce droit est aujourd'hui dévoyé : sous couvert du respect de la vie privée, il est dorénavant interdit de savoir qui est actionnaire alors que le secret médical est violé dans toutes les positions. Les juges du Conseil d'État ont même récemment validé l'accès aux données de santé des Français par un pays étranger, en l'espèce les USA.

Ce conseil d'État, dans un arrêt récent du 26 mars 2026, dans un exercice risqué d'équilibriste rhétorique réservé à des professionnels, affirme dans le même jugement que « I*l ne peut être totalement exclu que les données du traitement autorisé, d'une sensibilité particulière eu égard à leur nature de données de santé mais aussi au potentiel scientifique et économique de leur exploitation, fassent l'objet de demandes d'accès par les autorités des États-Unis, sur le fondement des lois de ce pays, par l'intermédiaire de la société-mère de l'hébergeur* » et que « *la CNIL n'a pas méconnu les dispositions du B... citées aux points 8 et 9 en constatant que le sous-traitant s'était donné les moyens d'assurer des garanties suffisantes, par la mise en œuvre de mesures techniques et organisationnelles appropriées, visant à prévenir le risque pour les droits et libertés des personnes physiques* ».

Le secret des affaires l'emporte sur le secret médical.

Par son obligation computationnelle de récolter le plus de données possibles afin de fonctionner, l'intelligence artificielle, dont les algorithmes relèvent de la propriété intellectuelle du privé, est par nature en conflit avec le droit de la vie privée des citoyens.

Certains États ont établi des partenariats entre leur système public de santé et des grandes plateformes numériques, par exemple au Royaume-Uni, la NHS permet à Amazon® d'accéder gratuitement aux données de santé (39) et a collaboré avec Google® via sa filiale Deepmind® (40). Après enquête il a été découvert que la firme violait les lois sur la protection des données de santé (41).

La transmission de données communes au secteur marchand afin que ce dernier les valorise doit être considérée comme une prédation de biens communs.

La *tragédie des biens communs* est une thèse selon laquelle le comportement égoïste des individus aura inévitablement comme conséquence l'épuisement de ce qui est *gratuit.*

Si l'on souhaite préserver la santé comme un bien commun, et ainsi éviter « *la tragédie des biens communs* » (42), certains auteurs systémiques (43) analysent plusieurs propositions quant à la manière de faire :

- Sensibiliser afin de faire appel à l'intelligence individuelle pour que les acteurs aient conscience des conséquences de leurs actions, afin qu'ils s'autolimitent.

- Imposer par la force (physique ou légale) les limites à l'accès à ces biens communs.
- Privatiser afin de donner une valeur marchande à ce qui est gratuit. Cela aurait, selon les défenseurs de cette thèse, comme conséquence d'induire un comportement rationnel, régi selon les lois du marché.
- Réguler par « *coercition mutuelle et par consentement mutuel* ». Ce concept, très courant dans l'usage, a pour principe l'acceptation de la perte limitée et temporaire d'une liberté afin de la conserver. Elle prend pour exemple les feux routiers ; en acceptant de perdre temporairement sa liberté de circuler en respectant les feux rouges, cela permet de rendre les routes plus sûres et de conserver sa liberté de circuler.

Les enjeux de fond dans ces affaires sont simples : la santé et les données de santé relèvent-elles d'un bien privé (personnel ou marchand), d'un bien public ou d'un bien commun ?

Il s'agit d'une question éminemment politique.

> *« Autrefois, les hommes confièrent leur pensée aux machines, espérant ainsi se libérer. Mais cela permit seulement à d'autres hommes, munis de machines, de les asservir. »*
>
> Frank Herbert, *Dune*, 1965

La numérisation n'est pas une simple évolution de moyens mais un véritable changement anthropologique. L'intelligence artificielle et le pouvoir sont étroitement liés, car le numérique, au-delà de changer la société, est utilisé pour accroître la puissance d'une entreprise et/ou le pouvoir d'un État.

Benjamin Bayart (44) parle de « *datacratie* », source d'exclusion sociale, économique et institutionnelle comme cela a été analysé par Jean Deydier[44] (45). Celui qui contrôlera les données aura un pouvoir important, y compris d'exclure des citoyens de la *e-société*. Le terme « *datacratie* » est explicitement une référence au pouvoir par son étymologie (*data,* la donnée et *kratos,* le pouvoir). L'exclusion numérique a été évaluée par le CREDOC à 32 % des Français. Gilles Rouet[45] affirme que : « *Prenons le cas de l'e-administration, où la transition numérique à marche forcée a généré à bien des égards de nouvelles inégalités* » (46).

Michel Foucault[46] rappelle (47) qu'en garantissant les mêmes possibilités d'accès aux soins sans contrepartie de revenus, le système de santé se convertit

---

[44] Jean Deydier (1981) est un entrepreneur social et expert français, figure de proue de la lutte contre l'exclusion numérique en France. Fondateur et directeur de l'association WeTechCare et d'Emmaüs Connect, il a structuré des solutions concrètes pour accompagner les millions de citoyens en situation d'illectronisme vers l'autonomie digitale. Son travail se concentre sur la création de passerelles entre l'innovation technologique et l'action sociale, plaidant pour que la transition numérique ne laisse personne de côté et devienne un levier d'insertion plutôt qu'un facteur de précarité supplémentaire.

[45] Gilles Rouet (1961-présent) est un universitaire, chercheur et professeur français spécialisé dans les sciences de l'information, de la communication et de la gestion. Expert des questions européennes et de la diplomatie culturelle, il a consacré une grande partie de ses travaux à l'analyse de l'identité européenne, des politiques publiques et des dynamiques de coopération internationale dans les Balkans et en Europe centrale. Son œuvre explore comment la communication et la culture agissent comme des vecteurs d'intégration ou de différenciation au sein des organisations complexes et des espaces transfrontaliers.

[46] Paul-Michel Foucault (1926-1984) était un philosophe, historien des idées et sociologue français, considéré comme l'un des penseurs les plus influents du XXe siècle pour ses analyses sur le pouvoir et le savoir. Il a développé une méthode d'archéologie et de généalogie pour révéler comment les institutions modernes, telles que la prison, l'asile ou la clinique, façonnent les individus par des mécanismes de surveillance et de normalisation. Son œuvre, dont les célèbres *Surveiller et punir* et *Histoire de la sexualité*, introduit les concepts de biopolitique et de micro-physique du pouvoir, démontrant que la domination ne s'exerce pas seulement par l'État mais à travers un réseau diffus de relations sociales et de discours scientifiques.

en un instrument de la socialisation des individus. Il affirme des médecins que *« ces professionnels se rendent compte chaque jour davantage qu'ils sont devenus les intermédiaires quasi automatiques entre l'industrie pharmaceutique et la demande du client, c'est-à-dire de simple distributeur de médicaments et de médication* ». Si le trait est exagéré, il n'en demeure pas moins que ce principe pourrait être étendu aux outils algorithmiques en progression exponentielle ; en effet le corps médical devient une courroie de transmission de recueil de données entre le patient et l'industrie, non pas uniquement pharmaceutique mais également numérique.

Les pouvoirs publics (48) affirment que « *l'accès et le partage des données de santé sont indispensables au développement de solutions numériques efficaces* ». Le président de la République française assimile même les données médicales de la population détenue par le système de santé à une « *base de données d'une richesse exceptionnelle* » qu'il faut « *valoriser* » (49). Le « *solutionnisme technologique* » (50) appuyé par des dépenses de lobbying particulièrement conséquentes (51) peuvent séduire le pouvoir politique malgré (ou peut-être à cause) qu'il s'agisse d'un biais d'optimisme. Ce déterminisme enchanté dissimule le pouvoir et met fin à tout débat public libre et éclairé, à toute critique et à tout rejet, jusqu'à user d'outils rhétoriques éculés tel le président de la République caricaturant les techno-critiques aux promoteurs d'un « *modèle amish* » (52).

C'est ainsi que des abominations (et nous pesons nos mots) éthiques peuvent être écrites par le pouvoir politique, à l'instar du rapport de la commission de l'intelligence artificielle : « *IA : notre ambition pour la France* » en mars 2024 (53) : « *Enfin, pour concevoir l'avenir de l'IA, il est indispensable de libérer les chercheurs des contraintes administratives, nous recommandons d'assumer le principe d'une "exception IA" dans la recherche publique sous la forme d'une expérimentation, ce principe vise un objectif de "zéro entrave pour les chercheurs"* ».

La régulation, le rétrocontrôle ne seraient donc que des obstacles à supprimer. Quoiqu'on en pense, il est indispensable d'entraver, éthiquement notamment, les possibilités de recherche… Une liberté totale, absolue, ne saurait être tolérée dans un monde civilisé et dans un état de droit. Après tout, pourquoi *entraver* la recherche sur les vivisections d'enfants ? Pourquoi *entraver* la recherche sur les manipulations génétiques des virus ? Pourquoi *entraver* la recherche en sciences cognitives afin de manipuler et de contrôler une population ? Cela peut paraître exagéré mais c'est cela que signifie « *zéro entrave pour les chercheurs* ». Dans cet imaginaire, le *raisonnable* devient le *réseaunable* : on ne se limite plus à la *raison* mais au *réseau*. En ce qui concerne la santé, les trois axes *princeps* de ce rapport concernant la santé sont d'une part un transfert de souveraineté au niveau européen, d'autre part une libéralisation du marché de la donnée de santé[47] et enfin une facilitation de l'innovation en faisant évoluer l'approche de la donnée personnelle.

Éric Sadin affirme (54) quant à lui qu'« *une des visées majeures de l'industrie du numérique consiste à faire main basse sur le domaine de la santé, envisagé, avec ceux de la voiture autonome, de la maison connectée et de l'éducation ; comme les plus décisifs et pour lesquels elle entend se doter de tous les moyens nécessaires afin d'asseoir, à terme, une domination sans partage.* »

Le fait est que l'intelligence artificielle, au-delà des véritables et sous-évalués miracles quotidiens qu'elle apporte et auxquels nous sommes habitués, est un enjeu majeur de géopolitique où les considérations de secret médical, de liberté individuelle, de bien commun ou d'indépendance professionnelle semblent bien accessoires. Afin de fonctionner, les intelligences artificielles ont besoin de données. Avec les ordinateurs, les caméras, les smartphones, etc., la vie est capturée par les capteurs. Au-delà de certains bénéfices indéniables, comme trouver le chemin le plus rapide ou surveiller les constantes biologiques de personnes malades, cela permet une captation permanente et invisible de la vie.

Le crédit social est un système de notation sociale mis en place en Chine qui utilise la collecte et l'analyse de données pour évaluer le comportement des citoyens et leur attribuer une note. Ce système peut également être étendu à la vie numérique, où les activités en ligne et les interactions sur les médias sociaux peuvent être surveillées et évaluées. L'intelligence artificielle peut jouer un rôle important dans le fonctionnement du crédit social, car elle est capable de collecter, analyser et interpréter de grandes quantités de données en temps réel. Elle peut être utilisée pour surveiller les activités en ligne, détecter les comportements potentiellement nuisibles et calculer la note de crédit social d'un individu en fonction de ses activités en ligne et hors ligne.

Selon la Quadrature du net[48] *« la logique à l'œuvre est la même : collecter nos traces et les croiser, cerner nos faits et gestes, deviner nos pensées, et nous classer dans des comportements prévisibles, qu'il s'agisse de nos pulsions d'achat ou de nos revendications politiques ». « Nos vies connectées sont tout bonnement des vies sous surveillance. »*

---

[47] Le terme « secret médical » n'existe pas dans le rapport.

[48] La Quadrature du Net (fondée en 2008) est une association française de défense des droits et libertés des citoyens sur Internet, reconnue pour son expertise juridique et technique. Elle lutte activement contre la surveillance de masse, la censure numérique et le contrôle des algorithmes en menant des campagnes de sensibilisation et des actions en justice devant les plus hautes instances nationales et européennes. À travers son travail de plaidoyer, l'organisation promeut un Internet décentralisé, libre et respectueux de la vie privée, s'opposant aux dérives sécuritaires et à la concentration du pouvoir par les géants du numérique.

Les données

> « *Il y a d'innombrables ingrédients qui composent le corps et l'esprit humains, comme tous les composants qui font de moi en tant qu'individu avec ma propre personnalité. Bien sûr, j'ai un visage et une voix pour me distinguer des autres, mais mes pensées et mes souvenirs ne sont uniques qu'à moi. Chacune de ces choses n'en est qu'une petite partie.* »
>
> Major Motoko Kusanagi, *Ghost In The Shell*, 1995, Masamune Shirow

Le terme « *données* » est un mot polysémique. La CNIL (55) définit la « *donnée personnelle* » comme « *toute information se rapportant à une personne physique identifiée ou identifiable* ».

Dans l'usage courant, ce mot désigne tant l'origine matérielle que son utilisation. Les données sont immatérielles et matérialisées par des lignes de code informatique. Selon Luke Stark[49] et Anna Lauren Hoffman[50] (56), il est possible d'établir une analogie entre les « *ressources naturelles* » et les « *données* ». Pour ces auteurs, si les données peuvent être comparées à du pétrole, l'apprentissage automatique (*Machine learning, Deep learning*) peut être comparé au raffinage des matières fossiles. Si une similitude paraît évidente (prédation de biens communs), la création de données semble quasi-infinie alors que les ressources naturelles sont par nature finies.

Les données peuvent être alors considérées comme une ressource mais également comme un *capital*, ce qui serait la base par essence d'une vision *capitalistique*. Certaines données personnelles revêtent, encore actuellement, un caractère particulier, par exemple les données relevant de la santé.

---

[49] Luke Stark (1982-présent) est un chercheur et professeur canadien, spécialiste des enjeux éthiques et sociétaux de l'intelligence artificielle et des technologies de reconnaissance émotionnelle. Ses travaux analysent comment les systèmes numériques quantifient les affects humains pour exercer de nouvelles formes de contrôle social et de surveillance psychologique au sein des plateformes. Il est particulièrement reconnu pour sa critique rigoureuse de la biométrie faciale, comparant l'usage de ces technologies à un « plutonium numérique » en raison de leur toxicité inhérente pour les libertés civiles et la vie privée.

[50] Anna Lauren Hoffman (1982-présent) est une chercheuse et professeure américaine, figure majeure de la critique académique des données et de l'intelligence artificielle. Ses travaux se concentrent sur les dimensions sociales, éthiques et politiques des systèmes d'information, avec un accent particulier sur la manière dont les algorithmes et les infrastructures de données reproduisent ou exacerbent les discriminations, notamment à l'égard des populations marginalisées et des personnes LGBTQ+.

Elle a théorisé le concept de « violence des données » (*data violence*), démontrant que la collecte et le traitement de l'information ne sont jamais neutres : ils imposent des catégories normatives qui peuvent effacer ou stigmatiser les identités non conformes. En liant la philosophie de l'information à la justice sociale, elle plaide pour une remise en question profonde des processus de conception technologique afin de les rendre réellement inclusifs et respectueux de la dignité humaine.

Cette singularité est contestée ; en effet, différencier les données de santé au sein des données est un choix politique. Comme tout choix politique, il peut évoluer et la désacralisation des données de santé et leur lente transformation en produits marchands confirment la précarité de la situation.

La vie algorithmique

> *« Les ordinateurs de la CAG sont reliés aux différents centres fonctionnels du Grand Fichier Central. Et ils analysent, jour après jour, le comportement de tous les habitants de ce pays. Selon des critères codés que je suis le seul à connaître*
> *– En clair la CAG est un centre d'espionnage permanent de la vie privée des citoyens, c'est ça ?*
> *– C'est bien cela. »*
>
> *SOS Bonheur*, Jean Van Hamme et Griffo, Dupuis, 2001

L'intelligence artificielle entraîne l'évolution d'une *vie biologique* à une *vie algorithmique*, où les décisions et les actions sont influencées en fonction des résultats des algorithmes. Les algorithmes de l'intelligence artificielle peuvent être utilisés pour collecter et analyser des données sur les comportements, les préférences et les habitudes des utilisateurs, et pour prendre des décisions automatisées en fonction de ces données. Cette vie algorithmique peut affecter de nombreux aspects de la vie quotidienne, de la recommandation de produits sur les sites de commerce électronique à la prédiction des résultats électoraux en passant par l'attribution de crédits et l'approbation de demandes d'emploi.

Cependant, cette vie algorithmique soulève des préoccupations en matière de vie privée, de discrimination, de répartition du pouvoir et de la puissance et d'éthique. Les algorithmes sont biaisés *by design* et peuvent donner lieu à des décisions injustes ou discriminatoires, en particulier s'ils sont entraînés sur des données historiques qui reflètent des préjugés sociaux ou culturels. De plus, les décisions automatisées fondées sur des algorithmes manquent souvent de transparence et les utilisateurs sont rarement conscients des données qui sont collectées à leur sujet ou de la façon dont ces données sont utilisées.

Il est donc important de veiller à ce que l'utilisation de l'intelligence artificielle respecte les droits des individus et qu'elle ne porte pas atteinte à leur vie privée, leur dignité ou leur liberté. Les régulateurs et les décideurs politiques doivent travailler à mettre en place des réglementations claires pour garantir que l'utilisation de l'intelligence artificielle soit éthique et transparente, et qu'elle soit utilisée pour améliorer la vie des gens plutôt que de la compromettre. Les entreprises et les organisations doivent également s'assurer que les utilisateurs comprennent comment leurs données sont collectées et utilisées, et qu'ils aient le contrôle réel et consenti sur l'utilisation de leurs données personnelles.

Selon Cédric Villani[51] (57), il faut appliquer une « *politique économique articulée autour de la donnée* » en créant un « *écosystème européen de la donnée* » en confiant à la puissance publique de nouveaux modes de création de la donnée en « *l'imposant* ».

Pour nourrir ces données, cette masse de données (le big data), les algorithmes ont besoin de capteurs. Ces capteurs diffusent des données de plus en plus variées du quotidien, de l'intime et évidemment de ce qui relève de la santé. Ces données sont traitées par des systèmes d'intelligence artificielle de plus en plus sophistiqués et de plus en plus puissants. Ceci permettant de connaître les utilisateurs avec une précision de plus en plus pénétrante. Cette visibilité bientôt en temps réel va permettre une interprétation de notre humanité, et ce en vue d'une marchandisation intégrale de la vie pour le versant financier et le contrôle des masses et des opinions pour la partie politique. D'aucuns pourraient y voir une sorte de *golem* fait de données…

En toute hypothèse, une fois programmés pour le faire, les algorithmes pourraient se passer de décision humaine. Pour l'heure, le principe de conserver dans la supervision des algorithmes une intervention humaine est acquis. Cette « *garantie humaine* » peut séduire, dans la mesure où cela prive apparemment l'emballement d'une réaction en chaîne hors de contrôle. Mais l'histoire de l'homme a démontré sans aucune équivoque que la présence d'humains n'est pas une garantie éthique par le fait de sa seule présence. Cette présence humaine bien qu'indispensable semble non satisfaisante. Cette garantie humaine est souvent utilisée comme un élément de labélisation par des sociétés commerciales, ce qui se rapproche d'une sorte d'*éthik-washing*.

Néanmoins, sans identification de l'humain responsable, sans indépendance dans la prise de décision et sans responsabilité en cas de dérives, cette garantie humaine pourrait être considérée comme une énième fiction éthique.

---

[51] Cédric Villani (1973-présent) est un mathématicien et homme politique français, l'un des visages les plus célèbres de la science contemporaine. Lauréat de la médaille Fields en 2010 pour ses travaux sur l'équation de Boltzmann et l'amortissement Landau, il a su vulgariser des concepts mathématiques complexes auprès du grand public, notamment à travers son livre *Théorème vivant*. Au-delà de ses recherches en analyse et en physique statistique, il a joué un rôle politique majeur en tant que député et auteur du rapport parlementaire de 2018 intitulé « Donner un sens à l'intelligence artificielle ». Ce rapport a posé les bases de la stratégie française et européenne en matière d'IA, insistant sur l'éthique, la souveraineté des données et le maintien d'une recherche d'excellence face aux géants américains et chinois.

Le pouvoir de définir la personne

« Des gens disparaissaient, simplement, toujours pendant la nuit. Leurs noms étaient supprimés des registres, tout souvenir de leurs actes était effacé, leur existence était niée, puis oubliée. Ils étaient abolis, rendus au néant. Vaporisés, comme on disait »

1984, Georges Orwell, 1949

Les données personnelles peuvent définir une *personne*. La personne par sa matière est un instantané ; les atomes qui composent les corps changent au cours de la vie. Chaque individu reste la même personne et pourtant à la fin de sa vie l'individu n'a probablement plus aucun atome qui le composait dans son état initial, par exemple à la naissance. Quant à l'apparence physique, il n'aurait échappé à personne qu'elle évolue. Dit autrement, une personne ne peut être définie dans le temps en fonction de sa composition physique et chimique.

L'intelligence artificielle a la capacité de définir une personne en fonction des données qu'elle collecte et analyse. Elle permet de créer des profils détaillés des utilisateurs en analysant leur comportement en ligne, leurs préférences de consommation, leurs antécédents médicaux et autres données personnelles. Ces profils peuvent ensuite être utilisés pour prendre des décisions automatisées sur la base de ces informations, par exemple pour recommander des produits ou des services, pour déterminer l'admissibilité à un prêt ou pour prendre des décisions de recrutement. Les assurances sont particulièrement intéressées par les données de santé des patients, officiellement pour lutter contre la fraude des professionnels de santé et des patients. Mais derrière cette devanture vertueuse se cache la volonté d'accéder légalement aux données de santé de la population et ce afin de, au mieux, affiner leur gestion du risque, au pire contrôler les pratiques des citoyens et médicales. Seulement voilà, cette demande est actuellement illégale car cela violerait le secret médical, droit fondamental de la médecine et une liberté individuelle essentielle. Il est fort à parier que ce verrou ne fasse pas le poids face aux appétits des *puissances* et que le *pouvoir* les place en sécurité juridique.

Cette possibilité d'identifier les personnes soulève des préoccupations en matière de vie privée et de discrimination. Les décisions fondées sur des profils créés par l'intelligence artificielle sont biaisées, en excluant certaines personnes ou en favorisant d'autres. De plus, les utilisateurs peuvent ne pas être conscients des données qui sont collectées à leur sujet ou de la façon dont elles sont utilisées, ce qui peut porter atteinte à leur vie privée.

Il est donc important que les entreprises (les puissances) et les organisations étatiques (le pouvoir) utilisent l'intelligence artificielle de manière éthique et transparente, en s'assurant que les utilisateurs comprennent comment leurs données sont collectées et utilisées, et en veillant à ce que les décisions automatisées soient équitables et non discriminatoires. Les régulateurs et les décideurs politiques doivent également travailler à mettre en place des réglementations claires pour garantir que l'utilisation de l'IA respecte les droits des individus et qu'elle ne porte pas atteinte à leur vie privée ou à leur dignité.

Avec une simple analyse des « *likes* » sur Facebook et un questionnaire simple, il a été possible d'identifier dès 2013 (58) (un âge préhistorique au niveau des algorithmes et des puissances de calcul) avec un haut niveau de prédiction la couleur de peau des participants, leur orientation politique, leur identité sexuelle ou leur religion… L'intelligence artificielle a permis de définir le genre, la race et même les tendances sexuelles à partir d'une photographie du visage avec une grande précision (59) (60) (61).

À titre d'illustration, nous avons analysé trois conditions générales d'utilisation de trois fabricants d'aligneurs dentaires[52]. Dans sa politique de confidentialité, la première informe ses utilisateurs recueillir en plus du genre sexuel et des données médicales le « *niveau de revenus* » (dont on peut s'interroger sur les moyens employés pour le déterminer) : « *Recueillir des informations démographiques sur les habitudes des utilisateurs, telles que l'âge, le sexe et les niveaux de revenus en général* ». Une société concurrente quant à elle récupère « *les antécédents sexuels, la race ou ethnie…* » via les chirurgiens-dentistes ou les établissements contractuels… Quant à la dernière, elle recueille des informations « *sur la vie sexuelle et les orientations sexuelles* de leurs clients »[53]…

[52] Le terme d'aligneur dentaire est d'ailleurs un terme impropre, inventé de toute pièce afin de pouvoir passer le moyen (l'aligneur) comme un traitement médical, en usant de nombreux outils publicitaires et algorithmiques.

[53] https://drsmile.fr/protectiondesdonnees/ : « *Dans le cadre de nos prestations, nous pouvons également traiter des catégories particulières de données conformément à l'art. 9, al. 1, OOASA, notamment des données relatives à la santé des patients, si nécessaire en ce qui concerne leur vie sexuelle ou leur orientation sexuelle. A cette fin, nous obtenons, si nécessaire, conformément à l'art. 6, al. 1, lit. a., à l'art. 7, à l'art. 9, al. 2, lit. a. DSGVO et traiter autrement les catégories spéciales de données à des fins de soins de santé sur la base de l'art. 9 al. 2 lit. h. DSGVO, art. 22, al. 1, n° 1 b. BDSG.* »

Luc Rocher[54], Julien Hendrix[55] et Yves Alexandre de Montjoye[56] (62) ont démontré qu'avec seulement trois critères simples (code postal, genre et date de naissance) il est possible d'identifier avec certitude 83 % des américains. Avec 15 critères, ce sont 99,98 % des Américains qui pouvaient être réidentifiés à partir de données pourtant anonymisées. Ils concluent que les données même anonymisées ne peuvent satisfaire les règles du RGPD. Ils ont démontré par de nombreuses autres publications que la confidentialité numérique était une illusion.

Constantinos Pataskis[57] et Nikolas Lykousas[58] (63) ont démontré qu'avec une IA de type LLM grand public (en l'occurrence ChatGTP-3), il était possible de désanonymiser des données, et ce en contradiction avec le RGPD. « *Comme le montrent nos expériences, l'utilisation de LLM pour la désanonymisation de documents peut avoir un impact dévastateur. En effet, GPT, une solution commerciale standard, qui n'est pas explicitement entraînée sur de telles données ni à cette fin, a obtenu des résultats remarquables dans la désanonymisation de documents de célébrités, surpassant presque trois fois les humains. Nous soutenons que ce qui précède justifie la nécessité de considérer les LLM comme une menace importante à l'ère du big data et de l'intelligence*

[54] Luc Rocher (1991-présent) est un chercheur en informatique et professeur associé à l'Oxford Internet Institute (Université d'Oxford), dont les travaux font autorité sur la protection de la vie privée et l'anonymisation des données. Il dirige le *Synthetic Society Lab*, où il étudie comment les infrastructures numériques et les algorithmes affectent nos droits fondamentaux.
Il est mondialement connu pour avoir démontré la fragilité des techniques de protection des données personnelles. Dans ses recherches publiées dans *Nature Communications*, il a prouvé que 99,98 % des individus peuvent être ré-identifiés dans n'importe quel ensemble de données prétendument « anonymes » à l'aide de seulement quelques caractéristiques (comme le code postal, le sexe et la date de naissance). Cette découverte a forcé les régulateurs et les entreprises à repenser les standards de confidentialité à l'ère du Big Data.

[55] Julien Hendrix (1979-présent), nationalité française, chercheur et maître de conférences en sciences de l'information et de la communication, analyse les mutations du numérique et son impact sur les politiques publiques. Son travail explore comment les technologies de l'information transforment la gouvernance des territoires et les pratiques démocratiques en étudiant particulièrement les enjeux de la participation citoyenne médiatisée.

[56] Yves-Alexandre de Montjoye (1985-présent), nationalité belge, chercheur et professeur en science des données, est un expert mondial de la protection de la vie privée à l'ère du Big Data. Ses travaux démontrent mathématiquement que les techniques traditionnelles d'anonymisation sont insuffisantes pour protéger l'identité des individus, plaidant ainsi pour le développement de systèmes de calcul sécurisés et de régulations plus strictes sur l'utilisation des métadonnées.

[57] Constantinos Patsakis (1981-présent), nationalité grecque, chercheur et professeur associé en cybersécurité, est un spécialiste reconnu de la protection des données et de la cryptographie appliquée. Ses recherches portent sur la détection des logiciels malveillants et la sécurisation des systèmes d'information, tout en démontrant les vulnérabilités liées à l'anonymisation des données personnelles et à la mise en conformité avec le RGPD.

[58] Nikolas Lykousas (1984-présent), nationalité grecque, chercheur en cybersécurité et science des données, se spécialise dans l'analyse des menaces informatiques et la protection de la vie privée au sein des systèmes complexes. Ses travaux portent sur la détection sophistiquée des intrusions et la compréhension des vulnérabilités liées aux métadonnées, visant à renforcer la résilience des réseaux face aux cyberattaques modernes.

artificielle. De plus, ces résultats remettent en question ce que nous percevons comme des informations d'identification en tant qu'humains et ce que fait une machine. Si des caractéristiques importantes pour nous, comme les pronoms, sont ignorées, même des indices linguistiques ou de connaissances mineures peuvent conduire à une désanonymisation complète. »

Les outils algorithmiques ont ainsi le pouvoir d'identifier et de définir la personne ; la pseudonymisation des données ne garantit en aucun cas l'anonymat des personnes (64). Par ailleurs, certaines informations (par exemple génétiques) ne peuvent pas par nature être anonymes (65).

Il est utile de rappeler la différence entre une pseudonymisation et une anonymisation. Ces deux notions sont clairement définies par la CNIL et dans l'article 4 du RGPD. La pseudonymisation est « *un traitement de donnée personnelle réalisée de manière à ce qu'on ne puisse plus attribuer des données à une personne physique identifiée sans information supplémentaire* » alors que l'anonymisation « *est un traitement de données personnelles qui consiste à utiliser un ensemble de techniques de manière à rendre impossible, en pratique, toute réidentification de la personne, par quelque moyen que ce soit. Contrairement à la pseudonymisation, l'anonymisation est donc une opération irréversible* » (66) (67).

Or, la science a établi sans aucune équivoque que l'anonymisation était faillible… Dit autrement, l'anonymisation ne protège pas dès lors qu'il est possible de croiser deux fichiers.

Afin d'illustrer mes propos, je demanderais aux lecteurs d'effectuer un exercice de pensée. Certaines pratiques religieuses réalisent des atteintes corporelles. La circoncision est un rituel obligatoire pour les Juifs par exemple. Fidèles à la tradition millénaire de leurs ancêtres, les garçons juifs sont circoncis au huitième jour à partir du jour de la naissance inclus, avant le crépuscule. Cette donnée biométrique pourrait être notée dans le dossier médical lors de consultation médicale. La circoncision n'est certes pas exclusive d'une pratique religieuse et a des indications médicales, mais elle permet facilement de cibler des individus si un pouvoir politique ou une puissance cherchait à identifier les juifs parmi la population.

Par ailleurs, la géolocalisation des smartphones permettrait d'identifier tel ou tel citoyen se rend régulièrement à l'église, à la mosquée ou à la synagogue…

Dit autrement, comment les juifs français et européens auraient-ils pu échapper à une extermination telle « *la solution finale* » nazie s'il existait un fichier central dans lequel toutes les personnes circoncises étaient fichées et identifiables et si le pouvoir hitlérien avait entre ses mains les bases de données médicales et sociales de tous les individus ?

L'alliance entre un pouvoir autoritaire et les puissances techno-industrielles peuvent faire des ravages. Plus le pouvoir est fort, plus il est nécessaire de lui appliquer des contre-pouvoirs comme l'ont théorisé les philosophes des

Lumières tels que Montesquieu dans « *De l'esprit des lois* » en 1748 ou encore Rousseau dans « *Du contrat social* » en 1762.

Telle n'est pas la voie.

L'impunité des ingénieurs

« Dieu, ayez pitié de nous, nous sommes à la merci des ingénieurs. »

« Mais vos savants étaient si préoccupés par ce qu'ils pourraient faire ou non qu'ils ne se sont pas demandé s'ils en avaient le droit. »

Film *Jurassic park*, Ian Malcolm, 1993

Le terme *ingénieur* tel que nous l'utilisons ici ne se réduit pas aux seuls techniciens. Il s'agit de considérer les concepteurs d'algorithmes et les programmateurs.

L'irresponsabilité systémique des plateformes numériques, des concepteurs des algorithmes et des sociétés commerciales les exploitant est un sujet complexe qui fait l'objet de nombreux débats juridiques. En effet, si ces plateformes numériques jouent un rôle majeur dans la diffusion d'informations et de contenus, elles sont souvent difficiles à tenir responsables des conséquences de leur influence et de leur contenu. Les algorithmes qu'elles utilisent sont confidentiels et seuls les utilisateurs sont responsables, quand bien même ils n'ont pas accès aux critères décisionnels de ces algorithmes. Les industriels/entreprises bénéficient de la protection du secret des affaires.

Dans le domaine de la santé, la détermination des responsabilités est un sujet particulièrement complexe. Les obligations réciproques des parties diffèrent du droit général. En effet, dans le domaine de la santé, le caractère « *sacré* » de la Personne est la base éthique de l'existence d'un droit médical particulier au sein du droit général. Par essence, la médecine porte atteinte à l'intégrité de la personne (en chirurgie par exemple) et administre des pharmacopées avec des effets secondaires et indésirables. Seuls la nécessité médicale et le consentement libre et éclairé du patient permettent aux professionnels de santé de le faire. Il n'y a pas d'obligation de guérir le patient. Par ailleurs, la relation au consentement est particulièrement différente entre le monde de la santé et le monde numérique. Dans le monde numérique un simple « clic » d'acceptation de dizaines de pages écrit en caractère 8, identique pour tous les utilisateurs, s'étalant sur plusieurs pages web est considéré comme valable, alors que le consentement en santé impose au professionnel de santé de s'assurer que l'information a été délivrée mais aussi qu'elle a été comprise et adaptée. Cela impose une individualisation des échanges.

Ce n'est pas par hasard que le consentement médical reste principalement oral.

Il existe plusieurs raisons à cela. Tout d'abord, les plateformes numériques sont souvent très vastes et complexes, ce qui rend difficile le contrôle de tous les contenus qui y sont publiés. De plus, les plateformes sont parfois situées dans des pays différents, ce qui complique (dans les faits rend illusoire) la poursuite judiciaire en cas de mise en responsabilité. Enfin, les plateformes numériques font souvent valoir leur statut de simple intermédiaire, ce qui les exonère à priori de toute responsabilité pour les contenus publiés par leurs utilisateurs.

Pour résoudre ce problème, plusieurs solutions ont été proposées. L'une d'entre elles consiste à obliger les plateformes numériques à contrôler plus efficacement les contenus qui y sont publiés. Le prix à payer est de donner à ces *puissances* le *pouvoir* de censurer les contenus et de porter atteinte à la liberté d'expression. Une autre solution consiste à créer des instances de régulation spécifiques aux plateformes numériques, qui seraient chargées de veiller au respect des lois et des règlements. Enfin, il serait également possible de modifier le statut juridique des plateformes numériques, afin de les rendre plus responsables des contenus publiés par leurs utilisateurs et/ou de les rendre co-responsables des dommages que leurs clients produisent en utilisant leurs algorithmes.

Le Digital Service Act DSA ne fait que formaliser et légaliser des pratiques de modération et de censure qui s'opéraient auparavant de manière informelle ou en coulisses (notamment sous la pression des administrations américaines). Il instaure un système où les autorités de chaque pays européen peuvent s'appuyer sur des "signaleurs de confiance" (comme l'Arcom en France)[59] qui agissent comme de véritables shérifs de la liberté d'expression, avec le pouvoir d'éliminer ou d'invisibiliser les discours qui déplaisent.

La loi s'applique sur des réseaux sociaux américains qui nous fournissent déjà des flux d'informations pré-filtrés par des intelligences artificielles et des *fact-checkers* (souvent issus de médias traditionnels désignés par les gouvernements). Le DSA s'appuie sur cette dynamique pour marginaliser certains discours politiques ou voix dissidentes sous couvert de lutte contre la désinformation ou les contenus haineux.

Le DSA met en place une infrastructure de contrôle technique et juridique "agnostique". Peu importe si la censure actuelle semble acceptable ou justifiée

59 Signaleur de confiance début 2026 : E-Enfance (protection des mineurs), ALPA (prévention et lutte contre la piraterie audiovisuelle), IFAW (préservation des espèces sauvages et lutte contre la cybercriminalité liée à ces espèces), INDECOSA-CGT (information et défense des consommateurs salariés), Point de contact (lutte contre les cyberviolences et protection des victimes dans l'espace numérique), Addictions France (prévention, formation, soin et réduction des risques des addictions et leurs conséquences), CRIF (lutte contre l'antisémitisme et le racisme), LICRA (lutte contre l'antisémitisme et le racisme), Comité national contre le tabagisme (CNCT).

à certains citoyens aujourd'hui, cette architecture est désormais installée. En cas d'alternance politique (par exemple, si un régime autoritaire ou extrême arrive au pouvoir), les nouveaux dirigeants hériteront de ce système de contrôle massif "clé en main", parfaitement légal, et pourront l'utiliser pour censurer tout autre type de contenu.

Le manque de transparence de ces mécanismes de modération algorithmique doit être critiqué. Le DSA représente un grave coup de canif dans le contrat social européen et les droits de l'homme, illustrant une dérive où les États tentent de reprendre le contrôle narratif face à la peur du populisme et à la faiblesse du service public, en particulier de la Justice. Devant le nombre d'infractions, le choix est fait de confier la gestion de la liberté d'expression et de gérer la censure à des acteurs privés. Il s'agit de privatiser la justice en la confiant à des « signaleurs de confiance », par exemple des associations militantes. Ce qui fait que ces associations qui hier portaient plainte de façon à traîner quelqu'un par exemple de raciste devant un tribunal pour le faire condamner vont désormais faire office de procureur signaler un propos qui est jugé inopportun qu'un propos illégal à des plateformes qui eux vont avoir fonction de juges qui vont éliminer ces contenus ou les invisibiliser et qui si elle ne s'exécute pas se voir menacé à des d'amende considérable.

La liste des « signaleurs de confiance » est disponible sur le site de l'ARCOM[60]. Si cette liste semble actuellement défendre des causes nobles, rien n'empêche de nouvelles nominations en cas de bascule dans des pouvoirs autoritaires ; l'architecture d'une censure automatique est en place.

Cela étant, ce DSA interdit la publicité ciblée pour les mineurs, selon la religion et les sensibilités politiques. Les plateformes ont l'obligation d'expliquer le fonctionnement des algorithmes qu'elles utilisent pour recommander certains contenus publicitaires en fonction du profil des utilisateurs.

Le DSA ne semble pas être uniquement un bouclier protégeant les utilisateurs contre les dérives du net, mais est potentiellement une arme redoutable de contrôle social qui pourrait restreint la liberté d'expression au profit du pouvoir en place. La seule égide actuelle est le fait que les partis politiques au pouvoir sont de tradition démocratique et peu autoritaire, mais avec cet outil entre les mains, un pouvoir autoritaire a les cartes en main pour contrôler le Net en donnant à qui bon leur semble le droit d'être « signaleur de confiance », hors justice.

Il est fondamental de trouver une solution à ce problème, car l'irresponsabilité des algorithmes fait reposer toute la responsabilité sur les professionnels de santé alors qu'ils n'ont pas de contrôle ou la maîtrise. L'impunité des plateformes numériques est un frein au développement d'un numérique comme outil permettant la survenue d'un espace sanitaire démocratique et

---

60 https://www.arcom.fr/nous-connaitre-nos-missions/superviser-les-plateformes-en-ligne-et-les-reseaux-sociaux/reglement-sur-les-services-numeriques-dsa-liste-des-signaleurs-de-confiance-designes-par-larcom

libre. Cette impunité est, *a contrario*, un formidable avantage concurrentiel contre les acteurs historiques, tenus, eux, par des règles établies et coercitives.

Une analogie peut être réalisée avec les êtres humains. Après tout, la question de la responsabilité est fondée sur les actes et non les circuits intellectuels. Nous avons le droit de penser et d'interpréter le monde de la manière dont bon nous semble, mais des limites ont été établies dès lors que ces pensées ou cette interprétation du monde sont suivies de faits et d'actions. Nous pouvons rêver de tuer notre voisin, nous ne pouvons le faire. Nous sommes *responsables*[61] de nos actes, même s'il est scientifiquement, sociologiquement et médicalement établi que nos actes sont tout autant la résultante de déterminants sociaux, médicaux et environnementaux. Et pourtant, seul l'individu va en prison.

Les rares exceptions à cette responsabilité sont notamment la perte du discernement, que ce soit par maladie ou par un état particulier. L'intelligence artificielle n'est pas capable de discernement, n'ayant pas de notion de *morale*, ce qui pourrait induire en toute logique qu'elle est irresponsable. Peut-on d'ailleurs mettre en prison ou débrancher un programme ? Les intelligences artificielles ne *pensent* pas, ne *savent* pas, ne *comprennent* pas ce qu'elles font, d'où l'immense question de qui est responsable de ce qu'elles *font*.

Les machines ne sont pas des modèles moraux. Selon un article scientifique de 2022 (68), même si les *machines* semblent agir de manière similaire aux êtres moraux, elles ne possèdent aucune capacité d'action morale et, par conséquent, ne portent aucune responsabilité morale.

Néanmoins, les hommes sont jugés sur leurs actes, quels que soient les croyances, leurs modèles ou le fonctionnement computationnel de leurs cerveaux, y compris avec tous leurs biais et leurs heuristiques. Malgré le fait que le cerveau d'un humain est une réelle « *boîte noire* » pour les autres humains, cela ne les empêche pas de poser les questions de responsabilités.

Pourquoi en serait-il autrement pour les intelligences artificielles et ceux qui les exploitent et surtout les conçoivent ? Ce raisonnement est fragilisé car fondé sur les actes, or une intelligence artificielle ne produit pas d'acte, mais des lignes de code… qui vont influencer un acte fait par un humain ou une machine. C'est pourquoi je prône une co-responsabilité en lieu et place d'une responsabilité exclusive de l'un ou de l'autre. Dit autrement, pour moi, il est nécessaire de coresponsabiliser l'utilisateur mais aussi les concepteurs des intelligences artificielles.

C'est, selon mon point de vue, la singularité de mon propos.

---

[61] xiiie siècle, *responsaule* ; xive siècle, *responsable.* Dérivé savant du latin *responsum,* supin de *respondere,* « garantir à son tour », puis « répondre ».

Le biais par design

« 62 400 répétitions font une vérité »

Alfous Huxley, *Le Meilleur des mondes*, 1932

Un biais algorithmique est le fait que le résultat d'un algorithme d'apprentissage ne soit pas neutre, loyal ou équitable.

À titre d'exemple, les outils de sélection des patients proposés par le site de réservation en ligne Doctolib®, permet aux professionnels de santé et aux établissements de santé de sélectionner les patients selon un grand nombre de critères en autorisant ou en empêchant la prise de rendez-vous, par exemple en fonction de l'âge. Bien que cette pratique ait été jugée contraire au code de déontologie des chirurgiens-dentistes (quatre mois d'interdiction d'exercice) (69), la plateforme numérique ne retire pas cette option, laissant l'entière responsabilité reposer sur ses clients ; ces clients étant les professionnels et les établissements de santé (ils payent) alors que les patients en seraient la marchandise (ils utilisent gratuitement l'outil).

D'après Catherine O'Neil[62] (70), les algorithmes sont « *des choix éminemment subjectifs, des opinions, voire des préjugés insérés dans des équations mathématiques* » et que les pouvoirs publics, l'industrie et les géants du Net sont des « *entreprises [qui] disposent d'un pouvoir démesuré tout en prétendant être neutre.* »

De la manière dont sont nourris les algorithmes, si une information médicale pertinente n'est pas « *codable* », elle n'existe pas pour les intelligences artificielles. Seule une copie exhaustive de l'humain, de son environnement et de son contexte pourrait, dans l'hypothèse (fausse) où l'imprévu et l'illogisme n'existeraient pas, être conforme.

Plusieurs biais algorithmiques ont été identifiés : les biais cognitifs des humains les concevant, les biais statistiques, les biais économiques selon le genre (71), etc.

Un grand nombre d'algorithmes, y compris médicaux, comportent une part de biais *par design* par un accès partiel aux informations et à un traitement simplifié (même si le degré de complexification augmente sans cesse).

Pacôme Thiellement[63] (72) affirme que, non seulement ces plateformes numériques sont biaisées, mais elles reflètent en réalité la conception du

---

[62] Catherine O'Neil (1972-présent), nationalité américaine, mathématicienne et analyste de données, est l'autrice du livre influent *Algorithmes : la bombe à retardement*. Son travail dénonce les dangers des modèles mathématiques opaques et biaisés qui renforcent les inégalités sociales dans des domaines tels que le recrutement, l'assurance et la justice.

[63] Pacôme Thiellement (1975-présent), nationalité française, écrivain et essayiste, explore les liens entre la culture populaire, l'ésotérisme et la philosophie à travers une œuvre foisonnante. Son travail consiste à décrypter les films, les séries et les musiques de notre temps comme des récits prophétiques capables d'éclairer les crises spirituelles et politiques de la modernité.

monde de leur concepteur : « *Les réseaux sociaux ne sont pas simplement des outils. Les réseaux sociaux sont des mondes. Et leur fonctionnement est, dès lors, à l'image de la vision du monde de leurs concepteurs. Lire et publier chez eux ne sont pas des activités neutres et elles ne l'ont jamais été. Lire et publier sur Facebook, c'est accepter de se transformer, lentement mais sûrement, en Mark E. Zuckerberg.* ». Safiya Noble[64] parle quant à elle d'« *oppression algorithmique* » (73).

[64] Safiya Noble (1970-présent), nationalité américaine, chercheuse et professeure en études de l'information, est une figure pionnière de l'étude des biais algorithmiques et de la justice numérique. Son travail majeur, formalisé dans l'ouvrage *Algorithms of Oppression*, démontre comment les moteurs de recherche et les plateformes numériques reproduisent et amplifient les préjugés racistes et sexistes, transformant la technologie en un outil de discrimination systémique.

3
Vers une politique discriminatoire

LE POUVOIR ET LA PUISSANCE

« Il faut que tout change pour que rien ne change »

Tancredi, *Le Guépard*, Giuseppe Tomasi di Lampedusa, 1958

Nous distinguons dans cet essai le *pouvoir* de la *puissance*, en inspiration des concepts de Maîtres comme Foucault, Gilles Deleuze[65] ou Spinoza[66]. Le pouvoir concerne principalement le pouvoir politique, en particulier mais pas seulement l'exécutif. La puissance concerne principalement ce qui change le quotidien et relève des puissances d'argent. Cette distinction est certes contestable, mais nous semble permettre une meilleure compréhension du monde et du présent essai.

En caricaturant à gros trait, en France le pouvoir serait l'Union européenne et le pouvoir exécutif ; les puissances seraient les GAFAM.

Qui oserait nier que les smartphones ont eu plus d'impact sur notre vie quotidienne que de nombreuses lois ? David Chavalarias[67] (74) a démontré à quel point les médias sociaux peuvent manipuler l'opinion ou servir des intérêts bien malgré eux. Il estime que « *les réseaux sociaux nous manipulent et déchirent notre tissu social.* » Il n'y a pas de raison spécifique pour que le corps médical ou le pouvoir politique échappent à cette influence.

Bien évidemment, la complexité d'une société ne peut être réduite à cette simplification. Cela étant, entre les pouvoirs et les puissances se jouent un conflit sans mort apparent, souvent appelé *soft power*, que nous appelons les batailles des normes.

---

[65] Gilles Deleuze (1925-1995), nationalité française, philosophe, est l'un des penseurs les plus influents du XXe siècle pour ses travaux sur la différence, le désir et les structures de pouvoir. Son œuvre, notamment à travers des concepts comme le rhizome ou les sociétés de contrôle, analyse comment la pensée peut se libérer des systèmes dogmatiques et comment les technologies modernes transforment la surveillance disciplinaire en une modulation constante de l'individu.

[66] Baruch Spinoza (1632-1677), nationalité néerlandaise, philosophe, a révolutionné la pensée occidentale en identifiant Dieu à la Nature et en prônant une métaphysique de l'immanence. Son œuvre majeure, l'Éthique, démontre comment l'homme peut atteindre la béatitude et la liberté par la compréhension rationnelle de ses affects et l'augmentation de sa puissance d'agir au sein d'un univers régi par une nécessité absolue.

[67] David Chavalarias (1975-présent), nationalité française, mathématicien et chercheur au CNRS, est un spécialiste des systèmes complexes et de la modélisation de la dynamique des opinions sociales. Son travail, notamment illustré par le projet Politoscope et son ouvrage *Toxic Data*, analyse comment les algorithmes des réseaux sociaux et les stratégies de manipulation numérique fragmentent l'espace public et menacent la stabilité des processus démocratiques.

LES BATAILLES DES NORMES

« Bonjour c'est moi Orson Welles. Ceci est ma maison que vous voyez derrière là pas mal non ? C'est français. Je me permets d'interrompre ce flim[68]... »

Michel Hazanavicius et Dominique Mézerette,
La Classe américaine : Le Grand Détournement, France, Canal+, 1993

« En France, on n'a pas de pétrole, mais on a des idées. »

Slogan officiel du gouvernement français (1976)

La France, dans l'histoire du monde, a été, et peut être encore, génératrice de normes intelligentes mondiales[69] et est un pays créatif, tant en terme politique, que d'ingénierie ou d'art. Elle a exporté la Déclaration universelle des droits de l'homme, le système métrique, l'organisation du sport mondial (Coubertain), les appellations d'origine contrôlées, le droit d'auteur, etc.

Si la France *a été* un générateur de normes mondiales, sa capacité à l'être *aujourd'hui* s'est amoindrie. Aujourd'hui, elle n'exporte pratiquement plus de normes. L'Union européenne est souveraine sur ce plan. L'UE est devenue une superpuissance normative de la planète (on parle de l'« effet Bruxelles »). Par exemple, le RGPD (règlement sur la protection des données) ou les normes environnementales européennes essayent péniblement de s'imposer aux géants américains et chinois.

Le modèle français, très centralisé, conceptuel et écrit (le droit civil), est en concurrence permanente avec le modèle anglo-saxon (la Common Law), plus pragmatique, contractuel et axé sur le marché. Dans le domaine du numérique, de l'intelligence artificielle ou de la finance globale, les normes intelligentes sont aujourd'hui massivement dictées par la culture de la Silicon Valley et les standards américains.

---

68 Orson Welles n'a jamais prononcé ces mots ; il s'agit d'une parodie. La faute d'orthographe film est volontaire.

69 Ce qui peut être considéré comme des « normes intelligentes mondiales » peut être perçu par d'autres cultures comme une forme d'impérialisme.

Bataille normative internationale au niveau de l'IA et de la santé

Au niveau global, il semble actuellement y avoir trois grandes puissances normatives : les USA, l'Union européenne et la Chine. Cependant, de grandes puissances sont également dans la course à l'IA, telles l'Inde ou la Russie.

Aux USA, l'ambition de l'administration du président Donald Trump[70] est claire et décrite dans le plan d'action (75). L'analyse de ce plan permet de déterminer la finalité du plan : « *Exporter l'IA américaine vers les alliés et les partenaires* », « *aligner les mesures de protection à l'échelle mondiale* », « *Frontier AI protège la liberté d'expression et les valeurs américaines.* ». C'est pourquoi *« Les États-Unis doivent répondre à la demande mondiale en matière d'IA en exportant l'ensemble de leur pile technologique — matériel, modèles, logiciels, applications et standards — à tous les pays disposés à rejoindre l'alliance américaine de l'IA. Ne pas satisfaire cette demande constituerait une erreur involontaire, qui pousserait ces pays à se tourner vers nos rivaux. La diffusion et la dissémination des technologies américaines empêcheront nos adversaires stratégiques de rendre nos alliés dépendants de technologies étrangères hostiles.* ».

Il n'est pas inutile de rappeler que les USA se sont retirés de l'OMS.

L'analyse de la politique chinoise sur l'utilisation de l'IA est plus difficile. En effet, contrairement aux USA et à l'UE, les données ne sont pas facilement accessibles et le caractère autoritaire de ce pays décrédibilise les informations officielles. Il est communément admis que la Chine est très performante en termes de capacité en IA. Selon leur propre gouvernement, la Chine sera le leader mondial en 2030. En effet, la quantité de données disponibles et accessibles est très conséquente en Chine, ce qui est un avantage de l'autoritarisme et l'impossibilité de dire « non ». La production de données surpassera celle des USA (76). Or, comme nous l'avons vu précédemment, la quantité et la fiabilité des données sont essentielles pour fabriquer des intelligences artificielles fiables. Si on conserve la comparaison avec les énergies fossiles, l'abondance de matière première (les données par exemple), donne un avantage compétitif indéniable. Avec comme outil de contrôle le crédit social, il est probable que le pouvoir politique y trouve un intérêt pour sa propre survie tout en lui permettant de dépasser les USA.

Certains pays ont d'ores et déjà interdit certains médias sociaux sur leurs territoires. En Chine, mais aussi des pays démocratiques comme les USA ou l'Australie ou encore l'Inde. Tiktok est interdit dans plusieurs pays, la plupart

[70] Donald Trump (1946-présent), nationalité américaine, homme d'affaires et homme politique, est devenu le 45e puis le 47e président des États-Unis après une carrière médiatique marquée par l'immobilier et la téléréalité. Son œuvre, dont le célèbre ouvrage *L'Art de la négociation*, promeut une vision du monde fondée sur le rapport de force et la réussite matérielle tout en redéfinissant les codes de la communication politique moderne par un usage intensif des réseaux sociaux et une posture anti-système

autoritaires mais aussi démocratiques : l'Inde, le Pakistan, l'Afghanistan, la Jordanie, le Népal. En France, son utilisation est interdite sur les téléphones professionnels fournis par l'administration aux fonctionnaires depuis mars 2023 (77). Son utilisation par toute la population a été temporairement interdite sur son territoire (en l'occurrence en Nouvelle-Calédonie) en mai 2024. La Chine autorise bien Tiktok mais il est différent de celui qui est commercialisé dans le monde. Facebook est interdite dans certains pays autoritaires, notamment en Chine, en Russie, en Iran ou au Myanmar. La Chine, l'Iran, la Corée du Nord et le Turkménistan bloquent YouTube.

Dario Amodei[71] insiste sur le fait que si les démocraties freinent un peu le développement des IAs, les pays autoritaires, dont en premier lieu la Chine, représenteraient le principal risque d'une autocratie mondiale basée sur l'IA.

Cette lutte normative est d'importance. Si l'on considère, comme nous l'avons abordé précédemment, que la donnée est une ressource sur laquelle se fonde une économie, on peut craindre que certains pays ou certaines populations se trouvent en état de colonisation numérique. Quelques puissances d'argents et/ou quelques empires numériques pourront récolter les données d'autres pays ou populations et les centraliser afin de produire les meilleures intelligences artificielles. Pour rappel, plus l'intelligence artificielle dispose de données de qualité et en quantité, et plus elle est susceptible d'être fiable.

L'Europe semble avoir a perdu la bataille de la souveraineté technologique et subit une véritable colonisation numérique de la part des géants américains, rejoints aujourd'hui par la Chine. Nos infrastructures, nos données stratégiques et la structure même de notre espace de débat public dépendent de puissances étrangères. La stratégie européenne consistant à tenter de bâtir des "licornes" pour copier les Américains est vouée à l'échec ; la question de renforcer un tissu robuste de PME du numérique pourrait être une autre voie.

La souveraineté numérique européenne : entre dépendance et autonomie

Le numérique est devenu l'un des principaux terrains d'exercice de la puissance internationale. À l'image des ressources énergétiques ou des matières premières, les infrastructures numériques, les plateformes technologiques et les systèmes d'intelligence artificielle constituent désormais des leviers d'influence géopolitique. Dans ce contexte, la dépendance d'un État ou

[71] Dario Amodei (1983), italo-américain, Cofondateur d'Anthropic, il a créé l'IA Claude et le concept d'IA Constitutionnelle pour garantir des systèmes plus sûrs. Ancien pilier d'OpenAI, il a dirigé le développement de GPT-2 et GPT-3, bases de la révolution générative actuelle. Physicien, il a théorisé les "Scaling Laws", prouvant que la puissance de calcul et les données dictent l'intelligence de l'IA.

d'un continent envers des technologies étrangères peut devenir un facteur de vulnérabilité stratégique.

L'Europe se trouve aujourd'hui dans une situation particulière. Une grande partie de son économie, de son administration et de ses entreprises repose sur des services développés par des entreprises américaines telles que Google, Microsoft ou Amazon. Cette dépendance soulève une question fondamentale : que se passerait-il si, à la faveur d'une crise diplomatique ou économique, l'accès à ces services devenait limité ou considérablement plus coûteux ?

Certains experts évoquent l'hypothèse d'un « *kill switch* », non pas comme un interrupteur capable de couper instantanément tous les services numériques, mais comme un ensemble de mesures susceptibles de rendre leur utilisation économiquement ou techniquement difficile. Une augmentation massive des coûts des licences, des restrictions d'accès ou des limitations d'usage pourraient entraîner des conséquences importantes sur le fonctionnement des entreprises européennes. Selon certaines estimations citées dans le débat public, la capacité d'adaptation pourrait varier de quelques jours à plusieurs mois selon les secteurs concernés.

Cette situation met en lumière le retard relatif de l'Europe dans le développement de ses propres infrastructures numériques. Si des acteurs comme Mistral AI illustrent l'émergence d'une industrie européenne de l'intelligence artificielle, ils évoluent encore dans un environnement dominé par les géants américains. La compétition ne se joue plus uniquement entre États, mais également entre entreprises technologiques dont les dirigeants participent désormais aux grands sommets internationaux et influencent directement les orientations stratégiques des gouvernements.

Certains auteurs qualifient l'Europe de « colonie numérique ». Cette expression volontairement provocatrice vise à souligner un phénomène de dépendance plutôt qu'une équivalence historique stricte. Selon cette analyse, les entreprises américaines ont apporté à l'Europe les infrastructures nécessaires à la révolution numérique, tout comme les puissances coloniales avaient développé des infrastructures dans leurs colonies. En contrepartie, elles auraient acquis un accès privilégié à une ressource devenue essentielle : les données.

Les données personnelles constituent aujourd'hui l'une des principales richesses de l'économie numérique. Malgré l'adoption de réglementations européennes ambitieuses, telles que le Règlement général sur la protection des données (RGPD), les débats persistent sur la capacité réelle de l'Union européenne à garantir sa souveraineté numérique face aux grandes plateformes internationales. Les discussions autour de l'évolution du cadre réglementaire européen illustrent les tensions permanentes entre innovation, compétitivité économique et protection des citoyens.

Au-delà des aspects techniques, cette réflexion invite à repenser la notion même de souveraineté. Au XXIe siècle, contrôler ses infrastructures numériques, maîtriser ses capacités d'intelligence artificielle et protéger les données de ses citoyens deviennent des enjeux comparables à ceux que représentait autrefois la maîtrise de l'énergie, des transports ou des ressources naturelles.

La question n'est donc plus seulement de savoir si l'Europe doit développer ses propres technologies, mais dans quelle mesure elle peut construire une autonomie stratégique lui permettant de coopérer avec les grandes puissances numériques sans en devenir excessivement dépendante. L'enjeu dépasse largement le secteur technologique : il concerne l'indépendance économique, la résilience des institutions et, plus largement, la capacité des démocraties européennes à conserver leur liberté de décision dans un monde où la puissance s'exerce désormais aussi par le contrôle des infrastructures numériques.

Les ingérences étrangères en France sont légion. L'ancien premier ministre François FILLON affirme[72] en 2023 « *Des ingérences étrangères, oui, j'en ai rencontré, la plupart du temps, elles provenaient d'un pays ami et allié qui s'appelait les États-Unis. J'ai été écouté avec le président Sarkozy pendant cinq ans par la NSA.* ». Cela étant dit, ni la Russie ni la Chine ne sont en reste.

Des magistrats de la Cour Pénale internationale comme le Français Nicolas Guillou ou la Canadienne Kimberley Prost sont confrontés à des restrictions numériques invraisemblables de la part des États-Unis.

L'année 2025 a marqué un tournant historique et brutal pour la justice pénale internationale, transformant le quotidien de magistrats de haut rang en un véritable parcours du combattant technologique. Sous l'impulsion d'une administration américaine déterminée à protéger ses intérêts, les juges suscités font face à une forme de proscription inédite que l'on pourrait qualifier de « *mort numérique* ». Ce n'est plus seulement la diplomatie qui est en jeu, mais l'accès même aux outils fondamentaux de la vie moderne.

Le mécanisme de ces sanctions repose sur une application extensive de l'Executive Order 14203[73], qui interdit à toute entité sous juridiction américaine de fournir des biens ou des services aux personnes visées. Dans un monde où les géants de la tech règnent en maîtres, cette décision se traduit par une évaporation instantanée de l'identité numérique. Pour Nicolas Guillou, cela signifie la clôture sans préavis de comptes Gmail contenant des décennies de correspondances, la perte d'accès à des documents de travail stockés sur le Cloud et l'impossibilité d'utiliser un smartphone dont le système d'exploitation dépend de serveurs basés en Californie.

La portée de ces restrictions dépasse largement le cadre professionnel pour s'immiscer dans l'intimité la plus triviale. En étant bannis des processeurs de paiement et des plateformes de services, ces magistrats se retrouvent dans l'incapacité d'utiliser des applications de transport comme Uber, de réserver

[72] Commission d'enquête parlementaire relative aux ingérences politiques, économiques et financières de puissances étrangères – États, organisations, entreprises, groupes d'intérêts, personnes privées – visant à influencer ou corrompre des relais d'opinion, des dirigeants ou des partis politiques français, 2 mai 2023

[73] Note de l'auteur : j'ai hésité à écrire « *Ordre 66* », référence cinématographique.

un hébergement sur Airbnb ou même d'effectuer des achats banals en ligne. Leurs cartes bancaires, bien que rattachées à des institutions européennes ou canadiennes, sont systématiquement rejetées par les terminaux de paiement dès lors que la transaction transite par un réseau de compensation américain. Cette situation crée une forme d'isolement social et de harcèlement administratif qui vise, en creux, à déstabiliser leur sérénité judiciaire.

Il est fascinant de constater comment la dépendance mondiale envers les infrastructures numériques privées est devenue le talon d'Achille de la souveraineté juridique. La Cour Pénale Internationale, censée être un sanctuaire de droit universel, se voit entravée non pas par des débats de procédure, mais par des licences logicielles et des accès serveurs. Cette dynamique de *désempowerment*, pour reprendre un concept cher aux théories organisationnelles, place les juges dans une position paradoxale : ils doivent rendre la justice au nom de l'humanité tout en étant traités, techniquement, comme des menaces à la sécurité nationale des États-Unis.

La justice ne peut être rendue si ceux qui la portent sont privés des moyens de communiquer, de se déplacer et d'exister dans l'espace public numérique.

L'avenir de ces magistrats et de leurs enquêtes dépendra désormais de la capacité de l'Union européenne et du Canada à bâtir des boucliers juridiques et techniques capables de contourner l'hégémonie des plateformes américaines. En attendant, Nicolas Guillou et ses pairs continuent de siéger, témoignant d'une résilience face à une pression qui ne dit pas son nom, mais qui se fait sentir à chaque clic refusé (ne serait-ce que retirer son argent à un distributeur bancaire…) et à chaque écran verrouillé.

Bataille normative au niveau de l'UE et des États-nations

Au sein de l'Union européenne, les principes fondamentaux sont définis dans le traité de fonctionnement et dans la charte des droits fondamentaux de l'UE (78) : « *les valeurs de respect de la dignité humaine, de liberté, de démocratie, d'égalité, de l'État de droit, ainsi que de respect des droits de l'homme, y compris des droits des personnes appartenant à des minorités. Ces valeurs sont communes aux États membres dans une société caractérisée par le pluralisme, la non-discrimination, la tolérance, la justice, la solidarité et l'égalité entre les femmes et les hommes.* ». Sa finalité est « *de promouvoir la paix, ses valeurs et le bien-être de ses peuples* ». Ses moyens sont « *l'établissement d'un espace de liberté, de sécurité et de justice sans frontières intérieures, au sein duquel est assurée la libre circulation des personnes, en liaison avec des mesures appropriées en matière de contrôle des frontières extérieures, d'asile, d'immigration ainsi que de prévention de la criminalité et de lutte contre ce phénomène.* »

Afin de faire appliquer ces principes, l'UE instaure « *l'établissement d'un marché intérieur. Elle œuvre pour le développement durable de l'Europe fondé sur une croissance économique équilibrée et sur la stabilité des prix, une économie sociale de marché hautement compétitive, qui tend au plein emploi et au progrès social, et un niveau élevé de protection et d'amélioration de la qualité de l'environnement. Elle promeut le progrès scientifique et technique.* »

L'UE a adopté trois textes majeurs sur l'IA et les plateformes numériques : le RGPD[74], le DSA[75] et l'IA ACT[76]. Malgré ses défauts, l'IA ACT constitue une législation relativement protectrice, en regard des droits US ou chinois. L'IA ACT distingue quatre niveaux de risque, allant de ce qui est inacceptable de ce qui est mineur.

- Risque inacceptable : manipulation des comportements, exploitation des vulnérabilités, reconnaissance publique faciale, système de crédit social.
- Risque important : santé, justice et éducation.
- Risque limité : chatbots, reconnaissance d'émotion, deepfake
- Risque faible : jeux vidéo, filtres spams, interfaces de conseil.

L'IA ACT rend obligatoire que l'IA doit être supervisée par des humains, ce qui est appelé « *garantie humaine* ». Cette garantie (comme ces textes), bien qu'indispensable, n'est ni suffisante ni satisfaisante comme cela a déjà été abordé.

Un défaut majeur de cette législation est de savoir *comment* sera appliquée la loi pour la rendre efficace. En effet, les auteurs et les défenseurs de cette loi comptent sur la jurisprudence pour la faire appliquer, puisque le droit de l'UE est assimilable à un état de droit, même s'il ne s'agit pas d'un état. Mais avec les délais de justice et l'opacité des intervenants, cette vision paraît naïve et la régulation semble bien illusoire. Nous pourrions également aborder le sacro-saint *secret des affaires* qui sera inévitablement opposé par les entreprises et un combat juridique complexe dont l'issue est incertaine sera engagé. Il n'est pas garanti que l'IA ACT l'emporte puisque ces deux règles de droit sont communautaires et en même temps contradictoires.

Une seconde faille béante peut être identifiée : le niveau de risque est déterminé par les fabricants eux-mêmes selon l'article 43 de l'IA ACT… Certaines associations (79) estiment que l'IA ACT est une fuite en avant techno-solutionniste et en réalité « *taillée sur mesure pour les industries de la tech* » et qu'il est « *Largement fondé sur l'auto-régulation, bardé de dérogations, il s'avère totalement incapable de faire obstacle aux dégâts sociaux, politiques et environnementaux liés à la prolifération de l'IA.* »

---

[74] Adopté en 2016 et appliqué en 2018

[75] Adopté en 2022, application progressive en 2023 et 2024

[76] Adopté en 2024 et application progressive de 2025 à 2028.

En toute cohérence, si l'on estime que les IA pouvant manipuler les comportements sont interdites, constituant un risque inacceptable selon l'IA ACT, la conséquence logique serait d'interdire les IA de suggestion des médias sociaux qui sont présentent sur YouTube, Facebook, TikTok, X, etc.

Comme le RGPD, l'IA ACT a vocation à être transposé dans la loi française et tous les conflits juridiques avec les incohérences et contradictions avec le droit français seront inéluctablement jugés en faveur du droit communautaire, y compris tous les articles de loi sur les éthiques professionnelles.

Les codes éthiques des professions de santé, aussi appelées codes de déontologie, sont partie intégrante de la loi. Par construction, ces codes éthiques doivent se conformer aux dispositions légales de portée supérieure, c'est-à-dire la Constitution française en premier lieu puis au Traité de Fonctionnement de l'UE. Le code de déontologie doit obligatoirement appliquer le droit UE et en cas de conflit juridique, se conformer à la constitution et au droit communautaire.

Le code de déontologie sera inéluctablement jugé illégal en cas d'incompatibilité.

Comme nous le verrons dans un futur chapitre, il existe de nombreuses contradictions entre les codes de déontologie et le droit européen, contradictions qui ont fait, font encore et feront toujours l'objet de longues batailles judiciaires.

Ce que les intelligences artificielles font de l'humain

> *« Si vous avez un seau contenant 2 gallons et un autre seau contenant 7 gallons, combien de seaux avez-vous ? »*
>
> Ordinateur, *Idiocracy*, 2007

Externaliser des fonctions cognitives (écriture, calculatrice) n'a jamais affaibli le cerveau ; l'intelligence artificielle prolonge cette logique. Craindre qu'elle « rende idiot » est infondé : même lorsqu'une machine surpasse l'humain (échecs, calculs), cela stimule la pratique et non l'atrophie. Le véritable risque n'est pas cérébral mais politique, économique et écologique : gouvernance de l'outil, concentration de pouvoir, usages militaires, coût énergétique massif et rareté des ressources pour fabriquer les infrastructures.

L'intelligence artificielle la plus connue (LLM, générateurs d'images) n'imite pas le cerveau : ni incarnation, ni phénoménologie, ni apprentissage multimodal direct avec le monde, ni imagination. Les prédictions qu'elle produit diffèrent des prédictions humaines, enracinées dans une interprétation contrôlée nourrie par le corps et l'environnement. Sans interaction sensorimotrice réelle, elle reste limitée. La vision d'une « *guerre des intelligences* » est trompeuse : l'intelligence artificielle est conçue pour exceller dans des tâches ciblées. Les inquiétudes légitimes portent sur son usage par des humains dont l'intention est de nuire (ex. ciblage militaire automatisé). Le cerveau humain n'est pas en guerre avec un smartphone ou une montre connectée. De manière générale, l'humain crée des outils qui peuvent faire ce qu'il ne peut pas faire, ou de manière plus efficace, comme une sorte d'extension ou d'appendice.

Face au déluge d'images et textes falsifiés grâce aux outils numériques dopés par l'intelligence artificielle, la tendance est de faire peser la responsabilité uniquement sur l'individu via l'éducation aux médias. L'esprit critique est nécessaire, sinon indispensable, mais demeure insuffisant à lui seul : seule une régulation légale contraignante des plateformes, inspirée des normes publicitaires ou sanitaires, pourrait éventuellement limiter l'ampleur du phénomène. L'argument du « *chacun doit vérifier* » masque l'inaction politique et détourne l'attention des causes systémiques.

Les intelligences artificielles reproduisent les biais humains, notamment ceux des données occidentales, éduquées, industrialisées, riches, démocratiques. ChatGPT, par exemple, adopte dans les dilemmes moraux des positions typiques de ce groupe, loin, très loin d'être universelles. Cette homogénéité culturelle façonne leur comportement et limite leur applicabilité globale.

Sur l'augmentation humaine (Neuralink, nootropes, EEG), il convient de rappeler que les innovations viennent initialement presque toujours du secteur public, le privé se chargeant de les industrialiser et de les diffuser. L'ambition de contrôler un curseur par la pensée ou stimuler le cortex par courant transcrânien n'est pas nouvelle. Les promesses de transfert de conscience, d'uploader de souvenirs ou de cryogénisation relèvent en revanche de la science-fiction : la conscience est indissociable du corps et de l'environnement. Ce processus est encore incompris. Nous sommes capables de cartographier un cerveau mais sans savoir le reproduire.

En psychothérapie, l'intelligence artificielle pourrait être un outil complémentaire (exercices, suivi), et pourrait remplacer le contact humain : certes la relation humaine a des intérêts majeurs : alliance thérapeutique, synchronisation cérébrale, communication non verbale, réciprocité émotionnelle… Tout cela échappe aux machines, mais la relation avec une intelligence artificielle comporte quelques atouts : le prix (pour l'instant), la permanence temporelle (une IA fonctionne 24h/24, 7j/7), la permanence émotionnelle (une intelligence artificielle n'est jamais fatiguée, jamais irritée, toujours polie) et le contrôle de ses « *employeurs* ». De plus, la confiance spontanée que nous avons dans les machines les rend dangereuses lorsqu'elles induisent des erreurs non détectées.

Un risque systémique pour l'humanité est la concentration extrême de richesses et de contrôle de l'information dans les mains de quelques individus. Le problème est structurel, lié à l'absence ou à la faiblesse de contre-pouvoirs et à la possibilité pour un seul acteur d'influer massivement sur l'opinion ou les infrastructures. L'analogie du « *philosophe roi* » illustre le risque : même un dirigeant bienveillant peut être remplacé par un autre nuisible. Les systèmes doivent être conçus pour résister aux abus, indépendamment des qualités personnelles de ceux qui les contrôlent.

L'intelligence artificielle ne semble changer ni l'humain ni n'affaiblit le cerveau mais pose des questions urgentes de régulation, de gouvernance, d'énergie et de concentration du pouvoir. Les enjeux réels dépassent la technique : ils concernent la manière dont les humains décideront de s'en servir.

On ne raisonne qu'avec nos sens

« Jésus lui dit : « Parce que tu m'as vu, tu crois. Heureux ceux qui croient sans avoir vu. »

Évangile de Jésus-Christ selon Saint-Jean, 20-29

John Milton : Je vais te dévoiler une petite info exclusive au sujet de Dieu. Dieu aime regarder, c'est un farceur. Réfléchis, il accorde à l'homme les instincts, il vous fait ce cadeau extraordinaire, et ensuite qu'est-ce qu'il s'empresse de faire ? Et ça, je peux te le jurer, pour son propre divertissement, sa propre distraction cosmique, personnelle. Il établit des règles en opposition. C'est d'un mauvais goût épouvantable. Regarde, mais surtout ne touche pas. Touche, mais surtout ne goûte pas. Goûte, n'avale surtout pas. Et pendant que vous êtes tous là à sautiller d'un pied sur l'autre, lui qu'est-ce qu'il fait ? Il se fend la pêche à s'en cogner son vieux cul de cinglé au plafond. C'est un refoulé, c'est un sadique, c'est un proprio qui n'habite même pas l'immeuble ! Vénérer un truc pareil, jamais !

Kevin Lomax : Mieux vaut régner en enfer qu'être esclave au paradis, c'est ça ? »

Film *L'Associé du diable*, 1997[77]

Les individus ne sont pas confrontés avec leurs sens à la matérialité de ces technologies. La donnée ne se voit pas, elle ne se touche pas, elle est invisible. En cela on peut se risquer à faire une analogie avec l'utilisation de l'énergie et l'aveuglement sur les risques associés. Encore en 2026, la politique et de nombreux acteurs de la société dénient le rôle de l'humanité dans la catastrophe climatique.

La réalité pour une société, c'est ce que les gens croient ; dans le monde numérique la réalité, c'est ce qui est « *donnée* ».

La réalité pour une société ne se limite pas au réel mais à son interprétation.

Albert Moukheiber[78] (80) explique que les sciences cognitives ont prouvé que le cerveau humain fonctionne naturellement de cette manière : « *C'est une vérité profonde que les travaux des sciences cognitives confirment aujourd'hui,*

77 Le film fait écho au poème « Le paradis perdu » écrit en 1667 par Jhon Milton. La réplique de Kevin Lomax (Keanu Reeves) Mieux vaut régner en enfer qu'être esclave au paradis est une référence au poème "Mieux vaut régner en Enfer que servir au Ciel.". Le cœur du *Paradis perdu* est la justification du libre arbitre humain face à la tentation (la chute d'Adam et Ève). Le film explore exactement la même dynamique. Le John Milton d'Al Pacino est l'héritier direct de ce "Satan miltonien". Il est séduisant, drôle, profondément humain dans ses excès, et il se présente à Kevin comme un rebelle humaniste.

78 Albert Moukheiber (1982-présent), nationalité libanaise et française, docteur en neurosciences cognitives et psychologue clinicien, consacre ses travaux à la compréhension des mécanismes de la pensée et des biais cognitifs. Son travail, notamment à travers son ouvrage *Votre cerveau vous joue des tours*, vise à vulgariser le fonctionnement cérébral pour aider le grand public à décrypter ses propres erreurs de jugement et à mieux appréhender la réalité dans un monde saturé d'informations.

le monde nous renvoie en permanence une multitude de signaux, nous en réduisons l'ambiguïté en choisissant ce que nous voulons voir. Ainsi, petit à petit, notre interprétation du monde nous façonne psychologiquement, culturellement et socialement. Cela ne veut pas dire pour autant (...) que nous sommes libres de façonner notre propre réalité simplement en l'imaginant dans notre tête (...). Le réel existe et il est intangible, quand bien même on ne saurait l'appréhender sans que notre cerveau ne l'interprète. »

Cette dissociation cognitive explique en partie l'agnosie généralisée sur les questions relatives à l'intelligence artificielle. Cette agnosie peut également s'expliquer par l'invisibilité l'omniprésente et les dépendances numériques qui s'accompagnent d'un phénomène d'illusion, de magie, de croyances, phénomène bien humain.

Rémi Lopez[79], cite Masamune Shirow[80] (81) : « *Je pense en effet que la science et la technologie deviennent de plus en plus magiques. En d'autres termes, les experts savent ce qui se passe, mais le citoyen ordinaire n'en a pas la moindre idée. Pour la plupart des gens, les choses fonctionnent comme dans une sorte de boîte noire : ils savent juste que s'ils insèrent quelque chose dans la boîte, un résultat spécifique va se produire. C'est surtout vrai pour les ordinateurs. (...) La plupart des personnes utilisent les ordinateurs parce qu'ils sont pratiques ; ils ne peuvent en expliquer les principes, alors en pratique ils s'en servent comme d'un élément magique.* ». Cette réflexion de cet auteur visionnaire pourrait apparemment s'appliquer pour le réfrigérateur, le train, pourtant plus personne ne croit qu'il y ait un petit génie du froid ou un monstre qui propulse la locomotive. Ces phénomènes quasi-mystiques ont également eu lieu dans notre histoire récente, par exemple avec la « fée électricité » et c'est avec le temps, l'habitude et l'acquisition de connaissances que ces croyances ont fini par disparaître. Cependant, à chaque fois, ces évolutions ont créé des mythes et des légendes, des peurs irrationnelles et des espoirs stupides, et je ne vois aucune raison pour que tel ne soit pas le cas cette fois encore.

Antonio R. Damasio[81] (82) explique dans son livre « *l'erreur de Descartes* » qu'« *être rationnel, ce n'est pas se couper de ses émotions* ». Il analyse que le

---

[79] Rémi Lopez (1985-présent), nationalité française, auteur et journaliste spécialisé dans la culture populaire, consacre son travail à l'analyse approfondie des grandes sagas du jeu vidéo et de l'animation japonaise. À travers des ouvrages monographiques détaillés, il explore les thématiques philosophiques, les processus de création et l'héritage culturel d'œuvres emblématiques afin d'en proposer une lecture critique et historique accessible au grand public

[80] Masamune Shirow (1961-présent), nationalité japonaise, auteur de mangas et illustrateur, est le créateur d'œuvres cyberpunks visionnaires qui explorent l'interface entre l'homme et la machine. Son travail majeur, *Ghost in the Shell*, a profondément influencé la science-fiction mondiale en posant des questions philosophiques complexes sur la nature de la conscience, l'identité numérique et l'évolution de l'humanité au sein de réseaux informatiques omniprésents.

[81] Antonio Damasio (1944-présent), nationalité portugaise et américaine, médecin neurologue et chercheur, est l'un des plus grands spécialistes mondiaux des bases biologiques de la conscience et de l'esprit. Son travail, illustré par son célèbre ouvrage *L'Erreur de Descartes*,

fonctionnement de notre cerveau ne peut être dissocié d'une réalité organique et physique ; ainsi la « *raison des émotions* » n'est pas un oxymore mais une réalité. Il conteste la vision cartésienne d'une séparation entre le corps et l'esprit.

Avant lui, on pensait que les émotions "polluaient" le raisonnement. Damasio a prouvé le contraire : les personnes dont les circuits émotionnels sont endommagés perdent leur rationalité. Ils ont un QI intact, mais deviennent incapables de mener une vie sociale ou professionnelle normale car leur "boussole corporelle" est cassée.

Ainsi, selon Damasio, il faudrait remplacer le *cogito ergo sum* par *Quia corpus su*m, cogito (*Parce que je suis un corps, je pense).*

Il est pourtant courant de penser que la transition vers les intelligences artificielles répond à des schémas de pensée logiques et rationnels.

La rationalité de l'intelligence artificielle fait écho à la théorie de l'*homo economicus*, telle que conceptualisée par Adam Smith et surtout David Ricardo. Dotée d'une rationalité parfaite et disposant d'une information complète, l'individu maximisera ses profits. On y retrouve ce qui fait le fondement computationnel de l'intelligence artificielle : à savoir une rationalité et une exhaustivité des données. Or, le réel, l'histoire et les études scientifiques ont depuis longtemps démontré que cette hypothèse est d'autant plus fausse qu'elle semble d'apparence logique.

Or, ce qui est valable pour un individu ne l'est pas pour une entreprise, un état ou un peuple. Au niveau de l'individu, personne n'a une connaissance complète. Les sciences cognitives ont depuis longtemps établi que le cerveau humain fonctionne le plus souvent par heuristique ; des raccourcis mentaux et des automatismes. En général, malgré le fait que par définition une heuristique est approximative, cette méthode fonctionne. Lorsque deux joueurs de rugby se passent le ballon, ils ne calculent pas la trajectoire en fonction du vent et de leur vitesse. Lorsque nous nous serrons la main, aucun des protagonistes ne réfléchit dans les détails au geste. Lorsqu'un chirurgien-dentiste soigne un patient, il ne pense plus à ses points d'appui et il peut inverser ses gestes selon qu'il regarde ou non dans le miroir de bouche ses instruments, alors que ces derniers peuvent être particulièrement dangereux s'ils sont mal maîtrisés.

D'après Herbert Simon[82], le père des heuristiques, il s'agit « *des méthodes pour arriver à des solutions satisfaisantes avec des quantités modestes de calcul* ». Ce sont des opérations mentales automatiques, intuitives et rapides.

---

démontre que les émotions et les sentiments ne sont pas des obstacles à la raison, mais des composants indispensables à la prise de décision et au maintien de la vie.

[82] Herbert Alexander Simon (1916-2001), nationalité américaine, économiste et psychologue, a révolutionné les sciences sociales en introduisant le concept de « rationalité limitée » pour décrire la manière dont les individus prennent des décisions. Son travail, récompensé par un prix Nobel d'économie et un prix Turing, démontre que l'être humain ne cherche pas l'optimisation absolue mais une solution satisfaisante face à la complexité du monde, posant ainsi les bases de l'intelligence artificielle moderne et de l'analyse des organisations.

Elles servent donc de cadre dans lequel des décisions satisfaisantes sont prises rapidement et facilement. Elles sont particulièrement utiles au quotidien : la conduite d'une voiture, par exemple, répond à un grand nombre d'automatismes. Seulement voilà, cette simplification est particulièrement adaptée à des situations simples mais elle ne l'est pas lorsqu'il s'agit de situations complexes.

Certains auteurs parlent ainsi de « *rationalité limitée* ». Ce n'est pas un hasard si ce même Herbert Simon, prix Nobel d'économie en 1978 pour la diffusion/l'exploitation/le développement de cette notion, est également un pionnier de l'intelligence artificielle et a reçu le prix Turing en 1975. Il défendait une vision d'une intelligence artificielle *symbolique*. Sans rejeter la rationalité, il affirme que l'individu agit dans un contexte d'incertitude avec des informations partielles et dont l'interprétation va dépendre du contexte.

Parce qu'on ne la voit pas, parce qu'on ne la sent pas, nos esprits rencontrent ainsi des difficultés à conceptualiser l'intelligence artificielle, et cela constitue une faiblesse cognitive mettant l'usager et le profane dans une relation asymétrique. Le fait que l'information à notre disposition soit omniprésente n'équilibre pas cette relation dans la mesure où non seulement il y a trop d'information, mais de plus elle se transforme en « bruit ».

Yuval Noah Harari[83] (83) insiste sur le fait que l'information à elle seule ne suffit pas à décrire la vérité ; ce qu'il appelle la « *vision naïve de l'information* » : L'exactitude de l'analyse et la révélation de faits n'impliquent en rien une utilisation judicieuse des facultés qui en découlent. Pour cet auteur, il existe trois grandes théories de l'information : une vision naïve, une vision populiste et une vision historique.

➢ **Vision naïve de l'information** selon Harari (libéral/technologique) : L'information amènerait à la vérité qui induit le pouvoir et la sagesse. Cette approche de l'information postule que les erreurs décisionnelles sont la conséquence d'une information incomplète. Dit autrement, plus l'information est disponible et de qualité et plus les décisions seront « *sages* ». Si des erreurs sont encore commises, leur origine se trouve dans le fait que l'information n'était pas complète et il convient de l'améliorer. Cette croyance va, d'après Harari de pair avec le concept du libre marché de l'information et « *justifie la quête de technologies d'information toujours plus puissantes, constitue depuis le début l'idéologie semi-officielle de l'ère informatique et d'Internet.* »

[83] Yuval Noah Harari (1976-présent), nationalité israélienne, historien et professeur, est l'auteur des succès mondiaux *Sapiens*, *Homo Deus* et *21 leçons pour le XXIe siècle*. Son travail propose une vaste synthèse de l'histoire de l'humanité, analysant comment les récits collectifs et les révolutions technologiques, comme l'intelligence artificielle et les biotechnologies, transforment radicalement notre espèce et nos structures sociales.

➢ **Vision populiste de l'information** selon Harari (bureaucratique/ administrative) : L'information amène le pouvoir et chacun détient sa propre vérité. Dans cette approche, seul importe le pouvoir et les rapports de force, ce qui fait évidemment écho aux écrits de Karl Marx mais aussi, d'après lui, aux pensées de Donald Trump ou de Jair Bolsonaro.

Dans cette vision populiste, seul le pouvoir existe et l'information est un outil à son service. Cette analyse peut se rapprocher du concept de la post-vérité (Steve Tesich[84], Ralph Keyes[85], Éric Alterman[86], etc.). Lorsque l'on n'a plus confiance dans l'information, lorsque l'on ne croit plus en rien, alors plus rien n'a de valeur. La *post-vérité* désigne un régime discursif dans lequel l'adhésion à une affirmation ne dépend plus de sa conformité avec les faits, mais de son adéquation aux convictions, aux affects ou aux identités des individus. Dit autrement, la vérité factuelle n'est plus le critère central de validation des discours ; ce sont les émotions, les croyances préalables ou l'appartenance à un groupe qui déterminent ce qui est perçu comme vrai.

En 2025, les USA via leur plan d'action sur l'IA (84) « *veillent à ce que la liberté d'expression prospère à l'ère de l'IA et à ce que les systèmes d'IA acquis par le gouvernement fédéral reflètent objectivement la vérité, et non des orientations d'idéologie sociale* » en imposant la censure aux universités en « *supprimant toute référence à la désinformation, à la diversité-équité-inclusion et au changement climatique* ». Ce plan d'ailleurs interdit que le gouvernement utilise des LLM non exempts de biais idéologiques. Si l'on intègre la vision populiste de l'information, il n'est pas surprenant que ce plan d'action promeuve l'open-data[87], si tant est que leur modèle « *soit fondé sur les valeurs américaines* ».

---

[84] Steve Tesich (1942-1996), nationalité serbe et américaine, dramaturge et scénariste, est resté célèbre pour avoir remporté l'Oscar du meilleur scénario avec le film *Breaking Away* et pour avoir forgé le terme de « post-vérité ». Son travail explore avec une lucidité mélancolique le déclin du rêve américain et la manière dont les sociétés modernes choisissent délibérément d'ignorer les faits dérangeants pour se réfugier dans des mensonges confortables.

[85] Ralph Keyes (1945-présent), nationalité américaine, écrivain et conférencier, est l'un des premiers auteurs à avoir théorisé le concept de « l'ère de la post-vérité » dans son ouvrage éponyme publié en 2004. Son travail analyse comment la déshonnêteté est devenue une norme sociale acceptable dans la vie publique et privée, transformant notre rapport à la réalité et à l'éthique au profit d'un confort narratif partagé.

[86] Éric Alterman (1960-présent), nationalité américaine, historien et journaliste, est un analyste influent des médias et de la vie politique des États-Unis. Son travail, notamment à travers son ouvrage *When Presidents Lie*, explore l'histoire de la tromperie officielle et de la manipulation de l'information, soulignant comment la perte de confiance envers la vérité factuelle affaiblit les fondations de la démocratie américaine.

[87] Une lecture alternative de cette disposition est également le reflet de la politique anti-trust des USA.

Cette vision populiste a également tendance à remettre en cause les libertés scientifiques par exemple en « déconseillant » l'utilisation de certains mots. Aux USA, les autorités politiques ont ainsi établi une liste de 200 mots à éviter par l'utilisation de directives. Si ces mots ne sont pas strictement interdits pour les chercheurs, le respect de ces recommandations permet l'octroi de financement. La Fondation Nationale pour la Science[88] a demandé aux scientifiques de ne plus utiliser une liste de 120 mots[89]. Cette politique ne peut que faire penser au livre 1984 d'Orwell dans lequel le pouvoir modifie le langage afin de prendre le contrôle des masses par l'appauvrissement des concepts. En effet, l'administration américaine considère qu'il faut faire preuve de « neutralité idéologique » en supprimant les termes qui seraient trop « *woke* » ou encore prioriser les programmes qui soutiennent la croissance économique au détriment des sciences qui démontrent qu'elle ne peut être infinie ou la source de nuisances. Attaquer ainsi la langue c'est attaquer la science. Etienne Klein rappelle que la science n'est remise en cause que lorsqu'elle heurte les croyances ou les intérêts, en prenant comme exemple le fait que personne ne remet en cause l'existence du boson de Higgs parce que cette découverte scientifique, pourtant majeure, ne bouscule aucune croyance ni ne gêne un quelconque intérêt...

Le but est d'aligner la recherche financée par l'État sur la ligne politique actuelle, qui rejette les idéologies dites "woke" ou les politiques de diversité. Pour les chercheurs, cela crée un climat d'autocensure : beaucoup modifient leur vocabulaire pour s'assurer que leur projet ne soit pas écarté d'emblée par un algorithme de tri de la NSF ou du NIH.

Information > Ordre > Paix

➢ **Vision historique plus complète de l'information** selon Harari (biologique/nexus) : l'information donne l'ordre et la vérité. L'ordre et la vérité peuvent amener au pouvoir mais seule la vérité peut amener à la sagesse bien qu'elle puisse aussi amener au pouvoir. L'information n'est pas une représentation de la réalité, c'est une force qui lie (d'où le titre *Nexus*) des éléments entre eux. L'information est ce qui crée des réseaux. Elle n'a pas besoin d'être vraie pour fonctionner ; elle a juste besoin d'être crue ou relayée pour structurer un groupe humain (ou un système d'IA). Harari présente plusieurs exemples : l'Église, détentrice de la connaissance pendant des

---

[88] Agence fédérale indépendante du gouvernement des États-Unis qui finance 25 % de la recherche

[89] Diversity, Equity, Inclusion (DEI), DEIA, Underrepresented, Minorities, Affirmative action, Allyship, Anti-racism, Fostering inclusivity, Gender, Transgender, Non-binary, Pregnant person (doit être remplacé par Pregnant woman), Gender-affirming care, LGBTQ+, Cisgender, Climate crisis, Climate science, Global warming, Emissions, Carbon footprint, Decarbonization, Environmental justice, Sustainability, vidence-based (fondé sur des preuves), Science-based, Vulnerable, Entitlement, Fetus, Cancer Moonshot

siècles en Europe, a préféré (un temps) sacrifier la vérité au nom de l'ordre lors de l'apparition de la théorie sur l'évolution. L'Allemagne Nazie a fait preuve d'une performance technologique stupéfiante en créant les fusées et les avions à réaction sur des bases scientifiques particulièrement solides sous pour autant remettre en cause les théories racialistes alors que l'information scientifique démontrant le contraire existait.

De fait, si la diffusion de l'information n'a jamais été aussi accessible et planétaire, le monde n'est pas pour autant meilleur et les humains plus sages... bien que nous nous soyons nous-mêmes dénommés *Homo Sapiens...*

À l'aune des théories d'Harari, il serait tentant de considérer qu'il n'existe pas de réalité absolue. Paul Watzlawick[90], de l'Ecole de Palo Alto,[91] permet de résoudre cette apparente contradiction. Il distingue deux réalités : la réalité de premier ordre et la réalité de second ordre.

La réalité de **premier ordre** est l'ensemble des faits objectifs, matériels, observables. C'est le monde tel qu'il est, indépendamment du regard porté sur lui. La réalité de **second ordre** est une construction interprétative produite par les individus ou les groupes à partir de ces faits. Elle correspond à la manière dont la réalité est perçue, interprétée, mise en récit – autrement dit, à la dimension symbolique et subjective du réel.

Toujours d'un point de vue systémique, si l'information reflète tantôt la réalité et tantôt non, elle connecte toujours des individus ou des groupes. On parle de reliance, notion chère à Edgar Morin et Jean Louis Lemoigne. Décrire les entités n'est pas satisfaisant ; la nature de leur relation est au moins, sinon plus, pertinente. On parle d'information structurante (l'ADN, les lois, les individus, la morale, etc.) et d'information circulante (les échanges, les rapports de force, la nature de la relation, par exemple le salariat, ce qui circule, etc.).

L'information circulante entre des individus a, selon Paul Watzlawick, deux caractéristiques principales.

En premier lieu, même l'absence de communication est une forme de communication. « *On ne peut pas ne pas communiquer* ». On ne peut pas "ne

---

[90] Paul Watzlawick (1921-2007), nationalité autrichienne et américaine, psychologue, psychothérapeute et membre fondateur de l'École de Palo Alto, est l'un des pères de la thérapie brève et de la théorie de la communication. Son travail, illustré par son ouvrage majeur *Une logique de la communication*, démontre que l'on ne peut pas ne pas communiquer et que les troubles psychologiques résultent souvent de cercles vicieux interactionnels plutôt que de pathologies individuelles isolées.

[91] L'École de Palo Alto (1950), courant américain de pensée et de recherche interdisciplinaire, a révolutionné les sciences de la communication et la psychothérapie en abordant les relations humaines sous l'angle de la systémique. Ses travaux, portés par des figures comme Gregory Bateson et Paul Watzlawick, postulent que tout comportement est une communication et que les problèmes psychologiques doivent être compris comme des interactions au sein d'un système plutôt que comme des symptômes individuels.

pas avoir de comportement". Puisque tout comportement en présence d'autrui a une valeur de message, la communication est permanente. Le silence ou l'évitement est une forme de communication.

En second lieu, toute communication présente deux niveaux : le contenu et la nature de la relation. Le contenu est l'information brute ; la nature de la relation est le *comment* l'information circule.

Selon Watzlawick, l'information n'est pas une "chose" que l'on possède, mais un processus circulaire qui rétroagit sur les individus. C'est une vision systémique : le message reçu est tout aussi important que le message émis pour comprendre la dynamique globale de l'échange.

Ces considérations générales contestent le simpliste technosolutionnisme. Le technosolutionnisme est la croyance que la technologie va forcément tout résoudre (85). « *Pour tout résoudre cliquez ici* » dit Evgeny Morozov[92].

Le technosolutionnisme est une vision utopique contestable.

En premier lieu, la technologie, si elle a bien évidemment fortement amélioré la qualité et l'espérance de vie n'a pas éradiqué la maladie, la famine, les guerres ou la mort. Le monde de 2025, pourtant gavé de technologie comme jamais l'humanité n'en a connu est en situation de polycrise permanente. Tout ne peut être résolu par la technologie mais cette dernière ne doit pas être pour autant reniée. Associée à une politique de santé publique, la technologie a aidé par exemple à éradiquer la variole (86). La technique peut faire évoluer beaucoup de choses mais en aucun cas changer les lois universelles…

La « polycrise » est devenue un couteau suisse sémantique pour décrire un monde à la dérive. On l'invoque pour dire l'accumulation, le vertige face à un horizon où se bousculent le dérèglement climatique, l'inflation, le retour des guerres de haute intensité et les fractures démocratiques. Pourtant, ce terme que l'on croit forgé dans l'urgence des années 2020 a une histoire plus ancienne, une paternité philosophique précise : celle d'Edgar Morin.

Il faut remonter à l'année 1993. Dans *Terre-Patrie*, un ouvrage coécrit avec Anne-Brigitte Kern, le théoricien de la pensée complexe pose un diagnostic alors à contre-courant de l'optimisme ambiant. Au lendemain de la chute du mur de Berlin, alors que l'Occident célèbre « la fin de l'histoire » et l'avènement d'une mondialisation heureuse, Morin perçoit déjà les craquements de la machine globale. C'est sous sa plume que naît le concept de polycrise.

Pour Morin, la polycrise n'est pas une simple addition de problèmes indépendants les uns des autres. Ce n'est pas une crise économique à laquelle s'ajouterait, par fatalité, une crise sanitaire ou écologique. C'est un phénomène

---

92 Evgeny Morozov (1984-présent), nationalité biélorusse, chercheur et écrivain, est l'un des critiques les plus influents de l'idéologie technologique contemporaine. Son travail dénonce le « solutionnisme technologique », soit la tendance à vouloir régler des problèmes sociaux complexes par des algorithmes, et analyse comment le pouvoir des grandes plateformes numériques menace la souveraineté politique et l'autonomie des citoyens.

d'une tout autre nature : un enchevêtrement de perturbations interdépendantes qui s'alimentent, se parasitent et s'amplifient mutuellement. Dans ce système interconnecté, chaque crise devient le carburant de la suivante. Les bouleversements environnementaux accentuent les migrations, qui exacerbent les tensions nationalistes, lesquelles paralysent à leur tour la coopération internationale nécessaire pour sauver le climat. C'est un effet de rétroaction permanente, un nœud gordien impossible à trancher si l'on persiste à l'analyser avec les outils du passé.

C'est ici que réside la force de la pensée morinienne. Elle s'oppose de front au réductionnisme, cette fâcheuse tendance moderne à découper les problèmes en compartiments étanches pour les confier à des experts ultra-spécialisés. Morin nous prévient : soigner un organe sans comprendre l'organisme condamne le patient. La polycrise exige un changement de paradigme, une pensée capable de lier ce qui est séparé, d'embrasser l'incertitude plutôt que de la nier.

Longtemps confiné aux cercles académiques, ce concept a fini par rattraper la réalité. Trente ans après sa formulation, les dirigeants planétaires ont dû se rendre à l'évidence. Lorsque les institutions européennes s'emparent du mot pour qualifier le monde post-Covid, ils ne font que valider, avec trois décennies de retard, le concept de *Terre-Patrie*. L'apport d'Edgar Morin n'était pas une posture ; il nous a offert un mode d'emploi intellectuel pour affronter la complexité du XXIe siècle.

À l'époque, après la fin de la guerre froide et en pleine mondialisation galopante, ils ont pris conscience que les défis de l'humanité ne pouvaient plus être analysés séparément. La technologie, les plateformes numériques et les intelligences artificielles ne sont pas la solution ; ils font partie du problème.

En second lieu, notre cerveau fonctionne comme un narrateur : on se raconte que, jadis, l'espérance de vie était faible, que tout le monde mourait jeune, que tout le monde était sale. Tout cela devient alors un motif pour placer notre confiance dans le génie humain. De fait, l'humanité n'a jamais connu une période aussi confortable. Ce confort et cette sécurité sont en partie dus aux immenses innovations technologiques mais aussi aux progrès sociaux. Nous sommes, comme le dit si poétiquement Alain Damasio, dans un *technococon*.

L'histoire de l'humanité est ponctuée de crises majeures auxquelles nous avons su répondre en inventant des solutions salvatrices. Ne pas le croire relèverait, selon cette croyance, du pessimisme stérile. Pour expliquer comment cette illusion est profondément ancrée, l'on pourrait invoquer une forme de biais rétrospectif : puisque nous avons déjà éradiqué des maladies et sauvé des millions de vies, rien n'empêcherait de réussir à nouveau. Or, les pascuans n'ont pas été sauvés par une technologie. La peste noire n'a pas pris fin grâce à une intervention technique, la disparition de la mer d'Aral n'a pas pu être empêchée, la seconde guerre mondiale n'a pris fin qu'avec des armes encore plus destructrices, etc. Nous avons tendance à ne retenir qu'une partie de l'histoire, et ce d'autant plus que certaines vérités sont désagréables sinon douloureuses (nous allons mourir, probablement dans la souffrance, le changement climatique va déstabiliser le monde jusqu'au retour de la guerre et de ses horreurs, etc.).

L'information

« Moins on connaît un sujet, moins on est capable de mesurer à quel point on ne maîtrise pas le sujet en question »

Albert Moukheiber
Votre cerveau vous joue des tours, 2019

Les critiques les plus acerbes sur les effets de l'intelligence artificielle viennent du monde numérique lui-même. Dit autrement le monde qui connaît le sujet est lui-même très critique sur le sujet.

De très éminents experts et entrepreneurs qu'on ne pourra soupçonner de luddisme n'hésitent pas à alerter sur les périls de l'IA. Ainsi Yoshua Bengio[93], Geoffrey Hinton[94], Andrew Yao[95], Dawn Song[96], Pieter Abbeel[97], Trevor

[93] Yoshua Bengio (1964-présent), nationalité canadienne, chercheur et professeur en informatique, est l'un des pères fondateurs de l'apprentissage profond (*deep learning*). Son travail, récompensé par le prix Turing, a révolutionné l'intelligence artificielle en développant des réseaux de neurones capables de modéliser des données complexes, tout en s'engageant activement pour le développement éthique et la régulation mondiale des technologies autonomes.

[94] Geoffrey Hinton (1947-présent), nationalité britannique et canadienne, chercheur en informatique et psychologue cognitif, est considéré comme le « parrain de l'intelligence artificielle » pour ses travaux pionniers sur les réseaux de neurones artificiels. Son travail, couronné par le prix Turing et le prix Nobel de physique, a jeté les bases de l'apprentissage profond moderne tout en alertant récemment sur les risques existentiels que le développement incontrôlé de ces technologies pourrait faire peser sur l'humanité.

[95] Andrew Yao (1946-présent), nationalité chinoise et américaine, chercheur en informatique, est un pionnier de la théorie de la complexité et de la cryptographie moderne. Son travail, récompensé par le prix Turing, a jeté les bases du calcul multipartite sécurisé grâce à son célèbre « problème des millionnaires », permettant à plusieurs acteurs de collaborer sur des données sans jamais révéler leurs informations confidentielles respectives.

[96] Dawn Song (1975-présent), nationalité américaine et chinoise, chercheuse et professeure en informatique, est une figure de proue de la sécurité informatique et de l'intelligence artificielle digne de confiance. Son travail explore l'intersection entre la cryptographie et l'apprentissage automatique, développant des technologies de pointe pour protéger la confidentialité des données et sécuriser les systèmes contre les attaques adverses dans les environnements numériques complexes.

[97] Pieter Abbeel (1977-présent), nationalité belge et américaine, chercheur en informatique et professeur à UC Berkeley, est l'un des leaders mondiaux de l'apprentissage par renforcement (*reinforcement learning*) appliqué à la robotique. Son travail a permis des avancées majeures dans la capacité des machines à apprendre des tâches motrices complexes par la démonstration

Darrell[98], Yuval Noah Harari, Ya-Qin Zhang[99], Lan Xue[100], Shai Shalev-Shwartz[101], Gillian Hadfield[102], Jeff Clune[103], Tegan Maharaj[104], Frank

et l'auto-apprentissage, jetant ainsi les bases d'une nouvelle génération de robots capables de manipuler des objets avec une dextérité quasi humaine.

[98] Trevor Darrell (1965-présent), nationalité américaine, chercheur en informatique et professeur à UC Berkeley, est une figure centrale de la vision par ordinateur et de l'apprentissage multimodal. Son travail se concentre sur le développement de systèmes d'intelligence artificielle capables de comprendre et d'interagir avec le monde visuel, notamment à travers des architectures de réseaux de neurones qui intègrent la perception, le langage et la robotique pour créer des agents autonomes plus adaptables.

[99] Ya-Qin Zhang (1966-présent), nationalité chinoise et américaine, scientifique et dirigeant d'entreprise, est une figure mondiale de la recherche en intelligence artificielle et en communication numérique. Son travail, notamment en tant que président de Baidu et fondateur du centre de recherche de Microsoft en Chine, a été crucial pour le développement des technologies de compression vidéo (MPEG) et de la conduite autonome, faisant de lui un acteur clé de l'intégration de l'IA dans les infrastructures urbaines.

[100] Lan Xue (1959-présent), nationalité chinoise, professeur et doyen de l'Université Tsinghua, est un expert de renommée mondiale en matière de politique scientifique et technologique ainsi qu'en gouvernance mondiale. Son travail se concentre sur les systèmes d'innovation, la gestion des crises et la régulation de l'intelligence artificielle, jouant un rôle pivot dans l'élaboration des cadres éthiques et politiques qui encadrent l'essor technologique de la Chine sur la scène internationale.

[101] Shai Shalev-Shwartz (1972-présent), nationalité israélienne, chercheur en informatique et professeur à l'Université hébraïque de Jérusalem, est l'un des plus grands théoriciens de l'apprentissage automatique (*machine learning*). Son travail, mondialement reconnu à travers son ouvrage de référence *Understanding Machine Learning : From Theory to Algorithms*, se concentre sur l'optimisation convexe, l'apprentissage en ligne et la sécurité formelle des systèmes autonomes, notamment en tant que directeur technologique de Mobileye.

[102] Gillian Hadfield (1959-présent), nationalité canadienne et américaine, professeure de droit et d'économie, est une figure de proue dans l'étude de la gouvernance de l'intelligence artificielle et de l'architecture des systèmes juridiques. Son travail explore comment les structures de régulation traditionnelles échouent face à la vitesse de l'innovation technologique et propose des modèles de « marchés de régulation » où des entités privées, sous supervision publique, conçoivent les règles nécessaires pour garantir que les systèmes d'IA restent alignés avec les valeurs humaines.

[103] Jeff Clune (1982-présent), nationalité américaine et canadienne, chercheur en informatique et professeur à l'Université de la Colombie-Britannique, est un pionnier de l'intelligence artificielle évolutionniste et de l'apprentissage par renforcement. Son travail se concentre sur les AI-Generating Algorithms (AI-GAs), une approche visant à créer des algorithmes capables d'apprendre par eux-mêmes à générer de l'intelligence, en s'inspirant des mécanismes de l'évolution naturelle et de la plasticité cérébrale.

[104] Tegan Maharaj (1991-présent), nationalité canadienne, chercheuse en intelligence artificielle et professeure à l'Université de Toronto, est une spécialiste de l'alignement de l'IA et de ses applications pour les enjeux globaux. Son travail, mené en partie au sein du Mila (Institut québécois d'intelligence artificielle), explore comment les systèmes d'apprentissage par renforcement peuvent être orientés vers le bien commun, notamment dans la lutte contre le changement climatique et la gestion des risques systémiques.

Hutter[105], Atılım Güneş[106] Baydin, Sheila McIlraith[107], Qiqi Gao[108], Ashwin Acharya[109], David Krueger[110], Anca Dragan[111], Philip Torr[112], Stuart

[105] Frank Hutter (1979-présent), nationalité allemande, chercheur en informatique et professeur à l'Université de Fribourg, est l'un des pionniers de l'apprentissage automatique automatisé (AutoML). Son travail se concentre sur le développement de méthodes permettant d'optimiser automatiquement la structure et les hyperparamètres des algorithmes d'IA, rendant la création de modèles performants plus accessible et efficace tout en réduisant l'intervention humaine nécessaire.

[106] Atılım Güneş Baydin (1981-présent), nationalité turque, chercheur en informatique et professeur associé à l'Université d'Oxford, est une figure centrale de l'intelligence artificielle scientifique et de la programmation probabiliste. Son travail se concentre sur l'intégration des connaissances de la physique et des simulations scientifiques dans les modèles d'apprentissage automatique, permettant ainsi à l'IA de résoudre des problèmes complexes dans des domaines comme la physique des particules ou l'exploration spatiale.

[107] Sheila McIlraith (1960-présent), nationalité canadienne, chercheuse en informatique et professeure à l'Université de Toronto, est une experte de renommée mondiale dans le domaine de la représentation des connaissances et du raisonnement automatisé. Son travail se concentre sur l'ingénierie des systèmes d'IA capables de raisonner logiquement sur leurs actions, tout en s'assurant que ces comportements restent alignés avec les intentions et les contraintes humaines.

[108] Qiqi Gao (1981-présent), nationalité chinoise, professeur à l'Université de science politique et de droit de Chine orientale (ECUPL), est un chercheur influent à l'intersection de la science politique et de l'intelligence artificielle. Son travail se concentre sur la « gouvernance algorithmique » et la manière dont les technologies numériques transforment les structures de l'État, plaidant pour un modèle où l'IA renforce l'efficacité administrative tout en restant sous un contrôle éthique et souverain.
Directeur de l'Institut de l'intelligence artificielle et du droit de son université, il est une voix majeure dans la définition d'un « socialisme numérique » ou d'une « gouvernance intelligente ».

[109] Ashwin Acharya (1995-présent), nationalité américaine, chercheur en sécurité de l'IA et analyste de politiques technologiques, est une figure montante de l'alignement des systèmes autonomes. Son travail, notamment au sein du Center for Security and Emerging Technology (CSET) et d'organisations comme OpenAI, se concentre sur les risques catastrophiques liés aux modèles d'IA avancés et sur la conception de cadres de gouvernance capables de prévenir leur usage malveillant ou leur perte de contrôle.

[110] David Krueger (1990-présent), nationalité américaine, chercheur en informatique et professeur à l'Université de Cambridge, est une figure de proue de la sécurité et de l'alignement de l'intelligence artificielle. Son travail se concentre sur les risques existentiels posés par les systèmes d'IA superintelligents, en particulier les problèmes de « désalignement » où un agent autonome pourrait poursuivre des objectifs néfastes ou imprévus par ses concepteurs.

[111] Anca Dragan (1987-présent), nationalité roumaine et américaine, chercheuse en robotique et professeure à UC Berkeley, est une pionnière de l'interaction robot-humain (HRI). Son travail transforme la robotique traditionnelle en intégrant des modèles mathématiques du comportement humain, permettant aux robots de prédire les intentions des personnes et de coordonner leurs mouvements de manière fluide, sûre et intuitive.

[112] Philip Torr (1966-présent), nationalité britannique, chercheur en informatique et professeur à l'Université d'Oxford, est une sommité mondiale de la vision par ordinateur et de l'apprentissage automatique profond. Son travail se concentre sur la compréhension de scènes visuelles complexes et, de manière plus critique, sur la robustesse et la fiabilité des réseaux de neurones face à des environnements changeants ou des attaques adverses.

Russell[113], Daniel Kahneman[114], Jan Brauner[115] et Sören Mindermann[116] (87) affirment que : « *les progrès incontrôlés de l'IA pourraient déboucher sur des pertes de vies humaines à grande échelle, une destruction massive de la biosphère et sur la marginalisation de l'humanité, voire son extinction.* ».

L'utilisation du terme « *extrême* » doit alerter car le monde scientifique, universitaire et les chercheurs abhorrent traditionnellement les termes excessifs.

Il est nécessaire de faire preuve de sagesse et d'esprit critique.

Friedrich Nietzsche[117], repris par Etienne Klein[118] (88) affirmait : « *on peut prédire presque à coup sûr le cours que prendra l'évolution humaine : le goût du vrai va disparaître au fur et à mesure qu'il garantira moins de plaisir ; l'illusion, l'erreur, la chimère vont reconquérir pas à pas, parce qu'il s'y attache du plaisir, le terrain qu'elles tenaient autrefois : la ruine des sciences, la rechute dans la barbarie en seront la conséquence immédiate* ». Cela fait

---

[113] Stuart Russell (1962-présent), nationalité britannique et américaine, chercheur en informatique et professeur à l'Université de Californie à Berkeley, est l'un des plus grands experts mondiaux de l'intelligence artificielle. Co-auteur du manuel de référence *Artificial Intelligence : A Modern Approach*, il est devenu la figure de proue de la recherche sur l'alignement de l'IA, plaidant pour une conception des machines "humble" dont l'unique objectif est de satisfaire les préférences humaines, même si elles sont incertaines.

[114] Daniel Kahneman (1934-2024), nationalité israélienne et américaine, psychologue et économiste, est le père fondateur de l'économie comportementale. Lauréat du prix Nobel d'économie bien qu'il n'ait jamais été économiste de formation, son travail a révolutionné notre compréhension du jugement et de la prise de décision en démontrant que l'être humain n'est pas un « acteur rationnel », mais qu'il est sujet à de nombreux biais cognitifs systématiques.

[115] Jan Brauner (1991-présent), nationalité allemande, chercheur en intelligence artificielle et en politiques publiques à l'Université d'Oxford, est un expert reconnu de la sécurité et de la gouvernance de l'IA. Son travail se situe à la jonction entre l'apprentissage automatique et la gestion des risques sociétaux, se concentrant sur les protocoles de sécurité pour les modèles de "frontière" et les mécanismes de régulation internationale.

[116] Sören Mindermann (1993-présent), nationalité allemande, chercheur en intelligence artificielle à l'Université d'Oxford, est un spécialiste de la sécurité de l'IA et de l'apprentissage par renforcement inverse. Son travail se concentre sur l'alignement des systèmes autonomes, cherchant à garantir que les machines comprennent et respectent les intentions humaines même lorsque celles-ci sont implicites ou mal exprimées.

[117] Friedrich Nietzsche (1844-1900), nationalité allemande, philosophe, philologue et poète, est l'un des penseurs les plus influents de la modernité. Son œuvre est une critique radicale de la métaphysique, de la religion et de la morale chrétienne, qu'il accuse d'être une "morale d'esclaves" entravant la vie. Il prône le dépassement de l'homme et la création de nouvelles valeurs fondées sur l'affirmation de l'existence terrestre.

[118] Etienne Klein (1958-présent), nationalité française, physicien et philosophe des sciences, est l'un des plus grands médiateurs de la culture scientifique en France. Directeur de recherche au CEA et docteur en philosophie des sciences, son travail se concentre sur la philosophie de la physique, en particulier sur la question du temps, l'origine de l'univers et l'interprétation de la physique quantique.

écho à l'utilisation du système de micro-récompenses inhérent aux médias sociaux, permis par l'utilisation d'algorithmes cognitifs.

Le fait que les intelligences artificielles ne savent pas distinguer le vrai du faux pourrait faire penser à la philosophie nietzschéenne.

L'information est au cœur de nombreuses croyances, notamment le fait que l'on a pensé qu'en donnant accès à un grand nombre d'informations, l'Homo Sapiens prendrait des décisions « *sages* ». Or, force est de constater que cette théorie ne se transpose pas dans le réel ; on parle du *modèle du déficit informationnel.* Le modèle du déficit informationnel part d'une idée simple : si quelqu'un agit « mal » ou fait un choix discutable, c'est parce qu'il ne possède pas les bonnes informations. La solution, d'après ce modèle, est de donner à celui qui agit « *mal* » l'information qui lui manque, et il corrigera logiquement son comportement.

En résumé :

- On repère ce qui est ignoré.
- On apporte l'information.
- Les décisions sont alors ajustées.

Les deux limites du modèle sont, d'une part que cela suppose que les gens agissent toujours de façon rationnelle dès qu'ils ont la connaissance (ce qui est fallacieux comme nous l'avons vu), et que d'autre part que ce modèle est contredit par les faits malgré sa séduisante logique. Force est de constater que le racisme ou l'antisémitisme existent toujours, que le marché de l'astrologie se porte bien, que le tabac reste en vente libre, que le modèle économique dominant a toujours foi dans une logique de croissance économique infinie dans un monde fini…Pour l'instant, le fait que les prévisions des scientifiques sur les conséquences du réchauffement climatique s'avèrent hélas exactes (la connaissance scientifique est en effet très solide), il n'y a pas eu de traduction ni dans les urnes ni dans les programmes politiques. Parce que la science dérange les dogmes politiques et peut être désagréable, elle a tendance à être à minima négligée. La politique ne prend que peu en compte les connaissances scientifiques et médicales, que ce soit au niveau de la France que de l'Union européenne.

Les difficultés que rencontre le Nutriscore est un exemple parmi des centaines d'autres.

La connaissance ne suffit pas, à elle seule, pour que l'*homo economicus* devienne *homo sapiens*.

La manipulation des masses et de l'individu

« La propagande est aux démocraties ce que la violence est aux dictatures. »

Noam Chomsky (84)

L'intelligence artificielle est utilisée pour manipuler les masses en influençant les opinions, les comportements et les actions des individus. Ce type de manipulation n'est pas inhérente aux intelligences artificielles mais sa puissance est amplifiée. Les algorithmes d'apprentissage automatique peuvent être utilisés pour analyser de grandes quantités de données, telles que des publications sur les médias sociaux, des vidéos en ligne ou des recherches sur Internet, afin de déterminer les préférences et les tendances des utilisateurs.

La crainte d'une telle dérive manipulatoire est ancienne et son association avec la démocratie est depuis longtemps établie, par exemple par Alexis de Tocqueville[119] (90). Le père de la publicité moderne, Edward Bernays[120], assumait sans équivoque l'utilisation de la propagande dès 1928 (91). La réalité de cette pratique a été longuement analysée par Noam Chomsky[121] (92).

« La manipulation consciente et intelligente des actions et des opinions des masses est un élément important dans une société démocratique. Ceux qui manipulent ce mécanisme invisible de la société constituent un gouvernement invisible qui est le vrai pouvoir dans notre pays. Nous sommes gouvernés, nos esprits sont formés, nos goûts éduqués, nos idées suggérées, en grande partie par des hommes, dont nous n'avons jamais entendu parler. » (91). Cette affirmation serait considérée de nos jours comme particulièrement complotiste si elle n'avait pas été écrite par Edward Bernays, le précurseur incontesté des relations publiques et du marketing moderne.

---

[119] Alexis de Tocqueville (1805-1859), nationalité française, magistrat, historien et homme politique, est l'un des plus grands théoriciens de la démocratie et du libéralisme. Son œuvre, née d'une observation fine des sociétés de son temps, analyse le passage irréversible des sociétés aristocratiques vers l'« égalité des conditions », un mouvement qu'il considère comme une force providentielle mais porteuse de nouveaux risques pour la liberté. Dans *De la démocratie en Amérique*, il identifie les dangers inhérents à cette nouvelle ère : la tyrannie de la majorité et le despotisme doux, un état où les citoyens, repliés sur leur bien-être individuel, abandonnent leur souveraineté à un État tutélaire. Pour contrer ces dérives, Tocqueville prône l'importance des corps intermédiaires, de la liberté de la presse et, surtout, de la vie associative, qu'il a vue fonctionner comme un pilier de la liberté politique aux États-Unis.

[120] Edward Bernays (1891-1995), neveu de Freud et père des relations publiques, a théorisé l'« ingénierie du consentement » pour manipuler les masses. En appliquant la psychanalyse à la publicité et au politique, il a transformé le citoyen en consommateur docile via la gestion invisible de ses désirs inconscients.

[121] Noam Chomsky (1928-présent), père de la grammaire générative, a révolutionné la linguistique en postulant une structure innée du langage commune à tous les humains. Intellectuel engagé, il est également célèbre pour sa critique du pouvoir et sa théorie de la « fabrication du consentement » par les médias.

La mise au service aux intérêts économiques au détriment de toute souveraineté populaire est clairement affichée et assumée. Le marketing moderne ne se contente pas de répondre à des demandes ou à des besoins ; il peut les créer artificiellement.

L'industrie n'est pas l'ennemi de ses propres intérêts. Edward Bernays explique : « *Une seule usine, potentiellement capable de fournir un continent tout entier, ne peut pas se permettre d'attendre que le public soit en phase avec son produit. L'entreprise doit être constamment en contact, par le biais de la publicité et de la propagande, avec le grand public, afin d'assurer qu'une demande continue de la part du public puisse rentabiliser ses équipements coûteux.* ». La propagande n'est pas l'apanage des *puissances* (les entreprises privées) ; elle est aussi utilisée par le *pouvoir* (les États et le pouvoir politique).

Ainsi Hannah Arendt[122], critiquant la politique états-unienne durant la guerre du Vietnam, parle d'« *annulation de la réalité* » des agences gouvernementales et des ThinkTank lorsque ces derniers ne considèrent les relations internationales que dans un cadre rationnel et théorique : elle a l'impression que « *l'Asie du Sud-est a été prise en charge par un <u>ordinateur</u> plutôt que par des hommes responsables des décisions* » (93).

L'intelligence artificielle peut être utilisée pour manipuler les individus en influençant leurs choix, leurs émotions et leur comportement. Les algorithmes d'apprentissage automatique peuvent être utilisés pour analyser les données de comportement des utilisateurs, telles que les achats en ligne, les interactions sur les médias sociaux et les recherches sur Internet, afin de déterminer les préférences, les habitudes et les tendances des utilisateurs.

Ces informations peuvent ensuite être utilisées pour personnaliser les offres, les publicités, les recommandations de produits et les contenus en ligne, afin de susciter une réponse émotionnelle chez les utilisateurs et de les inciter à prendre une certaine action. Par exemple, les algorithmes sont utilisés pour encourager les utilisateurs à dépenser davantage sur des produits ou services, ou pour les inciter à changer de comportement, comme adopter un régime alimentaire particulier ou faire plus d'exercice.

Le scandale « *Cambridge Analytica* » a ainsi mis à jour l'utilisation des données recueillies par Facebook® pour influer sur les élections présidentielles américaines de novembre 2016 et sur le référendum britannique du Brexit en juin 2016. L'influence déterminante de ce média social sur un vote a été établie pour la première fois.

L'information disponible sur les médias est devenue en quelque sorte un « *miroir déformant* » qui brouille la perception des normes (94). Cet article

---

[122] Hannah Arendt (1906-1975), nationalité allemande et américaine, est une philosophe politique majeure ayant analysé les mécanismes de la condition humaine et des systèmes totalitaires. Elle est célèbre pour son concept de la « banalité du mal », développé lors du procès d'Adolf Eichmann, et pour sa défense de l'espace public comme lieu essentiel de l'action et de la liberté politique.

explique comment les technologies modernes interagissent avec la psychologie humaine pour créer une version déformée des normes sociales. Nous soutenons que les normes générées sur les réseaux sociaux ont souvent tendance à être plus extrêmes que les normes hors ligne, ce qui peut engendrer des perceptions erronées des normes – un phénomène connu sous le nom d'ignorance pluraliste.

70 % des vidéos YouTube sont choisies par les utilisateurs sur recommandation de l'algorithme[123]. Le choix des recommandations n'est pas fondé sur la qualité des vidéos mais sur leur capacité à garder l'utilisateur sur leur site. La censure prend ainsi un aspect plus discret : quand bien les conditions générales d'utilisation sont respectées, s'il n'est pas interdit de dire, il est possible d'être invisibilisé. En théorie, la popularité d'une vidéo pourrait cependant contrecarrer cette censure mais il n'est pas contestable que la majorité des vidéos les plus vues (Inoxtag[124] et Squezzie[125] sur YouTube en France en 2024) ne sont pas les vidéos les plus pertinentes et relèvent du divertissement. Mais la théorie reste un beau rêve où il ferait bon vivre, car en théorie tout va bien. C'est parce que ces entrepreneurs ont parfaitement compris les codes d'utilisation de la plateforme (placement de produit, proximité putative avec le public, dépassement individuel de soi) qu'ils ont le succès - qu'ils méritent par ailleurs. Mais de nombreux autres créateurs de contenus, par exemple Le Joueur du grenier (3,6 millions d'abonnés) ou Nota Bene (2,6 millions d'abonnés), rappellent que la plateforme a droit de vie et de mort sur leur visibilité, par exemple en changeant l'algorithme sans qu'ils en soient informés et en « *strickant* » ou en démonétisant les vidéos.

Cette pratique porte un nom : le *shadow-ban.* Ce *bannissement furtif* représente l'évolution ultime et la plus pernicieuse de la censure à l'ère numérique. Ce n'est pas une une simple sanction technique, mais une arme redoutable d'ingénierie sociale et de contrôle du récit politique.

La censure classique (supprimer un compte ou effacer un post) est devenue obsolète et contre-productive. Le *shadow ban* consiste à laisser le contenu en ligne et le compte actif, mais à modifier l'algorithme pour que les publications ne soient plus montrées à personne (ou presque). L'utilisateur continue de s'exprimer, croyant participer au débat public, mais il parle en réalité dans le vide. C'est une censure par l'invisibilisation.

L'un des grands avantages du *shadow ban* pour les plateformes et les États est qu'il empêche la création de "martyrs". Quand on supprime frontalement une voix dissidente, cela peut provoquer souvent un scandale, une indignation collective et attire l'attention sur le message censuré (effet Streisand). Le *shadow ban* tue l'audience à petit feu et en silence, évitant ainsi toute rébellion ou solidarité de la part des autres utilisateurs.

---

[123] https://www.cnet.com/tech/services-and-software/youtube-ces-2018-neal-mohan/

[124] 9,4 millions d'abonnés sur YouTube

[125] 19,9 millions d'abonnés sur YouTube

Cette pratique comporte une dimension kafkaïenne. Puisqu'il n'y a aucune notification officielle de sanction, l'utilisateur ne peut pas faire appel. Les plateformes nient d'ailleurs souvent y avoir recours de manière ciblée, se cachant derrière des "mises à jour de l'algorithme de recommandation". Cette opacité empêche tout recours juridique, car il est techniquement très difficile de prouver que l'on est victime d'un *shadow ban.*

À plus grande échelle, le *shadow ban* est un moyen de manipuler la perception de l'opinion publique. En invisibilisant massivement certains courants de pensée, les plateformes créent un faux consensus. Elles donnent l'illusion que certaines idées sont marginales alors qu'elles sont peut-être très partagées, modifiant ainsi artificiellement la réalité du débat démocratique.

Le *shadow ban* est un outil de censure parfait pour les démocraties modernes : il permet de museler l'opposition et de contrôler l'information de manière "douce", sans avoir à assumer politiquement ou juridiquement les actes d'un régime autoritaire.

Le scandale des « *Twitter files* » a permis de dévoiler cette méthode. Des documents issus d'une enquête journalistique en 2022 ont révélé que les employés de Twitter disposaient de tableaux de bord permettant d'appliquer secrètement des étiquettes (tags) sur certains comptes pour limiter leur portée, sans jamais en informer l'utilisateur. Parmi ces étiquettes, on trouvait : trois étiquettes : « Search Blacklist » qui empêchait le compte d'apparaître dans la barre de recherche ; « Trends Blacklist » qui empêchait les tweets du compte de se retrouver dans les tendances même s'ils étaient massivement partagés et « Do Not Amplify » qui bloquait toute recommandation du compte dans le fil d'actualité des autres utilisateurs.

Le Dr Jay Bhattacharya, Professeur de médecine à l'Université de Stanford qui avait publié des tweets affirmant que les confinements liés au Covid-19 causaient des dommages aux enfants a été victime de cette technique. Twitter l'a secrètement placé sur une « Trends Blacklist », limitant drastiquement la portée de ses publications scientifiques ou de ses opinions, sans supprimer son compte ni le prévenir. Sans la révélation des Twitters files, cette information serait restée dans le domaine du complotisme.

Le DSA européen s'attaque frontalement à cette pratique via l'obligation de notification motivée. C'est le coup de grâce porté au principe même du *shadow ban.* Le DSA impose aux plateformes que toute restriction de visibilité (ce que le texte appelle la « rétrogradation de contenu » ou la « limitation de la visibilité ») doit être **immédiatement notifiée à l'utilisateur concerné**. Cette notification ne peut pas être un message automatique vague. La plateforme doit fournir une « déclaration de motifs » claire qui précise :

- La nature exacte de la restriction,
- Les faits précis reprochés.
- Si la décision a été prise par une IA ou par un humain.
- La règle précise des Conditions Générales d'Utilisation qui a été enfreinte.

Ce n'est pas un hasard si le DSA est frontalement attaqué par les USA.

La Quadrature du Net (95), quant à elle, parle de « *censure par enterrement* ».

Après avoir élaboré des techniques d'extraction des données et de revente des données, comme une simple matière brute, d'après certains auteurs, notamment Shoshanna Zuboff[126] (96), la capacité à faire de la publicité ciblée rendrait possible une programmation inconsciente avec une activation comportementale liée à la connaissance des réactions émotionnelles et endocriniennes (97).

La manipulation des masses est le fruit de décisions humaines. En effet, la propagande des masses semble avoir été conceptualisée et créée par Edward Bernays (91). Sans réseaux sociaux, ce dernier a élaboré des stratégies de communication qui ont permis un retournement de l'opinion américaine en 1917, et ce sans utilisation d'outils numériques et d'intelligence artificielle, passant d'une opinion publique pacifiste à une opinion belliciste.

Déjà aujourd'hui, les fabricants de gouttières orthodontiques ciblent des populations particulières, grâce à la puissance d'analyse algorithmique des réseaux sociaux. Dès lors que ces intelligences artificielles ont identifié qu'un utilisateur serait une proie potentielle, cette dernière se retrouve littéralement inondée de sollicitation. À titre d'exemple, du fait de nos recherches et de mon activité professionnelle, je suis la cible de centaines de réclames toutes les semaines pour des néocentres de santé, des fabricants d'aligneurs, des coaches dentaires entre autres choses.

Si ces outils intègrent les données de santé des citoyens, organisé par un système économique dont le credo est le néolibéralisme, le pouvoir de contrôle pourrait devenir insurmontable pour un citoyen en cas de dérive autoritaire. Les outils sont prêts. En participant à ce modèle, les professionnels de santé pourraient bien devenir en quelque sorte des nervis involontaires et inconscients...

L'utilisation des intelligences artificielles dans un état totalitaire est différente car il ne s'agit pas de manipuler l'opinion mais de contrôler les individus, ce qui n'est pas le cas dans un pays dit démocratique.

Les intelligences artificielles ont une capacité de surveillance et de contrôle sans précédent qui favorise les régimes autoritaires. Elles transforment des données brutes en profils comportementaux, permettant de prédire et influencer les décisions individuelles. En France, cette asymétrie d'information rend le citoyen de plus en plus transparent, les puissances de plus en plus opaques. Le renforcement du secret des affaires avec l'interdiction de publier l'identité des actionnaires des entreprises afin de protéger leur vie privée prend ainsi un sens particulier lorsque le secret médical est en voie de disparition. Le droit au

---

[126] Shoshana Zuboff (1951-présent), nationalité américaine, est une psychosociologue et professeure émérite à Harvard, pionnière de la critique de l'économie numérique. Elle est mondialement connue pour avoir théorisé le « capitalisme de surveillance », un nouveau régime économique où les données comportementales humaines sont extraites gratuitement pour être transformées en produits de prédiction.

respect de sa vie privée est pris en compte lorsqu'il s'agit de protéger les propriétaires d'actions mais ce droit à la vie privée disparaît lorsqu'il s'agit de la santé des citoyens... Contrairement aux démocraties, où l'accès aux données personnelles est freiné (sans être arrêté) par des freins juridiques et éthiques, un régime autoritaire peut mobiliser les intelligences artificielles sans contrainte, en combinant surveillance biométrique, censure algorithmique et propagande personnalisée. Le risque central : une dictature numérique stable, durable, car anticipant et neutralisant toute dissidence avant qu'elle n'émerge.

Les intelligences artificielles pourraient néanmoins renforcer les démocraties, à condition que l'accès aux données et aux algorithmes soit soumis à transparence, contrôle public et régulation. Dans ce cadre, les intelligences artificielles deviennent un outil d'aide à la décision collective, de rationalisation de politiques publiques, et de participation citoyenne élargie. Elle peut détecter la corruption, anticiper des crises sanitaires, organiser efficacement des ressources et partager la connaissance scientifique.

Cela exige un équilibre subtil et délicat : partage des données sans surveillance coercitive, puissance computationnelle sans centralisation autoritaire, et garde-fous juridiques et morales empêchant le monopole de l'information par l'État (le *pouvoir*) ou les *puissances* d'argent.

Sans confiance, nulle démocratie.

La manipulation des masses augmentée par les intelligences artificielles entraîne un risque démocratique essentiel.

Les intelligences artificielles rompent la confiance naturelle entre humains. Qui pourra bientôt dire si une image, une vidéo, un texte, un reportage, auront été réalisés par des humains ?

Les avatars numériques

« Des vidéos circulent sur Internet usurpant mon image, ma voix et mon identité. Ces deepfakes me mettent en scène en blouse blanche (avec mon nom brodé sur la poche), assis dans un bureau "médical" (qui n'a bien sûr aucune existence réelle) et me font émettre des propos plus ou moins ésotériques sur l'effet de certains aliments, certains nutriments ou certains comportements sur la santé, notamment osseuse et cérébrale des sujets âgés... »

Pr Serge Hercberg, père du Nutriscore

Les avatars numériques sont des représentations graphiques d'une personne, d'une entreprise, de plus en plus créées à l'aide d'algorithmes et de réalité virtuelle. La représentation de chaque personne sur les médias sociaux est un avatar. Ils peuvent aussi être utilisés à des fins diverses, notamment pour les jeux vidéo, les interactions sociales en ligne, les simulations d'apprentissage, les représentations de personnages dans des films et des publicités, et même pour des assistants personnels virtuels.

Demain, le professionnel n'aura plus besoin de se faire "tirer le portrait" pour s'afficher en haute résolution aux quatre coins du globe. L'heure est à la mitose numérique : grâce à d'astucieux "médecins artificiels", nos doubles de synthèse s'apprêtent à coloniser les écrans sans que nous ayons à lever le petit doigt, ni même à ajuster notre col devant l'objectif. C'est l'avènement du don d'ubiquité sans les frais de déplacement, où l'on décline son identité en une infinité de clones de pixels.

L'usurpation de l'identité de médecins connus commence. Une nouvelle frontière du cybercrime a été franchie avec l'apparition de vidéos truquées par intelligence artificielle, mettant en scène des figures médicales de premier plan. Le professeur Serge Hercberg, père du Nutri-Score, ainsi que plusieurs médecins habitués des plateaux de télévision, ont vu leur image et leur voix piratées à leur insu. Si le préjudice moral est immense pour ces professionnels brutalement dépossédés de leur identité, les conséquences collectives s'avèrent bien plus alarmantes. En propageant de faux conseils de santé avec l'autorité factice de la science, ces clones numériques ne se contentent pas de tromper le public : ils prescrivent des remèdes inutiles, basculent dans le charlatanisme et font peser un danger immédiat sur la vie des patients qui s'y fient.

Toutefois, ce miroir de silicium comporte de singulières zones d'ombre. Car si l'intelligence artificielle sait cloner nos sourires avec brio, certains esprits mal tournés s'en servent pour nous mettre à nu — au sens le plus littéral et le moins noble du terme. Le professionnel de santé ne pourra plus contrôler ce qui sera fait de son image, que ce soit par son employeur, ses fournisseurs ou même tout tiers, avec plus ou moins de malveillance. Derrière cette prouesse technique se cache un effeuillage numérique non consenti, nous rappelant que si le progrès nous offre un second visage, il serait fâcheux qu'il nous fasse, par la même occasion, perdre la face (et le reste). Déjà des professionnels signent des conditions générales de ventes[127] dans lesquelles ils donnent des autorisations de réutilisation de leur travail et de leurs données numériques à des fins commerciales : « *Vous nous autorisez à utiliser le nom et le logo de votre entreprise comme référence à des fins marketing et promotionnelles, ainsi que dans notre portfolio, sur notre site web, nos réseaux sociaux et autres communications publiques ou privées.* ».

Avec le développement des outils numériques de production de vidéos et d'image, rendus de plus en plus accessibles et peu onéreux, il pourra être bientôt possible de réaliser des publications automatiques *ad nauseam*. Toute régulation sera vaine devant la quantité produite.

Dans le cadre de la réclame, l'utilisation d'images sexualisées de la femme, son avatar, est un outil particulièrement puissant (98). Associée avec l'analyse comportementale des utilisateurs, ces avatars pourront être davantage personnalisés et répondre aux affects et aux désirs de l'individu et non plus de groupes.

Par ailleurs, étant donné mes expériences para-professionnelles, l'image idéale créée par les professionnels de santé ou leurs employeurs sur les médias sociaux est très souvent une illusion ; la notation et les systèmes de classements et de satisfaction sont biaisés et n'intègrent pas les sanctions disciplinaires ou judiciaires. Dit autrement, une note Google porte plus atteinte à la réputation d'un professionnel qu'une faute déontologique morale, dûment établie après un procès équitable par les instances disciplinaires (99). Un professionnel de santé, récemment condamné à 6 mois d'interdiction d'exercice pour violations répétées du consentement de patient vulnérables, peut ainsi se présenter (et vendre) des formations sur la communication professionnelle et les pratiques professionnelles. Nulle illégalité. Son avatar est, de fait, très vertueux. Un autre, condamné plusieurs fois pour escroquerie aux assurances et mutilations, peut créer un avatar idéal qui a obtenu une image positive de la part de la profession et de l'industrie, servant de référence à de nombreux praticiens.

Et cela marche ! Notamment par l'utilisation du biais de Halo et la facilité de plus en plus croissante de produire du contenu audiovisuel de manière automatique.

Le système de récompense est un *piège-à-clic* par conception, le réel est distordu. Par essence, les publications sont déloyales parce que biaisées. L'utilisation de la photographie numérique, analysée comme étant une « *force néolibérale* » (100) permet de renforcer cet effet de halo, un biais cognitif bien connu. L'effet de halo se produit quand la perception d'une personne ou d'un groupe est influencée par l'opinion que l'on a préalablement pour l'une de ses caractéristiques. Par exemple, un conférencier qui produit de belles photogra-

[127] https://trust.smilecloud.com/legal/general-terms-of-service

phies cliniques sera perçu à priori comme un professionnel compétant. Un professionnel de santé qui sélectionne ses cas cliniques réussis sur les médias sociaux sera identifié comme performant.

Du fait de notre expérience ordinale et en expertise judiciaire, nous pouvons affirmer qu'il n'y a aucun lien entre les publications sur les médias sociaux et la compétence des professionnels de santé qui publient. Mais cette réalité de premier ordre est secondaire face à la puissance des images et à la validation sociale et professionnelle de ces publications.

Ces avatars numériques, s'ils sont réels, ne sont même pas un pâle reflet de la réalité. Ils permettent de faire croire, manipuler. Le fait que le monde numérique et l'industrie soutiennent et favorisent ces avatars constitue, de notre point de vue, une pièce essentielle dans la manipulation des professionnels de santé. Il convient de rappeler qu'en théorie, ces derniers devraient déclarer leurs liens d'intérêts dès lors qu'ils utilisent un support numérique selon l'article L4113-13 du code de la santé publique. Si ces déclarations sont rarement publiées dans les articles scientifiques ou les conférences, elles ne sont jamais au grand jamais présentes sur les publications des avatars des professionnels de santé, sans parler de leurs employeurs tels les centres de santé ou les commanditaires comme l'industrie dentaire.

Des professionnels de santé multi-condamnés pour escroquerie ou maltraitance envers des patients peuvent aisément se refaire une virginité numérique.

Dans une société humaine, ce qui dirige n'est pas le réel, mais ce qui est cru, même si ce réel s'impose toujours à terme.

Mais à quel prix...

Deux exemples pratiques peuvent illustrer le propos concernant les avatars.

Le premier exemple concerne la réputation numérique proposée par Google via l'espace GoogleMyBusiness GMB et son système de notation. Cette entreprise privée ouvre, sans recueillir le consentement des dentistes, une fiche au sein de laquelle il est possible de noter le professionnel de santé ou l'établissement selon une échelle de 1 à 5 étoiles en laissant un avis public.

Si tout le monde peut consulter ces avis, seuls des utilisateurs de Google peuvent les rédiger ; sans compte Gmail, il n'est pas possible de rédiger un avis. Encourager un patient à déposer un « avis Google » revient à lui demander d'ouvrir un compte Google (s'il n'en a pas) et ainsi de contracter avec cette société marchande, ce qui favorise son développement. Le professionnel de santé ne semble pas en général avoir conscience de cette évidence manifeste. Ils sont, avec les régulateurs, comme des lapins pris dans des phares, éblouis. Selon le biologiste Henri Laborit, une relation comporte deux aspects : une *information circulante* et une *information structurante*. La nature de la relation entre le patient, le professionnel et Google est marchande par définition et nous semble être contraire à de nombreuses dispositions éthiques[128]. Malgré ces défauts, cette fonctionnalité est dorénavant intégrée dans l'écosystème de santé et « *un avis Google porte davantage préjudice à un praticien qu'une sanction morale disciplinaire* » (101). Irrités et dans un *esprit d'abandon*, les professionnels de santé ont intégré ces outils commerciaux, souvent en violant le code de la santé publique[129]. Cela pose la question de l'impact d'un code réglementaire national (instrument du *pouvoir*) face à une *puissance* d'argent, soutenue par un *pouvoir* extraterritorial dans le quotidien d'un dentiste et des ~~clients~~ patients…

Je ne suis pas naïf : que peuvent faire quelques professionnels de santé français contre la puissance de Google® sans un soutien politique, sociétal et citoyen…

L'image numérique du praticien sur sa fiche GMB et sa notation est sans aucun rapport avec la qualité des soins. Il s'agit bel et bien d'un avatar dont les déterminants sont les règles imposées par Alphabet (maison mère de Google). Néanmoins, la possibilité de critiquer les professionnels permet également de dénoncer certaines pratiques. Il constitue un contre-pouvoir pour les patients contre les professionnels de santé, même si cela leur est désagréable. Il est intéressant de constater que ce contre-pouvoir a été mis en place par une puissance technologique hégémonique, peu enclin à sa propre transparence, qui fait ainsi preuve d'un certain cynisme.

Pis, Google a mis en ligne un outil IA (non disponible en France actuellement, mais nul doute que ce n'est qu'une question de temps) qui va accentuer son pouvoir de référencement et rendre les professionnels de santé et les patients encore plus captifs et soumis.

Le second exemple est plus commun ; la présentation de plus en plus professionnalisée est codifiée de la communication sur les médias sociaux tels Facebook, Instagram et TikTok de la part de professionnels de santé ou de centres de santé met en avant des avatars élogieux qui ne sont que rarement le reflet d'une réalité. Si le code de déontologie et la récente loi sur les influenceurs sont précis et sensés limiter les dérives, leur application réelle est anecdotique tant le rapport bénéfice/risque est en faveur des contrevenants. Le nombre de personnes qui sont en même temps créateurs de contenus et professionnels de santé explose et leur contrôle éthique est théorique et accessoire. Pour pouvoir bénéficier d'une forte audience, ces professionnels de santé sont tenus de respecter non seulement les conditions générales d'utilisation mais aussi les codes des médias sociaux, dont certains sont en

[128] Je précise utiliser de nombreuses applications Google et avoir été contraint de prendre le contrôle de la page GMB que Google a ouvert sans mon consentement. Je suis en pleine contradiction entre ce que j'ai écrit et ce que j'ai fait sur ce point. Les professionnels de santé sont en pleine injonction paradoxale.

[129] Trois exemples : demander de déposer un avis sur la plateforme GMB est par nature une promotion d'un tiers (en l'occurrence Google) ; donner des réponses de nature médicales à un commentaire d'un patient pourrait être une violation du secret médical ; et enfin solliciter des avis est une démarche commerciale.

contradiction avec le code de la santé publique, notamment l'absence de publicité pour un tiers (102).

Le simple fait de mettre en avant telle ou telle plateforme constitue *par nature* et dans les faits une réclame pour cette plateforme qui favorise son développement…

Cela étant, l'utilisation des médias sociaux est devenue, par la force, indispensable pour communiquer. Exister dans un monde numérique dont la finalité est la vente d'espaces publicitaires et la captation de données personnelles alors qu'on est un professionnel de santé tenue au respect de l'éthique (qui est contradictoire sur les deux finalités suscitées) est difficile.

La déontologie doit, selon cette analyse, devenir une valeur dans le marché, bien que cela freine le développement et la visibilité des professionnels de santé créateurs de contenu.

C'est le prix à payer pour la crédibilité et l'intégrité.

En 2023, j'avais tenté d'alerter la profession sur ce thème par des conférences[130] mais le réel est cruel : pour quelques conférences éparses, je fus écrasé par la masse d'information.

La classification de l'humain

> *« Est regardé comme juif, pour l'application de la présente loi, toute personne issue de trois grands-parents de race juive ou de deux grands-parents de la même race, si son conjoint lui-même est juif. »*

Article 1, Loi du 3 octobre 1940 portant sur le statut des juifs, État français

"Who's Hotter ? Click to Choose"

Mark Zuckerberg, 2003

Il est dorénavant possible de classer à grande échelle les humains, avec une efficacité sans précédent. Un tel niveau de connaissance des caractéristiques des individus et des groupes permettrait à un pouvoir (public ou privé) un contrôle inédit des populations dans l'histoire de l'humanité.

Pour mémoire, Facebook® trouve sa philosophie dans le classement de filles d'un campus américain suivant un algorithme imaginé par un certain Mark Zuckerbek[131] (72) dont il avait ~~piraté~~ récupéré les photographies. Facebook s'appelait alors *Facemash*.

---

[130] Dont le titre était : « Key Opinion Leader et influenceurs dentaires : entre la nécessaire information et l'aliénation aux puissances techno-industrielles »

[131] Mark Zuckerberg (1984-présent), nationalité américaine, est le cofondateur et PDG de Meta (anciennement Facebook), figure emblématique de la révolution des réseaux sociaux. Il a transformé la communication mondiale en créant une plateforme de données massive, avant de pivoter vers le développement du Métavers et de l'intelligence artificielle en libre accès

Le big data, dont la récolte et l'analyse à grande échelle ne sont rendues viables que par l'IA, va permettre une connaissance particulièrement fine des citoyens. Dans un état démocratique de droit, cette connaissance peut avoir des effets bénéfiques, permettant d'affiner la recherche et d'éclairer les décideurs, mais dans un état non démocratique, par exemple illibéral, théocratique ou autoritaire, cela permet d'accroître la force du *pouvoir* et/ou des *puissances* sur les citoyens.

Ces considérations peuvent sembler de peu de rapport avec le sujet de la santé. Et pourtant. Le rapport nous semble direct, essentiel : avec la possibilité de collecter d'immenses données de santé, il va être très facile de classer les humains selon leur état de santé ou leurs caractéristiques biologiques, ce qui permet, si les idées politiques le veulent, de recréer des « *races* » ou des « *espèces* », ou de permettre la discrimination voire des apartheids si on n'y prend pas garde. Le contrôle éthique et politique devrait être ainsi renforcé car il n'existe aucune difficulté technique.

Le danger est immense et les contre-pouvoirs doivent être à la hauteur (cf. chapitres suivants).

Le pouvoir

> *« Le pouvoir exige des corps tristes. Le pouvoir a besoin de tristesse parce qu'il peut la dominer. La joie, par conséquent, est résistance, parce qu'elle n'abandonne pas. La joie en tant que puissance de vie, nous emmène dans des endroits où la tristesse ne nous mènerait jamais. »*
>
> Gilles Deleuze

L'invention de la radio n'est pas la cause de l'épuration ethnique des Tutsis par les Hutus malgré le fait que Radio Rwanda diffusait des messages de haine contre les « *cafards* ». L'invention du cinéma n'était pas la cause de la propagande nazie par Joseph Goebbels[132]. Bien que facilitateurs, ces outils ne pouvaient pas eux-mêmes fonctionner en autonomie et la diffusion de la haine nécessitait des moyens humains importants. Les intelligences artificielles génératives changent cette donne car elles sont capables, si on leur demande, de générer elles-mêmes un nombre quasi-illimité de messages d'information, en ciblant par ailleurs spécifiquement des individus ou des groupes d'individus. Il est intéressant de noter que ces campagnes sont invisibles pour ceux qui ne sont pas ciblés.

132 Joseph Goebbels (1897-1945), nationalité allemande, fut le ministre de l'Éducation du peuple et de la Propagande du Troisième Reich. Orateur fanatique, il a industrialisé la manipulation des masses par le contrôle total des médias, du cinéma et de la radio, érigeant le culte du chef en pilier du régime nazi.

Alors que les messages radio, télévisuels ou cinématographiques ciblaient une population générale, avec les outils de ciblages, il est possible de surcharger de messages de haine une catégorie spécifique de la population, tout en restant relativement caché au regard des tiers, y compris les populations ou les partis qui font l'objet de ces campagnes. Organiser des campagnes de haine n'est pas nouveau (par exemple la funeste radio des mille collines qui fut un vecteur important du « hutu power » pour appeler au massacre des Tutsi au Rwanda en 1994). Mais toute la population (y compris les Tutsi) pouvait écouter la propagande. Avec le ciblage discret permis par les plateformes numériques et les intelligences artificielles, il serait plus difficile de prendre la mesure de l'ampleur de telles campagnes.

Toutes ces évolutions ont créé de nouvelles opportunités et possibilités bénéfiques. Il appartient (à qui ?) de décider comment. Mais les réseaux sociaux, les plateformes et l'IA ne fonctionnent pas DU TOUT comme un outil. Par exemple, selon Amnesty International[133] dans son rapport « *the social atrocity* » (103), Facebook a joué un grand rôle dans l'épuration ethnique des Rohingyas. Facebook n'a pas créé la haine mais l'a facilité.

On pourrait estimer qu'après tout, les plateformes ne sont pas responsables de ce que les utilisateurs en font. Mais cela passe sous silence l'influence des algorithmes et de l'alignement. Certaines intelligences artificielles et algorithmes décident par eux-mêmes de promouvoir telle ou telle information car elles ont été conçues le faire. L'algorithme de Facebook en 2017 pouvait décider de lui-même de propager les théories les plus abjectes et incendiaires parce qu'elle permet de maximiser l'engagement des utilisateurs. La question de la finalité du système se pose alors et fait écho à « *l'horreur existentielle de l'usine de trombone* » (104) inspiré de la théorie des *superintelligences instrumentales* de Nick Bostrom[134]. Une finalité mal régulée amène à une catastrophe, même sans intention malveillante. Dans cette théorie, tuer n'est pas l'objectif et est même accessoire. Une version moderne de l'adage « *l'enfer est pavé de bonnes intentions.* ».

La finalité du système peut être, en partie, analysée selon les objectifs politiques affichés, avec par exemple les récentes réformes nord-américaines. Le décret présidentiel américain n°14179 de janvier 2025 (105) intitulé « *Supprimer les obstacles au leadership américain dans le domaine de l'intelligence artificielle* » de Donald Trump a pris la place du décret n°14110 d'octobre 2023 (106) intitulé « *Décret sur le développement et l'utilisation*

---

[133] Amnesty International (fondée en 1961), organisation non gouvernementale internationale, est le leader mondial de la défense des droits humains. Elle utilise des enquêtes de terrain et des campagnes de pression pour dénoncer les atteintes aux libertés, luttant notamment pour l'abolition de la torture, de la peine de mort et pour la libération des prisonniers d'opinion.

[134] Nick Bostrom (1973-présent), philosophe à Oxford, est une figure clé du transhumanisme et des risques existentiels. Il est célèbre pour son livre *Superintelligence*, alertant sur les dangers d'une IA mal alignée, et pour son hypothèse de la simulation informatique de notre réalité.

sûrs, sécurisés et fiables de l'intelligence artificielle ». Le changement des intitulés est clair. L'intelligence artificielle est considérée comme instrument de pouvoir.

Le plan d'action (75) qui s'ensuit promeut une accélération de l'innovation, un « *renforcement de l'infrastructure de l'IA pour le leadership géopolitique et la protection contre les menaces extérieures* » en « *garantissant que les États-Unis façonnent les normes internationales* ». « *L'administration Trump souhaite garantir que les avancées en matière d'IA servent les intérêts des États-Unis et de leurs alliés, reflètent les priorités et les valeurs de l'administration,* »

En Europe, depuis l'IA ACT, les IA de manipulation ou de crédit social sont interdites, tout comme l'exploitation des vulnérabilités telles que la race, opinions politiques, appartenance syndicale, croyances religieuses ou philosophiques, vie sexuelle ou orientation sexuelle. Il est à noter que la police bénéficie de dérogations.

La numérisation n'est pas une simple évolution de moyens mais un véritable changement anthropologique. L'intelligence artificielle et le pouvoir sont étroitement liés, car le numérique, au-delà de changer la société, est utilisé pour accroître la puissance d'une entreprise et/ou le pouvoir d'un État.

Certains auteurs (44) parlent de « *datacratie* », source d'exclusion (45) sociale, économique et institutionnelle. Celui qui contrôlera les données aura un pouvoir important, y compris d'exclure des citoyens de la *e-société*. Le terme « *datacratie* » est explicitement une référence au pouvoir par son étymologie (*data,* la donnée et *kratos,* le pouvoir). Il est loisible de se risquer à penser que la datacratie pourrait remplacer la bureaucratie, ou du moins la renforcer.

L'exclusion numérique a été évaluée par le CREDOC[135] à 32 % des Français. ROUET affirme que : *« Prenons le cas de l'e-administration, où la transition numérique à marche forcée a généré à bien des égards de nouvelles inégalités* » (46).

Concernant les médecines, Michel Foucault rappelle (47) qu'en garantissant les mêmes possibilités d'accès aux soins sans contrepartie de revenus, le système de santé se convertit en un instrument de la socialisation des individus. Il affirme des professionnels de santé que *« ces professionnels se rendent compte chaque jour davantage qu'ils sont devenus les intermédiaires quasi automatiques entre l'industrie pharmaceutique et la demande du client, c'est-à-dire de simple distributeur de médicaments et de médication* » dans un recueil posthume « *Crise de la médecine ou crise de l'antimédecine ?* ». Si le trait paru alors exagéré, il semble qu'il avait vu juste. Dans cette conférence de 1974, Foucault développe sa thèse majeure sur le biopouvoir et la médicalisation généralisée de la société.

[135] Crédoc, enquête « Conditions de vie et aspirations », juin 2016.

Il y explique que la médecine moderne s'est déconnectée de sa fonction purement curative pour devenir un outil de gestion politique et économique des corps. Le financement socialisé de la santé (via la Sécurité sociale) a créé, selon lui, un marché gigantesque pour l'industrie pharmaceutique, transformant la relation thérapeutique en une simple opération de consommation de masse où le praticien sert de rouage de distribution.

Il n'en demeure pas moins que ce principe pourrait être étendu sans crainte aux outils algorithmiques en progression exponentielle ; en effet le corps médical devient une courroie de transmission de recueil de données entre le patient et l'industrie, non pas uniquement pharmaceutique mais également numérique.

Le ministère de l'Économie publique (48) affirme que « *l'accès et le partage des données de santé sont indispensables au développement de solutions numériques efficaces* ». Le Président de la République française assimile même les données médicales de la population détenue par le système de santé à une « *base de données d'une richesse exceptionnelle* » qu'il faut « *valoriser* » (49). Le « *solutionnisme technologique* » (50), appuyé par des dépenses de lobbying immensément conséquentes (51), peut séduire le pouvoir politique. Ce déterminisme enchanté dissimule le pouvoir et met fin à tout débat public libre et éclairé, à toute critique et à tout rejet, jusqu'à user d'outils rhétoriques caricaturaux tel le Président de la République réduisant la critique à la promotion du « *modèle amish* » (52), usant de la technique rhétorique du faux dilemme.

C'est ainsi que des abominations éthiques peuvent être écrites par le pouvoir politique, à l'instar du rapport de la commission de l'intelligence artificielle du pouvoir exécutif : *« IA : notre ambition pour la France »* en mars 2024 (Gouvernement français, 2024 53) : « *Enfin, pour concevoir l'avenir de l'IA, il est indispensable de libérer les chercheurs des contraintes administratives, nous recommandons d'assumer le principe d'une « exception IA » dans la recherche publique sous la forme d'une expérimentation, ce principe vise un objectif de « zéro entrave pour les chercheurs* » ». La régulation, le rétrocontrôle ne seraient donc que des obstacles à supprimer. Quoiqu'on en pense, il est indispensable d'entraver, éthiquement notamment, les possibilités de recherche... Une liberté totale, absolue, ne saurait être tolérée dans un monde civilisé et dans un état de droit. Après tout, pourquoi *entraver* la recherche sur les vivisections d'enfants ? Pourquoi *entraver* la recherche sur les manipulations génétiques des virus ? Pourquoi *entraver* la recherche en sciences cognitives afin de manipuler et de contrôler une population ? Cela peut paraître exagéré mais c'est cela que signifie « *zéro entrave pour les chercheurs* ». Dans cet imaginaire, le *raisonnable* devient le *réseaunable* : on ne se limite plus à la *raison* mais au *réseau*. En ce qui concerne la santé, les trois axes *princeps* de ce rapport concernant la santé sont un transfert de souveraineté au niveau européen et une libéralisation du marché de la donnée de santé[136] et enfin une facilitation de l'innovation en faisant évoluer l'approche de la donnée personnelle.

Éric Sadin affirme (54) quant à lui qu'« *une des visées majeures de l'industrie du numérique consiste à faire main basse sur le domaine de la santé, envisagé, avec ceux de la voiture autonome, de la maison connectée et de l'éducation ; comme les plus décisifs et pour lesquels elle entend se doter de tous les moyens nécessaires afin d'asseoir, à terme, une domination sans partage.* »

Le fait est que l'intelligence artificielle, au-delà des véritables et sous-évalués miracles quotidiens qu'elle apporte et auxquels nous sommes habitués, est un enjeu majeur de géopolitique où les considérations de secret médical, de liberté individuelle, de bien commun ou d'indépendance professionnelle semblent bien accessoires.

L'État plateforme

« Avez-vous le laissez-passer A38 ?

Uderzo et Goscinny, *Les 12 travaux d'Astérix*, 1976

« Le bureau des renseignements ?
– Sais pas. Adressez-vous aux renseignements, ils vous renseigneront ».

Uderzo et Goscinny, *Astérix légionnaire*, 1966

La France, dans sa « *doctrine du Numérique en santé* » (107), a clairement et sans aucune équivoque choisi la voie de l'État-plateforme pour numériser le monde de la santé. Dans son article fondateur *« Governement as a plateform »* (108), Tim O'Reilly[137] explore comment les technologies et les plateformes numériques transforment les gouvernements et les relations entre les citoyens et l'État et propose une nouvelle définition de l'État et du citoyen.

Selon lui, les plateformes numériques ont acquis une puissance considérable en contrôlant l'accès aux données et en fournissant des services qui facilitent la vie quotidienne des gens. Ces entreprises ont développé des algorithmes sophistiqués pour traiter et analyser les données qu'elles collectent, ce qui leur permet de fournir des recommandations personnalisées, de prédire les comportements des utilisateurs et d'influencer (*nudge*) voire manipuler les décisions

---

[136] Le terme « secret médical » n'existe pas dans le rapport.

[137] Tim O'Reilly (1954-présent), fondateur d'O'Reilly Media, est le visionnaire qui a popularisé les concepts de Web 2.0 et d'Open Source. Il théorise aujourd'hui le « Gouvernement en tant que plateforme » et milite pour une technologie qui crée de la valeur sociale plutôt que de simplement l'extraire.

des consommateurs et des citoyens. Richard Thaler[138] et Cass Sunstein[139] (109) Alessandro Acquisiti[140] (110) ou encore Albert Moukheiber (80) rappellent que la manipulation (ou sa version allégée) qu'est le *nudge* n'est pas par principe une difficulté : « *Influencer le choix de quelqu'un sans qu'il en soit conscient (mais sans lui porter préjudice) peut donc aller dans le sens de l'intérêt général.* » Il convient de toujours poser la question de la finalité et des moyens, selon les concepts de Jean-Louis Lemoigne.

L'État doit, selon Tim O'Reilly, également adopter des pratiques de plateforme pour améliorer son efficacité envers les citoyens. En organisant une sous-traitance systémique, l'État se transforme lentement mais sûrement en Startup, en adéquation avec la volonté présidentielle de M. Emmanuel Macron (la « *Startup nation* » dont le terme lui est attribué mais dont il n'a pas la paternité). Cette dernière semble revenir à Dan Senor[141] et Saul Singer[142] avec leur ouvrage *Start-up Nation : The Story of Israel's Economic Miracle* publié en 2009. En 2017, lors du salon Vivatech, M. Emmanuel Macron[143] déclara : « *Je veux que la France soit une Startup Nation. Une nation qui travaille avec et pour les start-ups, mais aussi une nation qui se pense et se meut comme une start-up.* ».

Si Henri Verdier a participé à l'introduction de cette idéologie en France (111), elle a diffusé dans les milieux politiques notamment par Emmanuel Macron (112). Plusieurs auteurs, comme Jacques Chevallier[144] (113),

---

[138] Richard Thaler (1945-présent), prix Nobel d'économie, est le père de la théorie du « Nudge », qui utilise les biais cognitifs pour orienter les comportements sans contrainte. Ses travaux sur la comptabilité mentale ont révolutionné l'économie en prouvant que les décisions humaines sont prévisibles mais souvent irrationnelles.

[139] Cass Sunstein (1954-présent), juriste à Harvard, est le co-auteur de *Nudge* et théoricien du paternalisme libéral, visant à orienter les choix des citoyens sans les contraindre. Architecte de régulations sous l'administration Obama, il alerte également sur les « chambres d'écho » numériques qui fragmentent le débat démocratique.

[140] Alessandro Acquisti (1971-présent), professeur à Carnegie Mellon, est le pionnier de l'économie de la vie privée et du « paradoxe de la vie privée ». Ses recherches démontrent comment les biais cognitifs et l'asymétrie d'information nous poussent à divulguer nos données personnelles, malgré nos intentions déclarées de les protéger.

[141] Dan Senor (1970-présent), analyste politique et conseiller américain, est le co-auteur du best-seller mondial "Start-up Nation". À travers cet ouvrage, il a théorisé comment la culture du questionnement, l'absence de hiérarchie et l'expérience militaire ont permis à Israël de devenir un centre mondial de l'innovation technologique

[142] aul Singer (1961-présent) est un écrivain et journaliste co-auteur du best-seller "Start-up Nation", analysant le succès technologique d'Israël. Il explore comment la culture de l'audace (*Chutzpah*) et l'organisation sociale favorisent l'innovation face aux défis mondiaux.

[143] Emmanuel Macron (1977-présent), nationalité française, est le 25e président de la République française et coprince d'Andorre. Ancien inspecteur des finances et banquier d'affaires, il a fondé le mouvement En Marche ! pour porter une ligne politique « et de droite, et de gauche », axée sur le libéralisme économique et un pro-européanisme convaincu.

[144] Jacques Chevallier (1943-présent) est un juriste de référence, principal théoricien de la science administrative et de l'« État post-moderne ». Ses travaux analysent la mutation de la

analysent les conséquences sur les principes du service public, sur les usagers (114) et concrètes (115).

La transposition de l'État plateforme dans la santé se concrétise dans le rapport de Cédric Villani (57), dans lequel il appelle « *à la mise en place de systèmes adaptés aux usages liés à l'IA visant à plateformiser le domaine* ».

Les décideurs publics et acteurs économiques voient dans les plateformes et l'intelligence artificielle en santé un moteur de croissance, dans le cadre d'une course concurrentielle géopolitique globale. Ainsi pour le président de la République (52), « *Il faut aller beaucoup plus loin. (...) Et plus on arrive justement à continuer à innover, à continuer à financer la croissance, à attaquer le marché français, le marché européen et le marché mondial, plus on crée des emplois sur notre territoire aussi.* »

Ce rôle est dévolu au marché qui est organisé par l'État et dont les acteurs privés sont laissés libres dans un cadre défini : à titre d'exemple, la Cour des comptes a rappelé aux Unions Régionales des Professionnels de Santé, créées en 2009 par la loi HPST et financées par les professionnels de santé libéraux que ces derniers ne peuvent développer leurs propres solutions numériques : « *Le rôle d'opérateur du développement numérique joué par certaines URPS n'apparaît pas en ligne avec la conception de l'État-plateforme promue par la doctrine du numérique en santé* » (116).

Ce concept est clairement d'inspiration ordolibérale. Il permet en outre d'organiser l'irresponsabilité de l'état, en particulier du pouvoir exécutif.

L'intelligence artificielle peut être ainsi vue dans ce modèle comme *schumpéterienne*. Ce modèle économique est fondé, entre autres, sur une croissance perpétuelle basée sur la théorie de l'innovation de Joseph Schumpeter[145]. Ce dernier est également un des théoriciens de la « *destruction créatrice* » des évolutions économiques : l'innovation, rendue possible par des recherches et des investissements, détruit des pans entiers de l'économie en en créant de nouveaux.

Cette théorie ne semble être corroborée par les faits. Ainsi la publication, intitulée *Amazon, vers l'infini et Pôle emploi*, rédigée par Mounir Mahjoubi, député La République en marche (LRM) du 19e arrondissement de Paris, et ancien secrétaire d'Etat au numérique (entre 2017 et mars 2019) affirmait qu'Amazon détruisait entre 1,9 et 2,2 emplois à chaque fois qu'il en créait un.

---

puissance publique vers un modèle de régulation et de polycentrisme juridique, où l'État n'est plus la source unique de la norme.

[145] Joseph Schumpeter (1883-1950) est l'économiste ayant théorisé la « destruction créatrice », processus où l'innovation radicale périme les anciens modèles pour régénérer le capitalisme. Il place l'entrepreneur au cœur du système comme le moteur principal des cycles de croissance par ses nouvelles combinaisons productives.

L'éthique by design ; une garantie humaine putative

« On ne sort de l'ambiguïté qu'à son détriment. »

Jean-François Paul de Gondi, dit Cardinal de Retz, *Mémoires*, 1675

L'« *éthique by design* », terme repris par le ministère de la Santé (117) dans le cadre du numérique en santé, semble avoir été définie par Stéphanie L. Moore[146] en 2010 dans son libre « *Ethic by design : Strategic Thinking and Planning for Exemplary Performance, Responsible Results, and Societal Accountability* » (118). Cette approche anthropocentrée se concentre sur les intentions des concepteurs. L'idée est que si les algorithmes sont élaborés avec une finalité éthique, leur action sera éthique par définition. Il ne pourrait en être autrement puisqu'ils sont conçus ainsi, par *design.* Ce raisonnement simpliste semble pour le moins naïf et réductionniste. Il est envisageable d'avoir une finalité éthique sans en avoir dans la mise en place des moyens… la fin justifiant les moyens. Pour que cela soit réellement éthique, il est nécessaire que toutes les informations structurantes et circulantes répondent à la même éthique. Dit autrement que le *système* ait la même finalité. Or, une des finalités du système économique européen reste la croissance économique[147].

Il est à noter que la majorité des concepteurs ne sont pas des soignants mais des marchands, des industriels ou des fonctionnaires d'État, pour un certain nombre pétri de conflits d'intérêts avec l'industrie numérique. Les quelques professionnels de santé-ingénieurs soignent peu ou plus. Nous pouvons citer à titre d'exemple monsieur Cédric O[148] qui est devenu lobbyiste pour plusieurs industries numériques après avoir été secrétaire d'État chargé du numérique, ou le docteur Olivier Véran, neurologue et ancien ministre de la Santé, reconverti en lobbyiste et membre de plusieurs conseils d'administration de start-up d'aide à la prescription médicale. Concernant Cédric O, il est notable que sa première visite officielle aura été de mettre en valeur la société Doctolib en 2019. Le tutoiement fut de règle entre lui-même et Stanislas Niox-Château, le tout devant le slogan : « *créer les cabinets du futur* ». Plusieurs observateurs

[146] Stéphanie L. Moore est une juriste et professeure de droit public à l'Université Paris-Panthéon-Assas, spécialisée en science administrative au sein du CERSA. Co-auteure d'ouvrages de référence avec Jacques Chevallier, elle analyse les mutations de l'action publique et les transformations contemporaines de l'État.

[147] Article 3, alinéa 3 du Traité sur l'Union européenne : L'Union établit un marché intérieur. Elle œuvre pour le développement durable de l'Europe fondé sur une croissance économique équilibrée et sur la stabilité des prix, une économie sociale de marché hautement compétitive, qui tend au plein emploi et au progrès social, et un niveau élevé de protection et d'amélioration de la qualité de l'environnement. Elle promeut le progrès scientifique et technique.

[148] Cédric O (1982-présent) a été secrétaire d'État au Numérique, période durant laquelle il a propulsé la « French Tech » et les licornes françaises. Il est aujourd'hui cofondateur de Mistral AI, où il milite pour une souveraineté européenne à travers l'intelligence artificielle en libre accès.

d'ailleurs furent étonnés du tutoiement entre le PDG de la future licorne et le représentant de l'exécutif…

Pour mémoire, les cinq piliers de Doctolib® selon lui-même sont résumés en cinq lettres : SPAAH !

- Service : fournir un service hors du commun.
- Passion : prendre toujours du plaisir.
- Ambition : n'avoir aucune limite.
- Attaque : être déterminé, réussir par la porte ou par la fenêtre.
- Humilité : être à l'écoute et se remettre en question.

Les valeurs sont claires. Illimitisme, hédonisme et imposition du modèle. Quelles sont les « professions » qui n'ont aucune limite et qui passent par la fenêtre lorsque la porte leur est fermée ? La récente condamnation (119) par l'autorité de la concurrence pour abus de position dominante semble parfaitement cohérente, mais inutile car tardive.

Quant à Cédric O, le « *monsieur numérique* » du gouvernement de 2019 à 2022, il a cofondé Mistral AI et est membre du comité national de l'intelligence artificielle générative. Son double positionnement de lobbyiste/entrepreneur pour l'IA française et d'ancien décideur public suscite régulièrement des débats intenses sur le plan éthique, notamment autour des questions de conflits d'intérêts et de souveraineté numérique européenne face à la régulation.

Les concepteurs ne sont pas dans notre essai les ingénieurs ; il s'agit des donneurs d'ordre, des croyants ou des visionnaires et non de ceux qui codent ou créent les outils. Il est possible, toutefois, que le concepteur et l'ingénieur soient les mêmes personnes.

Comme cela est démontré par Flora Fisher[149] (120), le terme « *éthique by design* » est suffisamment ambivalent pour tout dire et ne rien dire. Il rappelle que, d'après Vilem Flusser[150] (121), le *design* peut être traduit tout à la fois par « *projet, plan, intention* » que par « *tactique, ruse* ». Cette ambivalence doit être soulignée, tout en considérant que le terme de tactique est amoral : il ne tient pas compte de la morale. En effet, user de subterfuge pour influencer une personne afin qu'elle arrête de fumer peut être moral, user de stratagème pour convaincre une personne de faire des traitements médicaux inutiles peut être immoral (quoique générateur de croissance économique...).

Les rédacteurs de la doctrine en santé assument le choix d'utiliser un terme anglo-américain et ne retiennent parmi l'ensemble des traductions possibles que le sens « « *éthique dès la conception* » (107).

---

[149] Flora Fisher (1983-présent) est une experte française en politiques d'innovation et souveraineté numérique, actuellement directrice du programme de recherche de la Fondation Abeona. Elle est reconnue pour ses analyses sur l'impact sociétal des algorithmes et la nécessité d'une gouvernance éthique de l'IA.

[150] Vilém Flusser (1920-1991), philosophe tchéquo-brésilien, est un théoricien majeur de la communication et des médias. Il a prophétisé l'avènement d'une « culture post-historique » dominée par les images techniques (photographie, informatique), où l'écriture linéaire cède la place à des codes visuels et numériques

Il est pertinent de souligner que le terme « *doctrine* » a été choisi pour parler de la politique du numérique en santé. Une « *doctrine* » est d'après l'Académie française soit un « *Ensemble des principes qui constituent le fondement d'une religion, d'une philosophie, d'une politique, d'une morale* », soit un « *Ensemble de principes et de notions portant sur une matière particulière* », soit un « *Ensemble des travaux, livres ou articles ayant pour objet d'exposer ou d'interpréter le droit, par opposition à la législation et à la jurisprudence qui le codifient ou l'appliquent à des cas concrets.* »

Une doctrine ne se discute pas.
Une doctrine ne souffre pas la contradiction.
Une doctrine ne se négocie pas.
Une doctrine n'a aucun doute.
Celui qui ne respecte pas la doctrine est excommunié.

Fidèle à la conception de la liberté d'un État-plateforme ordolibéral, le choix citoyen est libre tant que l'on reste en accord dans la doctrine. Il est à noter que l'une des ambitions de la doctrine du numérique en santé est de s'opposer à la législation et à la jurisprudence, dit autrement s'imposer par exemple au code de la santé publique en ce qu'elle a de contraire. Une des finalités de cette doctrine est de modifier l'interprétation des codes de déontologie des professions de santé : « *Tous les référentiels du CENS*[151] *ont vocation à être opposables à tous les acteurs* » (107). La création d'« *e-code de déontologie* » est ainsi programmée (122). La création de la notion de la « *e-santé* », dont les règles diffèrent des règles déontologiques, constitue en réalité une dissociation de la médecine, une sorte de métaverse, en créant une santé électronique (définition littérale de la « E-santé ») dont les règles ont pour vocation affichée et assumée de s'affranchir des règles de la santé « réelle ».

Les codes de déontologie des professions de santé sont intégrés dans le code de la santé publique. Ce code est voté par le parlement qui représente le peuple. La volonté d'imposer la doctrine du numérique en santé aux codes de déontologie revient, en toute discrétion, à renier la légitimité de la démocratie représentative. C'est un texte de l'exécutif, pas du législatif. La Doctrine a pour volonté de l'emporter sur la Loi. Rien de moins.

La jurisprudence actuelle confirme ce raisonnement : la sanction sévère du conseil de l'ordre des chirurgiens-dentistes et de syndicats professionnels par l'Autorité de la concurrence dans le cadre de ce qui a été considéré comme un appel au boycott de la plateforme commerciale Santéclair est une illustration de ce changement de paradigme et de l'irresponsabilité des plateformes (Autorité de la Concurrence 2020 123). L'IGAS (124) a pourtant démontré

---

[151] Comité de l'éthique du numérique en santé, ministère de la santé et de la prévention.

que cette plateforme a adressé des patients dans les centres Dentexia et qu'elle « *échappe à tout contrôle [...] des autorités sanitaires* », en toute irresponsabilité.

L'éthique n'a pas de valeur marchande ; elle ne semble pas numérisable ou codable ; si les outils numériques ne sont pas éthiques, leur utilisation ne le sera pas davantage sauf à croire que les professionnels puissent être indépendants des algorithmes. Sans contrôle de ces algorithmes, ou de mise en responsabilité des ingénieurs et marchands, toute la responsabilité se portera sur le dernier utilisateur (le professionnel de santé) alors même que ce dernier est non seulement un rouage du système mais ne peut contrôler les raisonnements IAs ou se référer à un tiers garant.

En termes d'éthique, les intelligences artificielles ne savent pas distinguer le vrai du faux ni mesurer les conséquences de ses décisions s'il n'y a pas un humain qui va le lui dire. C'est, entre autres choses, l'une des raisons pour lesquelles il est nécessaire de penser l'éthique et de panser l'éthique by design. Cette dernière peut être à l'amont ou à l'aval. Mettre l'éthique en amont, c'est freiner l'innovation ; les inventeurs ne savent pas toujours ce qu'ils créent mais encore moins ce qui sera fait de leurs découvertes. On peut raisonnablement penser qu'on ne peut miser sur le sens des responsabilités et la mesure des ingénieurs, surtout s'ils sont irresponsables.

Tout miser sur les utilisateurs revient à exonérer les concepteurs de toute responsabilité.

Afin de limiter les dérives, de nombreux auteurs et textes interdisent telle ou telle utilisation. Mais par définition, ce qui est interdit n'est pas empêché. Si on veut que quelque chose n'existe pas, il ne faut pas l'interdire mais l'empêcher.

Cela peut sembler contre-intuitif et pourtant. Il est interdit de conduire sans ceinture de sécurité, mais cela est possible. Cependant si le constructeur fabrique une voiture qui ne peut pas démarrer ou rouler sans que la ceinture de sécurité soit en place, il n'y a plus besoin de l'interdire car aucun conducteur ne pourra rouler sans sa ceinture de sécurité.

Seulement voilà, la question de la responsabilité va immédiatement se poser. En effet, si le conducteur ne met pas sa ceinture de sécurité alors que cette pratique est interdite, cela lui sera reproché en cas de contrôle de police. Cependant, si la voiture a roulé alors qu'elle était censée l'empêcher, ce sera le constructeur qui sera mis en responsabilité.

Peut-être est-ce une des raisons pour laquelle les ingénieurs ne veulent pas être véritablement éthiques par conception, by design, car en cas de mise en responsabilité, ils seraient à minima tenus co-responsables.

Cela étant, avec un tel modèle, la question de la responsabilité de l'individu est intimement liée à sa liberté. Un système qui ne permet pas infantilise.

Il serait injuste de limiter la Doctrine du numérique en santé à ses aspects négatifs. Comme tout texte, toute évolution, cette doctrine n'est pas noire ou blanche ; elle est grise et comporte des notions positives.

L'éthique du numérique en santé se base sur quatre principes (107) :

- « *La bienfaisance : les procédures de soins sont fournies dans l'objectif de faire du bien au patient concerné ;*
- *La non-malfaisance : les procédures de soins ne doivent pas nuire au patient concerné ;*
- *L'autonomie : les patients et les professionnels de santé doivent conserver leur autonomie de pensée, d'intention et d'action lorsqu'ils prennent des décisions ;*
- *La justice ou encore l'équité : les charges et les avantages des procédures de soins, en particulier les traitements, doivent être répartis équitablement pour être justes avec tous les acteurs concernés.* »

Les quatre grands principes de bioéthique (125) sont connus et reconnus par la communauté scientifique et médicale. Mais dans la doctrine, ils restent partiels et heurtent de front plusieurs autres grands principes médicaux : la notion d'indépendance professionnelle est remplacée par le terme d'autonomie ; les notions de responsabilité, de conflit d'intérêts et de secret médical sont absentes ; l'application de ces règles éthiques ne se concentre que sur les professionnels de santé, et non sur les ingénieurs ou les plateformes. Si l'éthique médicale est réellement définie par cette doctrine, ni l'indépendance professionnelle, ni l'absence de conflits d'intérêts ni le secret médical ne feront partie *by design* de cette éthique qui organise l'irresponsabilité, ou du moins la concentration de cette dernière sur le professionnel.

L'IA ACT, actuellement rédigé par la Commission européenne,[152] semble prendre la mesure des enjeux mais, sauf imprévu, sera une base légale favorisant le développement des outils numériques avec, selon les principes néolibéraux, probablement une auto-évaluation des algorithmes, l'organisation d'un marché de la donnée supra-étatique et un renforcement du secret des affaires au détriment du secret médical. En d'autres termes il est à craindre que la liberté de commercer l'emporte sur les libertés individuelles et les principes *sacrés*.

Si le colloque singulier, le contrat historique entre un malade et un soignant est déjà rendu obsolète par l'interposition des plateformes (101), (35) cette dernière augmente le degré de complexité et le degré d'asymétrie des pouvoirs et de l'information entre le système de santé et le patient sans que les contre-

[152] Le présent essai a été rédigé pendant la promulgation de l'IA Act. Hélas, trois fois hélas, le texte définitif, malgré de réelles avancées éthiques, semble confirmer l'hypothèse. https://www.laquadrature.net/2024/05/22/le-reglement-ia-adopte-la-fuite-en-avant-techno-solutionniste-peut-se-poursuivre/

pouvoirs ne soient renforcés. Si d'après Éric SADIN « *L'écran s'érige comme l'instant d'interférence majeure dans les relations* » (126), il est à craindre que « *l'intermédiation des plateformes algorithmiques* » aggrave cette distanciation, comme le démontre Sylvie Ratier (35).

Aucune obligation de transparence des algorithmes et des intelligences artificielles n'est imposée, ce qui rend toute régulation pour le moins hasardeuse, sinon complexe, voire illusoire. D'aucuns pourront y voir une forme de cynisme ou « *d'esprit d'abandon* ». En ce qui nous concerne, sans les prérequis suscités, nous pourrions être devant une sorte *d'ethic-washing.*

Des personnalités, comme Edward Snowden[153] [154], ont pris publiquement position contre le *Health Data Hub* français : « *Il semble que le gouvernement français capitulera face au cartel du Cloud et fournira les informations médicales du pays directement à Microsoft. Pourquoi ? C'est juste plus simple.* »

Certains auteurs estiment qu'avec ce travail sur le *design*, et l'utilisation du *nudge*, la pratique s'apparente à du « *soft-paternalism* » (110). Ce paternalisme doux cherche à influencer les patients pour que ces derniers adoptent des comportements conformes à la finalité recherchée… quelle qu'elle soit. Cette évolution paradigmatique vers une véritable alliance thérapeutique avec le patient est mise en difficulté par le numérique.

Pourtant, en France, depuis 2002 en particulier, la médecine a cherché à tourner le dos du paternalisme médical avec notamment la notion de consentement libre et éclairé qui peut être retiré à tout instant (127).

Pour conclure, l'éthique *by design* du numérique en santé diffère sur de nombreux points de l'éthique médicale. Comme l'affirme David Gruson[155], président et actionnaire de la société de conseil pour les affaires et autres conseils de gestion Ethik-IA[156] : « *En effet, à mesure que le numérique et en particulier la robotisation et l'intelligence artificielle se diffuseront au niveau mondial au sein des systèmes de santé, la médecine deviendra de moins en moins requérante en diagnostic humain. L'utilisation d'algorithmes comme maillon de la proposition de diagnostic a vocation à devenir un principe général, à plus ou moins brève échéance.* ».

---

[153] Edward Snowden (1983-présent), informaticien américain et ancien consultant de la NSA, est le lanceur d'alerte à l'origine de la plus grande fuite de documents classifiés sur la surveillance de masse mondiale en 2013. Réfugié en Russie, il milite désormais pour la protection de la vie privée et le chiffrement des communications, dénonçant l'alliance entre les gouvernements et les géants technologiques dans la collecte de données personnelles.

[154] https://twitter.com/Snowden/status/1262812073353981954?s=20 19mai 2020

[155] David Gruson (1974-présent), haut fonctionnaire et docteur en droit, est le fondateur de Jouve et un expert leader de la régulation de l'IA en santé. Il a théorisé la « garantie humaine », concept exigeant une supervision humaine effective à chaque étape du déploiement des algorithmes médicaux. Ancien directeur général de CHU et membre de la chaire santé de Sciences Po, il milite pour une innovation technologique qui ne sacrifie pas l'éthique

[156] Conflit d'intérêt majeur pourtant éludé…

Dit autrement, la médecine ne sera plus exercée par les seuls professionnels de santé mais par des algorithmes élaborés par des ingénieurs dépendant de puissances d'argent, avec l'intermédiation de plateformes numérique.

Le fait qu'il y ait une supervision humaine n'apporte aucune garantie du respect de l'éthique médicale. En effet, l'histoire de l'Humanité a trop largement démontré que la garantie humaine n'est pas une garantie de bienveillance… Les pires atrocités ont été réalisées par des humains. Si ces humains, dont la présence est garantie par la « garantie humaine » sont anonymes et irresponsables, cela ouvre au contraire la porte à toutes les dérives.

Un *système* dont les patients et les professionnels de santé sont influencés voire manipulés et exploités par les outils numériques dont les concepteurs sont irresponsables éthiquement ne peut être satisfaisant.

La garantie humaine est certes un prérequis nécessaire mais n'est qu'une garantie putative et n'est pas synonyme de responsabilité.

4
Penser et agir dans un monde complexe

La pensée systémique

> « *Si toute organisation vivante, et singulièrement toute organisation à multiples niveaux d'existence et d'individualité, comporte en son sein l'inéliminable présence de l'aléa, du désordre, de la concurrence, de l'antagonisme, il en résulte qu'aucun rationalisateur ne saurait éliminer du même coup la vie.* »
>
> Edgar Morin[157], *La vie de la vie*, 1980

La pensée systémique se réfère à la notion de *système*. La pensée systémique nous invite à regarder les liens plutôt que les objets.

Actuellement en retour en grâce, la systémique est en fait une notion ancestrale. Aristote ne disait-il pas que « *le tout est plus grand que la somme des parties* ». Héraclite d'Éphèse affirmait quant à lui que « *De toutes les choses une, et d'une toutes les choses.* ». Marc Aurèle enseignait que : « *Accoutume-toi à considérer souvent l'enchaînement de toutes choses dans le monde et leurs rapports mutuels. Elles sont pour ainsi dire entrelacées les unes dans les autres, et par suite, elles ont les unes pour les autres une amitié commune.* »

Edgar Morin cite souvent Blaise Pascal : « *Toutes choses étant causées et causantes, aidées et aidantes, médiates et immédiates, et toutes s'entretenant par un lien naturel et insensible qui lie les plus éloignées et les plus différentes, je tiens pour impossible de connaître les parties sans connaître le tout, non plus que de connaître le tout sans connaître particulièrement les parties.* »

La pensée systémique résonne fortement avec les philosophies asiatiques qui privilégient le mouvement et la relation sur la substance. Lao Tseu : « *Trente rayons convergent au moyeu, mais c'est le vide médian qui fait marcher le char.* » (Une métaphore parfaite pour dire que ce n'est pas seulement l'élément matériel qui compte, mais la relation et l'espace entre les éléments.)

La pensée systémique est traversée par deux courants majeurs : un courant américain et un courant français. La pensée systémique anglo-saxonne, dont les représentants les plus connus sont les conférences Macy et la famille Meadows, est plus pragmatique et technique alors que le courant français,

[157] Edgar Morin (1921-présent), sociologue et philosophe français, est le père de la « pensée complexe ». Il a théorisé l'interconnexion des savoirs pour dépasser la fragmentation disciplinaire, notamment à travers son œuvre monumentale *La Méthode*. Résistant et penseur transdisciplinaire, il prône une « réforme de la pensée » pour affronter les incertitudes du monde moderne et de la « polycrise » actuelle. Son concept de Terre-Patrie souligne l'unité de destin de l'humanité face aux défis écologiques et éthiques globaux.

représenté par Edgar Morin et Jean Louis Le Moigne, est plus philosophique, réflexif et critique.

En caricaturant, l'Amérique a donné à la systémique ses ordinateurs, ses équations, la modélisation et ses outils de gestion ; la France lui a donné sa philosophie, sa critique épistémologique et sa théorie de la reliance et de la complexité.

Mais il convient de nuancer : Le courant américain ne se limite pas à la technique (Macy/Meadows). Il a une branche humaniste et thérapeutique majeure : l'École de Palo Alto (Gregory Bateson, Paul Watzlawick). Bateson, qui a d'ailleurs participé aux conférences Macy, a appliqué la systémique à la communication humaine et à la psychiatrie (thérapie familiale). C'est une systémique américaine qualitative qui a énormément influencé les intellectuels français. On ne peut pas omettre Joël de Rosnay[158]. En 1975, son livre *Le Macroscope* a été le véritable vecteur de popularisation de la systémique en France. De Rosnay fait précisément le pont entre les deux continents : formé au MIT, il introduit ces idées en France en les teintant d'une approche biologique et sociologique très proche de la sensibilité française.

Selon Donella H. Meadows[159] (43), « *Un système ne se résume pas à une simple accumulation de choses, mais désigne un ensemble d'éléments interdépendants qui sont organisés de manière cohérente pour accomplir quelque chose. En examinant attentivement cette définition, vous remarquerez qu'un système doit comprendre trois sortes de composantes : des éléments, des interactions et une fonction ou un objectif.* »

Hillary Sillito[160] et ses co-auteurs (128) considèrent qu'un *système* n'est pas un objet ou une entité isolée mais une construction conceptuelle utilisée pour comprendre, organiser et intervenir sur une portion du réel. Un système est délimité par une finalité est composé d'une agrégation d'entités inter-agissantes. Il convient, pour définir un système, d'identifier les croyances sous-jacentes.

Selon les enseignements apportés par l'école de Palo Alto, une entité ne doit pas être réduite par ce qu'elle est : *« On définit une chose (à tort) par ce qu'elle est censée « être » au lieu de la définir par ses « relations » avec les*

---

[158] Joël De Rosnay (1937), docteur en sciences, biologiste et chimiste. Pionnier de l'approche systémique en France, il a vulgarisé la complexité du monde à travers son concept phare du « Macroscope » pour analyser globalement l'écologie, la biologie et l'économie. Visionnaire des technologies, il a anticipé la création d'un Internet collaboratif et d'une intelligence collective globale (le Cybionte) tout en étudiant l'impact de l'épigénétique sur notre quotidien.

[159] Donella Meadows (1941-2001), scientifique américaine au MIT, est la pionnière de la pensée systémique et l'auteure principale du rapport *Les Limites à la croissance* (1972). Elle a modélisé l'effondrement potentiel de notre civilisation dû à la croissance infinie dans un monde aux ressources finies.

[160] Hillary Sillito (1951-présent) est un ingénieur et chercheur britannique de premier plan, figure majeure de l'ingénierie système et ancien architecte en chef chez Thales. Il a théorisé l'importance de la pensée architecturale pour maîtriser la complexité technique et humaine des grands projets industriels

autres éléments. » (129). Dans un système, il est nécessaire d'analyser les relations entre les éléments. On parle aussi d'information structurante (les éléments) et d'information circulante (les interactions entre les éléments).

La notion d'information est fondamentale lorsque l'on parle de systémique. Une analyse systémique ne se contente pas d'analyser les composants d'un système mais la nature et les effets des relations entre ces composants. Cela permet de déterminer si un changement est un vrai changement ou non. On parle du modèle constructivisme de l'école de Palo Alto avec trois types de changements : le changement sclérotique, le changement adaptatif et le changement évolutif.

- Le changement sclérotique « *quand le problème c'est la solution* »

Désigne une stratégie de transformation superficielle visant à préserver l'équilibre profond d'un système. Au lieu d'une mutation structurelle, l'organisation ou l'individu opère des ajustements techniques de façade pour neutraliser des pressions externes tout en maintenant le *statu quo* du pouvoir ou des valeurs. C'est une forme de résistance au changement déguisée en évolution, où le mouvement apparent sert de bouclier contre une remise en question fondamentale.

- Le changement adaptatif – changer pour ne pas changer

Il s'agit d'une modification au sein même du système qui, par des mécanismes de régulation et d'homéostasie, vise précisément à empêcher toute rupture structurelle. En agissant sur les paramètres internes sans toucher aux règles de fonctionnement globales, le système neutralise la menace de crise pour maintenir sa stabilité. C'est le paradoxe du « plus ça change, plus c'est la même chose », où le mouvement apparent n'est qu'une stratégie de conservation de la structure profonde.

- La changement évolutif – changement du système

À l'inverse de ce qui précède, ce Changement de niveau 2, selon l'École de Palo Alto ne porte plus sur les éléments internes, mais sur les règles mêmes du système. On ne cherche plus une solution à l'intérieur du cadre existant, on change le cadre lui-même par une action "méta" qui maintient une homéostasie en changeant de finalité. Cette rupture discontinue ne vise pas à réguler le système, mais à le transformer radicalement pour le faire basculer vers un nouvel état d'équilibre. C'est le passage de la réforme technique à la révolution systémique, rendant les anciens problèmes et comportements souvent obsolètes.

Ces grandes théories sociétales trouvent également des applications dans la vie courante. Paul Watzlawick (130) rappelle que toute personne devant une difficulté aura un réflexe d'ultrasolution : *toujours plus de la même chose.* Cette attitude explique en partie pourquoi certaines réformes ou innovations ne sont pas de vrais changements. Il distingue également les changements de type 1 (changer pour ne pas changer) et les changements de type 2 (modification des relations entre acteurs, changement de finalité). Les ultrasolutions entretiennent le problème.

Si l'utilisation des intelligences artificielles reste dans des changements de type 1, non seulement elles ne vont apporter aucune solution mais avec leur puissance de calcul et leurs impacts, les IAs vont en réalité accélérer et exacerber les dérives.

Il n'est pas raisonnable de ne pas *penser* la finalité des systèmes avec de tels enjeux.

Le potentiel des intelligences artificielles est tel qu'avec un changement de finalité, ces outils pourraient apporter de réels changements de paradigme au lieu d'être un outil disruptif putatif.

À l'heure actuelle, et dans la mesure où les pouvoirs publics se positionnement en État-plateforme et où les créateurs d'intelligence artificielle relèvent du secteur privé dans un modèle économique basé sur la croissance infinie, il est à craindre qu'avec le secret des affaires, l'absence de lutte contre les conflits d'intérêts, la naïveté politique et sociétale l'intelligence artificielle aggravera les dérives et insuffisances du système actuel.

Devant l'ampleur de la disruption technologique de l'intelligence artificielle et devant l'ampleur des difficultés climatiques, des mesures politiques et citoyennes fortes doivent être décidées.

Rappelons que Cédric Villani (57) explique que les résultats de l'intelligence artificielle en santé «*pourront conduire à d'importantes innovations sociales ou contribuer au développement économique*». La finalité de la croissance économique reste cependant au cœur des finalités. Le maintien en santé, le bien-être individuel et commun semblent secondaires.

Si la disruption numérique ne s'accompagne d'un changement de finalité, nous aurons « *toujours plus de la même chose* », et je rajouterais *en plus fort.*

Un système est aussi plus que la somme des parties qui le compose. En effet dans une analyse systémique on étudie les composants mais aussi les relations entre eux. Les interactions au sein d'un système prennent la forme de flux d'information et s'organisent par des boucles de rétroaction :

- Boucles de rétroaction régulatrices : elles stabilisent la boucle de rétroaction
- Boucles de rétroaction amplificatrice : elles renforcent la rétroaction et la déstabilisent, soit par épuisement des intrants (ressources naturelles, etc.) soit par immobilisation.

Donella H. Meadows (43) insiste sur le caractère non pérenne des boucles de rétroaction amplificatrices : « *une boucle de rétroaction amplificatrice s'autorenforce, entraînant une hausse exponentielle puis en s'effondrant dans le temps* ».

La pensée systémique insiste par ailleurs sur la capacité du vivant à s'auto-organiser. Le numérique est par nature programmé à ne pas s'auto-organiser. Certains auteurs y voient une sorte de négation du vivant, dans le sens où les outils d'intelligence artificielle tendent à créer de l'hyper-contrôle et sont fondés justement sur une absence d'auto-organisation.

Un système complexe n'est pas linéaire ; les réseaux sont interconnectés, reliés.

Performance et robustesse

« Plus les machines nous font gagner du temps, moins nous en avons. »

Harmut Rosa, *Théorie critique de l'accélération*, 2018

« *Qui a le temps ? Qui a le temps ? Mais alors si personne ne prenait son temps, comment pouvons-nous avoir le temps ?* »

Le mérovingien, film *Matrix*, 2003

J'ai été invité à participer à un congrès médical sur le numérique et la technologie dentaire. À cette occasion, le président d'un grand groupe industriel[161] présenta sa vision quant à l'utilisation de l'intelligence artificielle en odontologie. Son responsable scientifique[162], professeur d'université et neuroscientifique, a discouru sur les enjeux et les difficultés qu'il rencontrait. Pour illustrer ses propos, il nous montra un photomontage d'une athlète de haut niveau, en l'occurrence une sprinteuse, en plein effort. À son dos était attaché un parachute qui la ralentissait.

Le professeur expliqua que la sprinteuse représentait leur entreprise et que le parachute représentait les normes. D'après lui, ce parachute posait un sérieux problème à leurs projets et qu'il fallait urgemment diminuer ce parachute, voire le retirer, et ce d'autant plus qu'avec l'innovation, la force musculaire de l'athlète aura accru inéluctablement. Parmi les autres difficultés qu'il avait identifiées, la question de l'énergie était admise comme étant réellement problématique. Il estimait que l'IA était effectivement une grande consommatrice d'énergie et que cela allait inévitablement poser une limite dont il ne voyait pas de solution de remplacement. Et enfin, sa dernière

---

[161] Par ailleurs sponsors du congrès.

[162] Par ailleurs ancien membre du ComEx du World Economic Forum, organisateur du célèbre « forum de Davos ».

préoccupation était le fait que la population avait accès à des IA de haute performance pour un coût anormalement faible. Néanmoins, il fit part de sa grande confiance sur la soutenabilité du système car, selon lui, les prix allaient fortement augmenter et la consommation se régulerait d'elle-même car le nombre d'utilisateurs pouvant payer ce type de service ne rendra pas le modèle insoutenable.

- *Applaudissements de la salle* –

Cette anecdote vécue me semble très pertinente d'être retranscrite même si elle n'a qu'une valeur d'anecdote et que ces discours sont légion dans les congrès médicaux.

Invité à participer à une table ronde immédiatement après, très qualitative par ses intervenants mais très réduite par son audience, j'apportai des nuances de ce qui venait d'être dit car le discours, si on l'analysait, comportait en son sein sa propre contradiction et ses propres limites.

En premier lieu, si certaines entreprises sont très dynamiques, l'analogie avec une sprinteuse de haut niveau et en plein effort est absurde. Ce type d'effort n'est ni accessible au plus grand nombre ni durable. En effet, l'immense majorité des humains n'est pas capable d'atteindre ce niveau de performance, et quand bien même, cet effort est tellement important qu'il est transitoire. Cet état, cette dépense d'énergie ne peut pas durer, sauf à s'épuiser rapidement. Le choix de se comparer à un marcheur aurait été plus conforme au réel. Le marcheur est durable, l'effort est soutenable longtemps, et est accessible à la majorité ; les humains étant d'ailleurs anthropologiquement des marcheurs ; la course étant réservée à des occasions ponctuelles et courtes.

En second lieu, le choix de reprocher aux normes de ralentir le sprinteur montre une méconnaissance de ce qui rend un système durable et robuste. Sans un parachute, le sprinteur ira certes plus vite avec le même effort mais s'épuisera de toute manière. Lui permettre d'aller plus vite est suicidaire, alors que le freiner permet de l'empêcher de s'épuiser. Au contraire, et ce fut la thèse que je soutins, si la puissance de l'athlète augmente, afin de préserver la robustesse du système, il fallait non pas diminuer mais augmenter la taille du parachute. Reprenant l'exemple du marcheur, si l'entreprise s'était comparée à un marcheur, le parachute ne serait pas réellement utile car il n'y a pas besoin de la freiner. De plus, le conférencier omet le fait que les normes existent principalement parce qu'il y a eu des abus.

En troisième lieu, je défendis le concept que si, et nous étions d'accord sur le fait que si l'utilisation massive de l'IA allait fortement contribuer au déficit énergétique et que son utilisation sans rationnement est illusoire, la limitation de son usage en santé ne devait pas se faire par le prix mais par la sobriété de son utilisation. En effet, si on veut maintenir un système de santé (relativement, ne soyons pas naïfs) équitable, considérer que seuls les plus fortunés auront accès à ces technologies est un vrai changement de paradigme politique et est contraire au principe même de la santé publique en France. L'industriel ne voit comme seule réponse au rationnement le prix, et non l'usage.

Il s'agit en réalité de réelles visions du monde, autrement dit et osons le mot, des concepts politiques.

Je suis sans illusion sur les impacts entre les paroles d'un citoyen au regard du poids d'une société française dont le chiffre d'affaires est de plusieurs centaines millions d'euros, qui comporte dans son conseil d'administration un ancien ministre de l'économie, dont une société américaine détient une participation majoritaire, qui déclare environ des centaines de milliers d'euros de rémunérations pour la seule année 2024 de professionnels de santé via la base transparence santé et qui bénéficie d'un accès direct aux plus hautes instances de la profession voire du pays (l'ouverture d'une usine a eu le privilège de bénéficier de l'allocution du président de la République).

Cette expérience de vie fait largement écho à la pensée d'Olivier Hamant[163] (131) qui propose une lecture biologique de nos systèmes technologiques et sociétaux en insistant sur la notion de robustesse par la diversité et la contrainte. Les systèmes vivants ne sont pas optimisés, ils sont robustes, c'est-à-dire capables d'absorber de l'incertitude et des perturbations grâce à la redondance, à la lenteur, à l'imprécision et à la pluralité des trajectoires possibles.

Il applique cette idée à l'innovation technologique :

- nous privilégions un modèle d'optimisation (vitesse, performance, taille, exactitude) ce qui fragilise les systèmes ;
- à l'inverse, la résilience provient de la friction, de la diversité, de la multiplicité des options, des boucles de régulation et de l'acceptation du bruit, au prix d'un ralentissement.

Contre l'idéologie du progrès linéaire et accéléré, Hamant propose un changement de référentiel : concevoir des organisations et des technologies non pas comme des machines parfaites, mais comme des écosystèmes vivants intégrant aléas et redondances. Il défend ainsi un principe de sobriété active, où l'on renonce à certaines marges de performance pour gagner en stabilité et en adaptabilité à long terme.

Ces concepts sont connus depuis très longtemps par le monde médical avec la notion d'homéostasie et de redondance, avec par exemple le système veineux. Il est toujours étonnant de constater que des professionnels de santé, qui voient tous les jours la miraculeuse efficacité de la robustesse, renient ces

[163] Olivier Hamant (1976-présent) est un biologiste et chercheur à l'INRAE qui étudie la robustesse du vivant face aux contraintes mécaniques et environnementales. Il transpose ses découvertes biologiques à la société en prônant la « robustesse » (capacité à absorber les chocs) contre l'obsession de l'efficience et de la performance, qu'il juge contre-productives en période de crise écologique.

principes et oublient leur savoir dès lors que l'on sort du champ médical. Pour maintenir un organisme en fonctionnement, ce dernier ne cherche pas la performance mais l'équilibre permanent entre plusieurs forces contraire sinon contradictoire. Pour reprendre l'analogie avec la sprinteuse et le parachute, ce qui va maintenir le système en bon état de fonctionnement est un équilibrage permanent entre la puissance développée de l'athlète et la taille du parachute ; les deux ne devant en aucun cas inhiber l'autre. Comme le dit régulièrement M. Olivier Haman, la vie c'est en même temps appuyer sur le frein et l'accélérateur. Trop de parachute, c'est l'immobilisme. Trop de vitesse, c'est l'épuisement et la perte de contrôle. On se retrouve dans la pensée systémique avec les phénomènes de boucles de rétroactions amplificatrices ou régulatrices décrites par Mme Donella Meadows. Réduire le parachute détruit la boucle de rétroaction régulatrice et fait passer le système athlète-parachute dans un état d'emballement (boucle de rétroaction amplificatrice) ; l'athlète va augmenter sa vitesse jusqu'aux limites que la physique du monde réel ; en l'espèce l'épuisement, la chute voire la mort.

Toute la question soulevée par le présent essai est qu'il est insensé de ne pas imposer de boucles de rétroactions régulatrices dans le développement des intelligences artificielles et des plateformes numériques ; la course effrénée à l'innovation sans contre-pouvoirs amènera une croissance puis inéluctablement à l'épuisement. Cela fait clairement écho au rapport Meadows de 1972, « *The Limits to Growth* ».

Parfaitement conscient que les intelligences artificielles, avec l'intermédiation des plateformes numériques, ont un tel potentiel qu'ils seront plus performants que les humains (l'athlète est en effet de plus en plus forte), une politique durable et robuste décidera d'augmenter les rétrocontrôles (la taille du parachute) mais avec subtilité car un parachute trop important mène à l'arrêt du système. Les questions qui vaillent sont *qui* pilote les rétrocontrôles et *comment* le font-elles. La réponse politique et économique actuelle est néolibérale (l'état-plateforme met un cadre et n'intervient pas). Pourtant, d'autres systèmes en France ont existé (par exemple avec un peu de capitalisme d'État et une idéologie circuitiste de l'économie (ou le « circuit du trésor »).

Cette vision économique, menée par Charles de Gaulle, se basait sur deux grands principes :

- Souveraineté et indépendance : Ne pas dépendre des créanciers étrangers ou des marchés financiers mondiaux était une garantie d'indépendance nationale.
- Dirigisme d'État : L'argent à disposition du Trésor a permis de financer la reconstruction du pays et les grands projets industriels de l'époque (le programme nucléaire, la filière aérospatiale avec le Concorde, les grandes infrastructures, etc.). L'État était le principal stratège économique du pays.

Mon hypothèse de travail est, comme nous l'avons vu, qu'il est nécessaire d'étendre l'éthique médicale aux intelligences artificielles et aux plateformes ; L'éthique ne pouvant pas s'imposer par le marché mais par le pouvoir politique sous un contrôle citoyen.

C'est ainsi que naturellement la question des contre-pouvoirs et des contre-puissances se pose.

Des contre-pouvoirs

« Pour qu'on ne puisse abuser du pouvoir, il faut que, par la disposition des choses, le pouvoir arrête le pouvoir. »

Montesquieu 1748, *De l'esprit des lois*, Livre XI, chapitre IV

Si la littérature concernant l'importance d'intégrer l'éthique dans les intelligences artificielles et le *pourquoi* est pléthorique, la littérature proposant *comment* l'intégrer et *comment* évaluer ou vérifier cette intégration et *comment* sanctionner les manquements reste faible, sinon inexistante.

Cette quasi-absence a été une des motivations du présent essai ; les penseurs et chercheurs travaillant pas, ou peu, sur ce thème.

Les textes réglementaires sont souvent clairs dans les principes mais leur application reste complexe à mettre en œuvre. La lenteur des autorités judiciaires, plus victimes que responsable de cette temporalité, rend ce contre-pouvoir peu efficace.

L'éthique médicale est rédigée pour être efficace au niveau individuel (niveau micro), mais est peu efficace au niveau général (méso) et quasi-absente au niveau global (niveau macro). Au niveau individuel, les textes prévoient un code de déontologie qui s'applique aux professionnels de santé et aux structures libérales. Les sanctions en cas de manquement sont proportionnables, allant d'un avertissement jusqu'à l'interdiction d'exercer sa profession. Au niveau général, les obligations éthiques sont des principes sans sanction. Quant au niveau global, l'éthique médicale n'est même pas prise en compte. L'éthique médicale est un contre-pouvoir aux directives des puissances et du pouvoir.

Il est essentiel que les systèmes politiques qui déterminent les règles ne soient pas hégémoniques, épuisant toute innovation et évolution. Il est d'ailleurs pertinent de rappeler que les systèmes politico-économiques macros ne tolèrent pas leur mise en concurrence, y compris les systèmes se basant sur cette concurrence. Ni l'URSS, ni les USA, ni la Chine, ni l'UE ne tolèrent en leur sein une concurrence interne à leur modèle.

Ces différences de traitement amènent des injonctions paradoxales : pour les problèmes concernant la santé, la finalité macro est de faire de la croissance en levant les freins réglementaires, tout en mettant des freins réglementaires peu efficaces pour éviter les dérives au niveau méso et en même temps imposant des règles éthiques sévères au niveau micro en contradiction avec la finalité macro. En effet, les règles éthiques des professions (les déontologies) ont pour effet de brider la croissance des professionnels de santé en les empêchant par exemple de surtraiter, de profiter de l'état de faiblesse de leurs clients ou de faire de la réclame. En terme exclusivement économique, ces trois pratiques seraient pourtant très profitables aux professionnels de santé.

Comment ne pas devenir fou ?

Si le contre-pouvoir a mauvaise réputation auprès des régulateurs, parce qu'il régule, il nous semble indispensable pour au moins deux raisons : la première étant que le contre-pouvoir protège des excès du pouvoir, d'où son nom. La seconde étant que la vie telle que nous la connaissons fonctionne de cette manière. Le système vivant est pérenne parce qu'il est régulé, soit par des boucles internes (l'auto-régulation) soit par des boucles externes (l'environnement). En étant taquin, et en forçant le trait, les parangons libertariens qui contestent toute régulation sont en quelque sorte des antithèses du vivant.

Les contre-pouvoirs sont des *boucles de rétroaction régulatrices*. Ils permettent au système de se maintenir et de fonctionner. Pour les héraults de l'innovation, les contre-pouvoirs sont trop souvent perçus comme étant des freins et sont souvent caricaturés. Nous pouvons penser à la réduction au « *modèle Amish* » des critiques sur la technologie 5G par le président de la République en 2020. Un contre-pouvoir a pour fonction *d'empêcher* le despotisme (John Locke[164], Montesquieu[165]) et *d'accompagner* les évolutions sociétales et technologiques (Donella H. Meadows, Edgar Morin).

Dans un cadre systémique, cette idéologie fondée sur une croissance perpétuelle (même faible) se trompe lourdement : hors rétrocontrôles le système s'effondre. Dit autrement, les défenseurs de la régulation sont d'authentiques optimistes ; les croyants dans un système en croissance perpétuelle sont des fossoyeurs. Malgré cela, on constate tous les jours que ces valeurs sont inversées. Les régulateurs sont perçus comme des empêcheurs de commercer ; les croyants dans la croissance perpétuelle sont perçus comme des premiers de cordé. Selon moi, une innovation durable ne peut être qu'éthique et soumise

---

164 John Locke (1632-1704), philosophe anglais, est le père du libéralisme politique et de l'empirisme moderne. Il a théorisé l'existence de droits naturels inaliénables — la vie, la liberté et la propriété — et affirmé que la légitimité de l'État repose sur le consentement des gouvernés.

165 Montesquieu (1689-1755), de son vrai nom Charles-Louis de Secondat, est un philosophe et magistrat français dont l'œuvre a jeté les bases de la démocratie moderne. Il est mondialement célèbre pour avoir théorisé la séparation des pouvoirs (exécutif, législatif et judiciaire) dans son ouvrage majeur *De l'esprit des lois*. Il a également introduit l'approche sociologique du droit avec la théorie des climats, postulant que les lois et les gouvernements doivent s'adapter aux conditions physiques et sociales d'un pays.

à des contre-pouvoirs si l'on souhaite « le *progrès* et pas la *pagaille* » (Charles de Gaulle[166]).

Une croissance annuelle, même très faible, n'est pas tenable sur le long terme. Par exemple, sur une basse 100, une croissance à 0.1 % donnera 110,51 au bout d'un siècle, rien de moins qu'un doublement. Avec une croissance de 1 %, la hausse sur un siècle d'une base 100 sera de 270. Dit autrement, avec une croissance de 1 %, l'économie aura presque triplé en un siècle. Le faible rendement (1 %) masque l'effet exponentiel du concept de la croissance. À titre de comparaison, si l'on passait à une croissance de 2 % sur ce même siècle, le résultat final s'envolerait à 724,46 ! Les mathématiques ne mentent pas.

Le calcul d'une croissance x sur une base 100 sur un siècle étant le suivant :

$$Résultat = 100 \, x \, (1 + x)^{100}$$

« *Celui qui croit qu'une croissance exponentielle peut continuer indéfiniment dans un monde fini est un fou, ou un économiste* » nous expliquait Kenneth Boulding[167].

Cela étant, l'équilibre entre le pouvoir et les contre-pouvoirs doit être piloté car une société a besoin de progrès. Des boucles de rétroaction stabilisatrice excessives produisent de l'immobilisme.

Selon les concepts précédemment développés, en plus des *contre-pouvoirs*, il faudrait renforcer ou créer des *contre-puissances*. Le *pouvoir* pouvant être une *contre-puissance* et des *puissances* pouvant être des *contre-pouvoirs*.

[166] Charles de Gaulle (1890-1970), général et homme d'État français, est le fondateur de la Ve République et la figure de proue de la Résistance durant la Seconde Guerre mondiale. Il a théorisé la « certaine idée de la France », prônant une nation souveraine, indépendante et dotée d'un État fort.

[167] Kenneth Boulding (1910-1993-, américano-britannique. Économiste et cofondateur de la théorie générale des systèmes, il a révolutionné la pensée écologique en créant la métaphore de la « Terre-vaisseau spatial » (un système clos aux ressources finies). Intellectuel profondément interdisciplinaire et militant pacifiste, il a cherché toute sa vie à appliquer la systémique à la résolution des conflits et à l'économie évolutionniste.

Certains penseurs comme Erwin Schrödinger[168] (132), Bernard Stiegler (133) ou Michel Serres[169] (parlant de Sadi Carnot[170] (134)) parlent ainsi de *néguentropie*. Selon eux, le vivant et les systèmes du vivant luttent temporairement contre l'entropie. Ce maintien nécessite un effort ; une transformation de l'énergie et de l'information.

Le droit ?

« – Mais heureusement, nous avons trouvé aujourd'hui la réponse à tous ces maux : THEMIS, notre grand ordinateur judiciaire ! Le seul juge capable de rendre objectivement la même justice pour tous !
– Mais alors, sauf votre respect, à quoi servez-vous ? »

Jean Van Hamme[171], Griffo[172], *SOS Bonheur*, 1989

Les relations entre individus et organisations sont coopératives, concurrentielles mais aussi conflictuelles. Afin de socialiser les conflits, il est important d'organiser leurs modalités de résolutions, sauf à considérer la loi du plus fort et la violence comme normatives.

Quatre ans après avoir déposé plainte, la Quadrature du Net reste sans nouvelle de ses plaintes déposées contre les GAFAM (95).

Dans le cadre des traitements orthodontiques par aligneurs, les patients estimant avoir subi un préjudice doivent saisir des autorités souvent extraterritoriales[173], ce qui réduit fortement dans les faits leur possibilité de faire valoir leurs droits.

---

[168] Erwin Schrödinger (1887-1961), physicien autrichien, est l'un des pères de la mécanique quantique, célèbre pour avoir formulé l'équation qui porte son nom. Cette équation fondamentale décrit l'évolution temporelle de la fonction d'onde, permettant de calculer la probabilité de présence d'une particule. Il est mondialement connu pour l'expérience de pensée du « Chat de Schrödinger ».

[169] Michel Serres (1930-2019), philosophe et académicien français, est le penseur de la transversalité entre les sciences et les humanités. Il a développé une philosophie de la communication centrée sur la figure du « Tiers-Instruit », capable de naviguer entre la culture scientifique et littéraire. À travers son ouvrage *Le Contrat Naturel*, il fut l'un des premiers à proposer d'accorder des droits juridiques à la Terre pour répondre à la crise écologique. Dans ses derniers travaux, notamment *Petite Poucette*, il a analysé avec optimisme la mutation cognitive et sociale des nouvelles générations née de la révolution numérique.

[170] Sadi Carnot (1796-1832), physicien et ingénieur militaire français, est le père fondateur de la thermodynamique. Ses travaux, redécouverts plus tard par Kelvin et Clausius, ont permis de comprendre le concept d'entropie et l'irréversibilité des processus physiques.

[171] Jean Van Hamme (1939-présent), scénariste belge de bande dessinée, est le maître incontesté du récit d'aventure moderne et du thriller financier.

[172] Griffo (1949-présent), de son vrai nom Werner Goelen, est un dessinateur belge de bande dessinée

[173] Par exemple en ce qui concerne la société IMPRESS, ce sont les tribunaux de Barcelone qui sont sont compétents (https://smile2impress.com/policy/privacy-policy_france.pdf)

Par exemple, dans la mesure où la société Google étant basée en Irlande, les plaintes pour violation du RGPD doivent être déposées devant cette autorité... elle-même accusée par la CNIL allemande[174] pour son inaction. De fait, 99,93 % des plaintes n'ont pas fait l'objet de décisions judiciaires[175]... soit un taux de résolution des conflits de 0,07 %. Si le droit est écrit et si la France est un État de droit et si l'Union européenne est régie par des traités consacrant le principe de l'État de droit, les faits sont têtus : le droit ne protège pas les citoyens des plateformes numériques et des intelligences artificielles. Coralie Lemke parle de « balade *dans le no man's land juridique* » (135).

Qu'est-ce qu'un état de droit ?

L'État de droit est un concept juridique et politique fondamental qui définit une société où tout le monde, y compris l'État lui-même, est soumis à la loi.

Pour faire simple : c'est le contraire de l'arbitraire. Méfions de tous ceux qui attaquent ou pervertissent le concept : en réalité ils défendent l'arbitraire, et l'arbitraire n'est pas que pour les autres...

Le premier pilier d'un état de droit est la hiérarchie des normes théorisée par Hans Kelsen. C'est sur cette base qu'il est possible de distinguer les populistes des sincères sur les questions d'une éventuelle sortie de la France de l'UE.

Le second pilier est l'égalité de tous devant la loi, y compris l'état lui-même. L'État peut être poursuivi et condamné s'il commet une faute ou s'il viole une règle de droit.

Le troisième pilier est la séparation des pouvoirs entre le législatif (celui qui fait la loi), l'exécutif (celui qui applique la loi) et le judiciaire (celui qui sanctionne le non-respect de la loi).

Le dernier pilier, plus moderne, est le respect des droits fondamentaux.

L'état de droit est une **autolimitation du pouvoir**. C'est le moment où l'État dit : « *Je pourrais utiliser cette IA pour surveiller tout le monde et être plus efficace, mais je m'interdis de le faire car mes principes sont supérieurs à ma performance.* »

Plusieurs principes retranscrits en droits s'affrontent : le caractère sacré et non patrimonial de la personne (avec le secret médical), le RGPD, le secret des affaires, etc., et ce dans un cadre juridique complexe (droit national, droit UE, droit US, etc.). Pour Benjamin Bayart (136), en droit américain, le droit des données dépend du droit de la propriété alors qu'en Europe le droit des données dépend du droit de la personne. Si l'IA décide d'une action militaire ou d'une gestion de santé publique en dehors des procédures légales classiques

[174] https://www.usine-digitale.fr/editorial/la-cnil-allemande-accuse-son-homologue-irlandais-chien-de-garde-des-big-tech-d-inaction.N1073069

[175] https://www.usine-digitale.fr/article/la-cnil-irlandaise-autorite-regulatrice-des-gafam-est-accusee-de-violer-le-rgpd.N1095174

(parce que "ça marche" et que "l'ennemi fait de même"), on sort de l'État de droit pour entrer dans une forme d'État d'exception technique.

A l'instar de la souveraineté, nous sommes dans un état de droit ou nous ne le sommes pas.

Dans une indifférence diminuante, un combat géopolitique juridique majeur a eu lieu entre les USA et l'UE. En 1999 est signé le *safe harbor act* qui établit une acceptation bilatérale entre les deux Unions du niveau de protection des données des citoyens. À la suite du *patriot act* puis du *Cloud Act* qui donne à des magistrats américains la capacité de récupérer des données chez un hébergeur dès lors qu'il est américain, et ce même si sa base de données est à l'étranger, un activiste autrichien, Max Schrems, a obtenu de la CJUE l'invalidation du *safe barbor act* en 2014. Dès 2015, un nouvel accord est signé (le *privacy shield*). Ce *privacy shield*, est invalidé par la CJUE (137), ce qui démontre l'illégalité en regard du droit européen des transferts de données entre l'UE et les USA, jusqu'au 10 juillet 2023[176]. À cette date, nouvel accord a été signé, le *Data Privacy Framework* en très peu de temps. Cet accord fait l'objet de poursuites devant la CJUE par des citoyens et des collectifs. Un nouvel enjeu géopolitique sur les traitements des données se dessine avec la Chine (138).

Dans ces luttes géopolitiques, il est à craindre qu'en ce qui concerne les problématiques de protection des données personnelles, le droit des affaires supplante le droit des personnes (donc le secret médical considéré comme accessoire).

D'après *Le Monde*, il est à noter que la première application du droit du secret des affaires en France concerne la santé (139) dans le cadre de soupçons d'effets secondaires du Levothyrox® et que ce secret est au cœur d'un conflit majeur sur les certifications des dispositifs médicaux. Un second combat judiciaire a lieu autour des « *implants files* » (140) entre 250 journalistes et 59 médias internationaux pour qui l'accès à des données publiques a été refusé par l'organisme certificateur, refus confirmé par la CADA en 2018 dans le cadre du secret des affaires, avant d'être levé par le Conseil d'État en 2022.

Le secret médical est par la loi « *général et absolu* » (141) et le conseil de l'ordre des médecins estime qu'il n'est la propriété de personne (142). Seules des dérogations strictement déterminées par la loi peuvent violer ce droit.

En ce qui concerne les données de santé, le Conseil d'État a étonnement statué (143) que le motif des consultations médicales enregistrées sur le site Doctolib® ainsi que l'identité des patients ne relèvent pas du statut juridique des données de santé, allant manifestement contre les décisions de la CJUE, les avis de la CNIL et l'article 15 du RGPD.

Quels que soient les textes, les juridictions restent composées d'humains, qui ne sont pas étanches aux discours médiatiques et politiques ainsi qu'aux

[176] https://www.cnil.fr/fr/transferts-de-donnees-vers-les-etats-unis-la-commission-europeenne-adopte-une-nouvelle-decision

évènements. Je pose l'hypothèse que si cette violation au secret médical n'avait pas été organisée pendant l'épidémie de la Covid-19, l'appréciation des juges aurait pu être différente.

Pierre Legendre[177] (144) insistait pour que les professionnels du droit doivent résister au *new public management* et aux dogmes technologiques et rationalistes éludant le caractère illogique, naturel et social du monde. Cette prise de position qui a eu lieu avant l'ubérisation trouve du sens dans la quantification intégrale de la vie par des capteurs omniprésents, éludant toute interprétation sociale et philosophique. Le droit organise en partie la société : C'est par le droit que la neutralité du Net est - du moins pour l'instant - garantie (145) et l'accès à l'Internet égalitaire.

L'asymétrie des rapports de force entre un individu et les plateformes numériques ou les marchands d'algorithmes augmente sans cesse. Le droit de porter plainte, fondement essentiel de l'égalité devant la loi, est compromis. Si l'action individuelle ou associative montre ses limites, l'action de groupe reste complexe en France, et cela malgré les recommandations de Cédric Villani (57) qui proposa de « *rendre l'action de groupe effective* » dans son rapport sur l'IA en 2018.

Enfin, certains auteurs comme Audrey Boulard[178] (146), Tim O'Reilly promeuvent un « *law by design* », « *faisant écho à la fameuse formule de Lawrence Lessig « Code as law* » » (147). Selon cette formule, la manière de coder finit par imposer la loi, dit autrement, les ingénieurs et les marchands seront les architectes des usages, et à terme des lois car ces dernières s'adaptent aux usages (ou sont contournées par des doctrines telle la doctrine du numérique en santé). Dans le cyberespace, le code informatique (logiciel, architecture des systèmes) agit comme une régulation effective, équivalente à la loi. Il détermine ce qui est possible ou non, accessible ou restreint, surveillable ou anonyme. Contrairement à la loi qui est écrite par des législateurs, le code est souvent conçu par des acteurs privés. Il échappe donc au contrôle démocratique tout en exerçant un pouvoir normatif concret.

J'ai évoqué les notions de contre-*pouvoirs*, il conviendra de s'attarder sur les notions de contre-*puissances*.

---

[177] Pierre Legendre (1930-2023) était un historien du droit et psychanalyste français, fondateur de l'anthropologie dogmatique. Il a consacré son œuvre à l'étude de la fonction symbolique du Droit.

[178] Audrey Boulard est une experte française en systèmes d'information et en transformation numérique, reconnue pour ses travaux sur la gouvernance des données et l'alignement stratégique de l'informatique. Elle occupe des fonctions de direction au sein de grands groupes (comme le groupe Jouve), où elle pilote l'intégration de l'intelligence artificielle et la modernisation des infrastructures technologiques.

Parmi les finalités de l'IA Act, l'Union européenne rappelle[179] que parmi les finalités poursuivies se trouve les principes d'un « *marché unique* » de l'IA[180], d'« *empêcher la fragmentation du marché* » et de « *garantir une sécurité juridique pour faciliter les investissements et l'innovation* », tout en reconnaissant en même temps que l'IA constitue un haut risque en ce qui concerne la santé des citoyens : « *Par exemple, dans le domaine de la santé, l'espace européen des données de santé facilitera l'accès non discriminatoire*[181] *aux données de santé et l'entraînement d'algorithmes d'intelligence artificielle à l'aide de ces jeux de données, d'une manière respectueuse de la vie privée, sûre, rapide, transparente et digne de confiance* ».

Le texte établi des règles sur l'accès aux données afin de permettre la « *pénétration de l'IA sur le marché* », et ne fait pas obstacle à ce que certaines données ne devraient pas être accessibles au tout venant. C'est ainsi que ce texte organise en réalité la valorisation marchande des données médicales au lieu de la limiter à la recherche scientifique et à l'intérêt de santé publique. Le RGPD lui aura préparé le terrain en donnant aux données médicales un caractère patrimonial alors qu'elles ne l'étaient pas. Il s'attarde sur le respect des valeurs fondamentales de l'UE, pour la plupart éthiques, mais le secret médical est éludé.

En droit, étant donné que le TFUE s'impose aux réglementations nationales, ces évolutions réglementaires étant contradictoires avec le secret médical, une bataille judiciaire s'annonce. En l'état actuel du droit (supériorité des traités européens sur les lois nationales), il semble inéluctable que le secret médical disparaisse au profit de la valorisation des données de santé tant les rapports de forces et les métarègles juridiques favorisent ce marché.

Il convient de rappeler les finalités de l'IA-ACT : aux côtés de considérations éthiques se trouvent des objectifs marchands et supranationaux (148) :

> « *la Commission présente la proposition de cadre réglementaire relatif à l'IA dont les objectifs spécifiques sont les suivants :*
>
> - *veiller à ce que les systèmes d'IA mis sur le marché de l'Union et utilisés soient sûrs et respectent la législation en vigueur en matière de droits fondamentaux et les valeurs de l'Union ;*
> - *garantir la sécurité juridique pour faciliter les investissements et l'innovation dans le domaine de l'IA ;*
> - *renforcer la gouvernance et l'application effective de la législation existante en matière de droits fondamentaux et des exigences de sécurité applicables aux systèmes d'IA ;*

[179] https://eur-lex.europa.eu/legal-content/FR/TXT/?uri=CELEX%3A52021PC0206

[180] Paragraphe 2.2 : « *Les approches nationales visant à résoudre les problèmes ne feront que créer une insécurité juridique et des obstacles supplémentaires, et ralentiront la pénétration de l'IA sur le marché.* »

[181] De qui ? Il s'agit d'interdire toute interdiction d'accès aux données.

- *faciliter le développement d'un marché unique pour des applications d'IA légales, sûres et dignes de confiance, et empêcher la fragmentation du marché.* »

Le droit peut être le protecteur ou le fossoyeur des libertés fondamentales tant individuelles que communes. Il convient de rappeler que la transformation du droit allemand a été une priorité pour les nazis à partir de la prise du pouvoir par Adolf Hitler[182] dans les années 1930 afin d'asseoir leur pouvoir et appliquer leur politique. Les pouvoirs autoritaires ou dictatoriaux ont tous en commun la volonté de détruire l'État de droit. Cet état de droit, je le rappelle et j'ose la redite tant il s'agit d'un concept essentiel, est le contraire de l'arbitraire. Il convient de se méfier de tous ceux qui promeuvent la destruction de l'état de droit. Encore faut-il comprendre de quoi parle-t-on :

- **Le respect de la hiérarchie des normes** : Le concept d'État de droit est théorisé par le juriste Hans Kelsen[183] au début du XXe siècle qui le définit ainsi : un "*État dans lequel les normes juridiques sont hiérarchisées de telle sorte que sa puissance s'en trouve limitée*". La hiérarchie des normes implique que chaque norme juridique est rédigée sur le fondement d'un droit qui lui est supérieur, chaque norme prévoyant les modalités de création de la norme qui lui est inférieure. Par exemple, en France, les lois votées par le Parlement doivent respecter le bloc de constitutionnalité et les traités (tel le TFUE).
- **L'égalité devant la loi** constitue la deuxième condition essentielle d'un État de droit. Cela implique que les personnes et les organisations reçoivent la personnalité juridique, en tant que personnes physiques pour les personnes, en tant que personnes morales pour les organisations. L'État est lui-même considéré comme une personne morale. Dit autrement, dans un état de droit, le pouvoir ne peut s'exonérer des règles qui s'appliquent aux personnes morales ou physiques.
- Pour être effectivement appliqué, l'État de droit suppose la **séparation des pouvoirs** qui vise à éviter la concentration du pouvoir dans les mains d'un

[182] Adolf Hitler (1889-1945) fut le dictateur nazi dont l'idéologie raciste et expansionniste a déclenché la Seconde Guerre mondiale et orchestré la Shoah. Son régime totalitaire reste le symbole absolu de la barbarie et de la destruction des institutions démocratiques par la propagande et la terreur.

[183] Hans Kelsen (1881-1973), juriste austro-américain, est le père du positivisme juridique moderne et l'auteur de la *Théorie pure du droit*. Il a conçu le droit comme un système de normes hiérarchisées, indépendant de la morale et de la politique, dont la validité repose sur une « norme fondamentale » (*Grundnorm*). Il est l'inventeur de la Pyramide des normes et le promoteur du contrôle de constitutionnalité par une cour spécialisée, modèle qui a inspiré la plupart des systèmes juridiques européens. Pour Kelsen, l'État et le Droit se confondent, l'État n'étant qu'un ordre juridique parvenu à un certain degré de centralisation.

despote. Le pouvoir est distribué entre des organes indépendants et spécialisés : le pouvoir de voter la loi (pouvoir législatif) ; le pouvoir d'exécuter les lois et pour ce faire d'édicter des règlements (pouvoir exécutif) ; le pouvoir de rendre la justice (pouvoir judiciaire).

Le droit définit également les règles permettant de déterminer les responsabilités dans les litiges. Au niveau civil, le professionnel de santé est tenu à une obligation de moyen, c'est-à-dire qu'il n'a pas l'obligation de guérir son patient. Cela diffère de l'obligation de résultat. Ces règles se sont imposées par la législation mais aussi par la jurisprudence. L'avènement des intelligences artificielles et des plateformes change le système de santé et pose de sérieuses questions quant aux responsabilités.

La responsabilité est indissociable de l'autonomie. Le médecin doit-il être tenu pour responsable lorsqu'il suit une recommandation d'intelligence artificielle erronée ou lorsqu'il en ignore une qui aurait évité un dommage ?

Le rapport relatif à la loi de bioéthique du 15 janvier 2019 rappelle que la responsabilité du médecin n'est engagée qu'en cas de faute personnelle, sous réserve de l'absence de défaillance de l'algorithme. Il précise qu'une faute ne saurait résulter du seul refus de suivre une recommandation algorithmique, même a posteriori correcte.

Ainsi, dans cette logique, un professionnel de santé suivant aveuglément une décision algorithmique pourrait être accusé de négligence, tandis qu'aucune faute ne saurait lui être reprochée pour avoir écarté la recommandation de l'intelligence artificielle, quand bien même il y aurait un préjudice dans les deux hypothèses.

Dans tous les cas, les ingénieurs des intelligences artificielles ou les plateformes numériques sont exclus du champ de la réflexion…

La tension à venir réside donc dans l'équilibre à maintenir : si la responsabilité devient trop lourde, les intelligences artificielles ne serviront qu'à confirmer un raisonnement déjà établi. Ce serait oublier que l'intérêt de ces techniques est d'augmenter les capacités de raisonnement, et non de les réduire à une simple validation a posteriori. Une alternative pourrait être d'étendre la responsabilité médicale aux intelligences artificielles et à leurs ingénieurs, ce qui est le propos de mon travail.

L'open data

« *La publicité est la sauvegarde du peuple.* »

Jean-Sylvain Bailly, 1789

L'*open data* est un concept d'accès libre à des données à tout citoyen.

Dès 1789, l'accès aux données publiques par les citoyens fait partie de la Déclaration des droits de l'homme et du citoyen (149) « *la société a le droit de demander compte à tout agent public de son administration* ». De nos jours, en cas de refus de ces transmissions, la Commission d'Accès aux Documents Administratifs CADA peut obliger les administrations à transmettre les documents demandés. Avec la numérisation, le numérique, il est possible d'envisager un accès facile et rapide aux informations publiques ; ces dernières étant supposées être des « *données ouvertes* ».

Si traditionnellement le terme d'open-data est surtout liée au caractère ouvert de programmes informatiques, Dominique Cardon[184] associe le concept d'open-data avec le concept d'État-plateforme (150). Dans ce modèle, l'État ne cherche pas à gérer ou produire des services publics mais met à disposition aux acteurs économiques ses données afin qu'ils proposent des solutions. Pour ce faire, les données doivent être facilement accessibles. L'État-plateforme utilise la donnée pour piloter les politiques publiques en temps réel. On passe d'une régulation par la loi (soumise au lent processus démocratique) à une régulation par la donnée (souple et réactive). C'est ici que l'Open Data devient un outil politique : il rend l'action de l'État plus transparente, mais il délègue aussi une partie de la mise en œuvre du service public au secteur privé.

Sous réserve d'une transparence à l'ensemble des données, l'accès aux documents publics par tout citoyen constituerait un contre-pouvoir efficace. Hélas, certaines données d'utilité publique comme les bénéficiaires effectifs de sociétés commerciales ou les avantages consentis aux professionnels et autres sociétés savantes par les entreprises de santé sont en même temps publiques et en même temps opaques.

L'article L1453-1 du code de la santé publique dispose que « *Les entreprises produisant ou commercialisant des produits mentionnés au II de l'article L. 5311-1 à l'exception de ceux mentionnés aux 14°, 15° et 17° ou assurant des prestations associées à ces produits sont tenues de rendre publics, sur un site Internet public unique, l'objet précis, la date, le bénéficiaire direct et le bénéficiaire final, et le montant des conventions* » mais l'article R1451-3 du même code précise que « *L'autorité responsable du site*

[184] Dominique Cardon (1958-présent) est un sociologue français spécialiste du numérique, directeur du Médialab de Sciences Po. Ses travaux portent sur les transformations de l'espace public et les structures de la démocratie Internet, notamment à travers l'étude des réseaux sociaux et des formes d'engagement en ligne

Internet unique prend les mesures techniques nécessaires pour assurer l'intégrité du site sur lequel elle rend publiques les déclarations d'intérêts, la sécurité et la protection des seules données permettant une identification directe de la personne contre l'indexation par des moteurs de recherche externes et la confidentialité des données qui ne sont pas rendues publiques »

Dit autrement, il s'agit de rendre public mais d'empêcher que l'information soit trouvable dans les moteurs de recherche. Cela revient tout simplement à invisibiliser l'information.

Bien joué. La transparence est opaque.

Dans le cadre de l'intelligence artificielle, à l'aune de son pouvoir plénipotentiaire, il paraît indispensable que les algorithmes liés à la santé soient en *open-access*, avec la mise en place de lois consacrant le droit de la santé au-dessus des lois commerciales et des affaires. Dit autrement, le Code de la Sante Publique doit s'imposer sur le Code du Commerce pour ce qui concerne la santé publique.

Cette idée est clairement indiquée par Cédric Villani (57) : « *L'opacité de ces technologies est d'autant plus préoccupante qu'elle peut masquer l'origine des biais constatés, sans qu'on puisse par exemple dire s'ils proviennent de l'algorithme ou des données ayant servi à l'entraîner... ou des deux.* » Il indique sans équivoque les raisons de l'inexistence des contrôles : opacité, propriété intellectuelle des algorithmes, secret des affaires. S'il ne propose pas l'open-access, il défend l'idée de réaliser des audits par des experts et des citoyens.

Il est à noter que cette question se pose particulièrement dans le domaine judiciaire dans la mesure où les décisions de justice sont publiques et que la pseudonymisation n'est pas l'anonymat (151).

Si avec le concept d'État-plateforme, les entreprises sont friandes d'accéder gratuitement aux données publiques afin de les « valoriser », elles restent particulièrement protectrices dans l'accès public à leurs propres données. Il est intéressant de constater que l'open-data des informations publiques se développe alors même que certaines informations privées marchandes sont de moins en moins accessibles.

Le combat de la France contre la transparence prônée par l'IA ACT[185] est un exemple de ce conflit juridique. En effet, cette transparence est une atteinte au secret des affaires selon l'État. On notera avec tristesse que l'énergie déployée par l'État pour protéger le secret des affaires n'a d'égal que l'absence d'énergie à protéger le secret médical de sa population...

Cela étant, certains arguments sont recevables ; si un concurrent connaît les données exactes et les algorithmes, il peut tout simplement copier la technologie sans avoir à supporter le coût de la recherche et du développement.

---

[185] Notamment son article 53.

Grâce à l'open data, il est possible de connaître (en théorie) les moyens financiers de lobbying d'un grand nombre d'organisations. Deux grandes bases sont accessibles : la Haute Autorité de la transparence de la vie publique[186] et la base transparence santé[187].

Selon le site de la haute autorité de la transparence de la vie publique, la société Doctolib®[188] a consacré en 2024 entre 400 000 et 500 000 euros aux *« actions de représentation d'intérêts »*. Une plateforme telle que Santéclair® a dépensé entre 25 et 50 000 euros ; QARE® quant à elle a consacré entre 200 et 300 000 euros. Des groupements de centres de santé, par exemple ADENTAL GROUP (qui détient la marque commerciale Dentego®, a dépensé durant l'année 2024 entre 50 et 75 000 euros.

À titre de comparaison, selon le même site, l'ordre des médecins a dépensé 10 000 euros et l'ordre des chirurgiens-dentistes moins de 10 000 euros en 2024, et encore cela leur a été reproché par la Cour des comptes. Les associations de patients telles que France Assos Santé n'ont dépensé que 10 000 euros.

Le rapport de force en termes de puissance financière est sans équivoque en faveur des puissances d'argent. Il n'y a aucune surprise.

La revanche du rameur

« *Après avoir essayé 67 fois de traverser la fenêtre, une mouche décide de retenter sa chance* »

Le Gorafi, 22 avril 2016

Le titre du chapitre reprend sans équivoque les termes du docteur Dominique Dupagne[189] (152)

Il relate une fable moderne qui court dans les couloirs des ministères, des hôpitaux et des grandes entreprises, une histoire à l'humour grinçant qui résume la grande névrose bureaucratique du XXIe siècle : l'allégorie de la course d'aviron.

Imaginez une compétition nautique opposant deux équipes. D'un côté, une embarcation menée par une organisation horizontale et pragmatique ; de

186 https://www.hatvp.fr/

187 https://www.transparence.sante.gouv.fr/

188 Doctolib (fondé en 2013) est le leader européen de la e-santé, transformant l'accès aux soins via une plateforme de prise de rendez-vous en ligne et de téléconsultation. Durant la pandémie de COVID-19, l'entreprise est devenue un pilier du service public en gérant la logistique de la campagne de vaccination en France.

189 Dominique Dupagne (1958-présent) est un médecin généraliste pionnier de la santé numérique avec Atoute.org, prônant une médecine horizontale et l'indépendance vis-à-vis de l'industrie. À travers son concept de la "revanche du rameur", il critique la bureaucratie moderne et défend l'autonomie du vivant face aux systèmes de contrôle hiérarchiques.

l'autre, un bateau géré selon les standards du management occidental moderne. La première course est une débâcle : le premier équipage l'emporte avec un kilomètre d'avance. Outrée, la direction de l'entreprise vaincue engage des auditeurs pour analyser l'échec. Le rapport des experts est sans appel : *« L'équipe gagnante comptait huit rameurs et un capitaine ; votre équipe comptait un seul rameur pour huit capitaines. »*

La direction décide alors de restructurer. Elle crée une direction générale de l'aviron, deux sous-directions de la glisse, recrute trois ingénieurs qualité et mandate un cabinet de conseil en motivation. Le rameur unique, lui, reste à son poste, désormais flanqué d'une grille d'indicateurs de performance. La seconde course a lieu, et l'embarcation modernisée accuse cette fois deux kilomètres de retard. Face à ce désastre, les hauts dirigeants prennent des mesures de rigueur : ils licencient le rameur pour « manque de productivité », vendent le bateau pour assainir les finances, et versent une prime aux managers pour avoir su identifier le problème.

Cela fait écho à la tendance à l'ultrasolution décrite par Paul Watzlawick (153). Bernard Stiegler quant à lui considère que la technologie et le numérique sont des *Pharmakon* (des remèdes-poisons) dans la mesure où le développement de ces innovations destructrices ne constitue pas, selon lui, un progrès du point de vue de l'homme et portent en eux le germe de leur propre destruction. Le «*pharmakon*» chez Bernard Stiegler, repris de Platon[190] et Jacques Derrida[191], désigne la technique comme ambivalente : à la fois poison et remède. Toute technologie — de l'écriture à l'informatique — peut soigner ou détruire, selon son usage, son contexte et sa régulation. La technique n'est ni neutre ni univoque ; elle conditionne l'individuation psychique et collective. Stiegler insiste sur la nécessité de politiser cette ambivalence pour éviter l'entropie culturelle et cognitive qu'un usage purement industriel induit et baisser ainsi le degré d'ambiguïté.

Loin du mythe de la disruption heureuse, la croyance dans la numérisation du monde, en imposant des solutions numériques, a montré de très nombreuses fois ses limites et est porteur d'échecs. Il explique, et nous posons l'hypothèse, que ce raisonnement peut être transposé dans la disruption numérique actuelle.

---

[190] Platon (v. 427-347 av. J.-C.) est le disciple d'Socrate et le fondateur de l'Académie, la première institution d'enseignement supérieur du monde occidental. Il a révolutionné la pensée en formulant la théorie des Formes (ou des Idées), selon laquelle le monde sensible n'est qu'un reflet imparfait d'une réalité intelligible immuable et parfait.

[191] Jacques Derrida (1930-2004) est un philosophe français, figure centrale du post-structuralisme et initiateur de la déconstruction. Sa pensée repose sur la critique de la métaphysique occidentale, qu'il accuse de "logocentrisme", c'est-à-dire de privilégier la parole et la présence au détriment de l'écriture et de l'absence. Il a introduit le concept de la différance (écrit avec un "a"), qui désigne le processus par lequel le sens est à la fois différencié et différé, rendant toute signification instable et jamais totalement présente.

La disruption méconnaît les réalités concrètes : Les décideurs politiques et acteurs économiques manquent de compréhension approfondie des situations concrètes auxquelles leurs politiques et programmes s'appliquent. Ce qui semble efficace sur le papier ou dans l'algorithme peut échouer. L'absence d'expertise pratique peut entraîner des solutions mal adaptées à la réalité sur le terrain.

La disruption se heurte à la résistance de différents groupes d'intérêt car elle initie des changements indésirables pour certaines parties de la société. Les réformes qui menacent les avantages acquis, les intérêts économiques ou les positions de pouvoir existantes sont entravées par des lobbyings privés ou des oppositions politiques.

La disruption, simpliste, fait face à la complexité et à l'imprévisibilité des systèmes sociaux : Les sociétés sont des systèmes complexes et interconnectés. Les conséquences d'une disruption peuvent être difficiles à prévoir en raison des interactions complexes entre différents facteurs. Parfois, des effets secondaires non anticipés ou des réactions en chaîne peuvent rendre une politique inefficace ou même contre-productive. La dynamique sociale, économique et culturelle peut évoluer de manière imprévisible, ce qui rend difficile la conception de politiques à long terme, surtout lorsque les entreprises disruptives se fondent sur des techniques de *Blitzkrieg* : rapidité et improvisation constante.

Le sacré

« Science sans conscience n'est que ruine de l'âme »

Rabelais[192]

D'un point de vue historique, éthique et spirituel, certaines idées ou concepts sont considérés relevant de la sphère du sacré. Ils sont traditionnellement immatériels et sans valeur marchande.

Si historiquement (en occident) les libertés fondamentales ont été élaborées pour lutter contre l'arbitraire du pouvoir de l'État (ou du Roi), avec l'enracinement de la démocratie, ces libertés fondamentales sont dorénavant considérées comme une égide non pas uniquement contre le pouvoir étatique

[192] François Rabelais (v. 1483-1553) est un écrivain, médecin et humaniste français de la Renaissance, célèbre pour ses chefs-d'œuvre Gargantua et Pantagruel. À travers ses géants à l'appétit insatiable, il célèbre la soif de savoir, le plaisir des sens et la liberté individuelle, résumés par la devise de l'abbaye de Thélème : « Fais ce que voudras ». Sous couvert d'un humour truculent et d'une langue inventive, il livre une satire féroce de la Sorbonne et de l'obscurantisme médiéval. Son œuvre incarne l'humanisme : une confiance absolue en la nature humaine et dans l'éducation, tout en soulignant que « science sans conscience n'est que ruine de l'âme », un principe fondateur de l'éthique moderne.

mais aussi contre les pouvoirs privés. L'asymétrie entre le citoyen et les puissances (certains groupes privés) est devenue équivalente, voire supérieure, à l'asymétrie historique entre le citoyen et l'État.

Ces libertés ne sont pas uniquement individuelles mais aussi collectives. Les principes historiques démocratiques français s'opposent à la marchandisation des libertés fondamentales. Au niveau européen, la frontière est plus ambigüe.

Le ThinkTank de Gaspard Koenig[193] essaye de populariser l'idée que donner une valeur à ses données va permettre au citoyen de les contrôler voire d'en tirer un profit pécuniaire. En effet, dans le système actuel, l'utilisateur fournit gracieusement ses données et d'autres les valorisent. L'idée est que si les données relèvent de la propriété privée, elles ont par *essence* une valeur et qu'elles doivent bénéficier à ceux à qui elles appartiennent. Cette vision politico-économique heurte de plein fouet certains principes moraux, éthiques, politiques et religieux. Tous les principes de droit ne relèvent pas de la propriété privée ; par exemple nous pouvons citer la liberté d'expression, le droit d'association, etc. (154).

La question de la *nature* des données personnelles peut être questionnée :

- Sont-elles des éléments patrimoniaux ou une extension des personnes ? (Auquel cas selon le principe de non-marchandisation du corps humain, on ne peut en faire commerce).
- Sont-elles des éléments non patrimoniaux des personnes ? (Auquel cas il est possible de les marchander).

En donnant, cédant ou en vendant ses données personnelles, on renonce *de facto* à pouvoir interdire leur utilisation (puisqu'elles ne nous appartiennent plus), ce qui est clairement incompatible avec le droit de pouvoir retirer son consentement, au sens du RGPD mais aussi dans le cadre médical. Comment empêcher l'utilisation de quelque chose qu'on a volontairement cédé en échange d'un bien ou d'un service ?

Le pouvoir politique dirigeant quant à lui, avec son incarnation française Emmanuel Macron (49), n'hésite pas à se référer à la philosophie de Leibniz sur le sujet de l'intelligence artificielle. L'intelligence artificielle « *nous*

---

193 Gaspard Koenig (1982-présent) est un philosophe, romancier et homme politique français, défenseur d'un libéralisme classique renouvelé et de l'autonomie individuelle. Il a fondé le think-tank *Génération Libre*, où il promeut des solutions radicales pour simplifier l'État, comme le revenu universel de subsistance (socle de liberté) et la protection de la propriété privée des données personnelles. Marqué par ses voyages à cheval à travers l'Europe sur les traces de Montaigne, il prône une « liberté réelle » qui passe par la réduction de la bureaucratie et du normativisme. Dans ses essais, notamment *La fin de l'individu*, il alerte sur les dangers des algorithmes prédictifs et de l'économie de l'attention qui, selon lui, sapent le libre-arbitre et la capacité de choix des citoyens.

donnerait la capacité de réaliser nous-mêmes » le calcul du « *meilleur des mondes possibles* », que le philosophe réservait pourtant à Dieu.

La numérisation des humains entraîne par nature leur réduction à des chiffres et des nombres, une sorte de réification. Cette transformation de l'altérité en objet est liée dans l'histoire aux actes les plus atroces. En effet, la réification de l'autre permet de réduire voire de nier son humanité et ainsi le considérer comme un objet, un dossier, un numéro, une ligne dans une base de données, un nuisible, etc.

La littérature scientifique a d'ailleurs démontré que la délégation à l'intelligence artificielle de tâches peut accroître les comportements malhonnêtes, en particulier dans le cadre d'intelligences artificielles agentiques. Dans la très sérieuse revue Nature, une étude de 2025 (155) démontre que « *les machines sont beaucoup plus susceptibles que les humains d'exécuter des instructions totalement contraires à l'éthique* ».

Pire, « *les personnes sont plus susceptibles de tricher lorsqu'ils délèguent des tâches à des intelligences artificielles* » selon un article de Nature (156) de 2025.

Selon Albert Moukheiber, « *Il existe des circuits neuronaux qualitativement différents pour le raisonnement motivé et pour le raisonnement neutre, c'est-à-dire quand il n'y a pas d'attaches émotionnelles au sujet.* » (80). La réification explique en partie pourquoi les acteurs des pires horreurs ne sont pas des *monstres* mais des *humains,* même s'ils commettent les pires monstruosités comme l'a démontré Johan Chapoutot[194]. (157). En effet, à part quelques personnes atteintes de troubles mentaux très rares, personne ne se considère monstrueux et il est nécessaire de.

Nous sommes une espèce qui a mis au point pour les siens des armes capables de raser des continents ; qui en a stocké assez pour rendre sa planète invivable plusieurs fois et qui s'en sert périodiquement. Nous sommes une espèce qui, à un intervalle régulier, désigne une partie d'elle-même comme moins humaine, voire inhumaine, que le reste et l'élimine à chaque siècle, à chaque génération avec une régularité qui ressemble à une fonction biologique.

Cette réification se heurte à un grand nombre de conceptions théologiques et philosophiques, très fortement ancrées dans l'imaginaire collectif, les croyances, pratiques et organisations humaines.

La France est particulière sur ce sujet. La France est un pays contradictoire au sein de l'Occident. La France est versaillaise et communarde. La France est depuis longtemps chrétienne mais aussi le pays de la laïcité et de loi de 1905. Elle est en même temps républicaine, populaire, sociale, mais aussi

---

[194] Johann Chapoutot (1978-présent) est un historien français, spécialiste de l'Allemagne contemporaine et de l'idéologie nazie. Ses travaux ont profondément renouvelé l'historiographie du IIIe Reich en démontrant que le nazisme n'était pas une parenthèse de folie, mais une réécriture radicale de l'histoire et de la nature fondée sur des racines culturelles européennes détournées.

impériale, royaliste et bonapartiste… Elle est le pays de la Déclaration des droits de l'homme et a été colonialiste. C'est Ferry et Clémenceau. C'est la centralisation jacobine et le fédéralisme girondin. Ce sont les Lumières et la Terreur. C'est Maurras et Zola. La France c'est Pétain et de Gaulle à la fois. C'est un pays dont la devise est en apparence contradictoire : liberté ET égalité. Les deux principes sont rendus possibles par le lien qui doit les unir : la fraternité.

Parmi tous ces contraires, il existe une constante : la France un pays qui consacre la dissociation de l'esprit et du corps ; que ce soit en terme philosophique que religieux. Elle est le berceau de la pensée de Descartes[195] et la *fille aînée de l'Église*. Ce n'est pas rien. La pensée (ou l'âme) est dissociée du corps pour les deux.

Cogito ergo sum.

Cette dichotomie de l'Homme est très profondément ancrée dans la culture française, et cela a des conséquences fortes, d'après moi, sur le sujet de cet essai.

Et enfin, l'éthique médicale telle que nous la connaissons n'a pas de valeur marchande : elle relève donc du domaine du *sacré*. On ne fait pas commerce de son corps et de celui des autres. Ceci est même inscrit dans la loi : Article R4127-19 du code de la santé publique : « *la médecine ne doit pas être exercée comme un commerce* » ; Article R4127-215 du code de la santé publique : « *La profession de chirurgien-dentiste ne doit pas être pratiquée comme un commerce.* » ; Article R4127-307 du code de la santé publique : « *La profession de sage-femme ne doit pas être pratiquée comme un commerce.* ». Cela va de même pour les autres professions de santé.

Renoncer à cette immatérialité revient *ipso facto* à transformer la santé en un marché et les humains en *objets*. Cette *reductio ad res*, inhérente à la vie algorithmique et à la numérisation du monde pourrait bien être ce qui va rendre possible cette transformation de l'homme de *sujet* en *objet*.

Le numérique et l'IA permettent de réifier les personnes, transformant l'humanité en ligne de code. Cette réification n'est certes pas nouvelle ; mais son ampleur est sans aucune mesure commune… Alors qu'on pourrait raisonnablement attendre un contrôle éthique renforcé face à la *puissance* ou au potentiel de l'IA, nous assistons à une priorisation sur l'individualisme et

---

[195] René Descartes (1596-1650) est le père de la philosophie moderne et du rationalisme. En fondant sa méthode sur le doute radical, il cherche à établir une vérité indubitable, qu'il découvre dans la conscience de soi : le célèbre « Cogito, ergo sum » (Je pense, donc je suis). Il a révolutionné les sciences en créant la géométrie analytique, permettant de résoudre des problèmes géométriques par l'algèbre. Dans son *Discours de la méthode*, il propose une démarche rigoureuse pour conduire la raison, fondée sur l'évidence, l'analyse, la synthèse et le dénombrement. Sa vision du monde est mécaniste : il conçoit l'univers et le corps humain (théorie des « animaux-machines ») comme de vastes horloges régies par les seules lois de la physique.

la marchandisation aux USA ou à un contrôle autoritaire en Chine... deux exemples pris en exemple pour justifier la libération nécessaire pour combler ce retard... retard sur quel modèle ?

Toute réification comporte par nature un risque de maltraitance.

On en saurait aborder le thème du sacré sans aborder celui de la foi. Afin de rester dans un champ d'expertise, je me limiterai à la foi catholique (et encore sous un angle hugolien).

Le pape François[196], s'adressant aux membres du G7 en 2024 (158), considère que si le pouvoir créatif est un don de Dieu et a permis l'apparition d'outils puissants, il rappelle que l'intelligence artificielle constitue une « *révolution cognito-industrielle* » qui va créer un « *nouveau système social caractérisé par de complexes transformations historiques* ». Elle fait courir le risque d'une « p*lus grande injustice entre les pays riches et les pays en voie de développement, entre les classes sociales dominantes et les classes sociales opprimées, compromettant ainsi la possibilité d'une "culture de la rencontre" au profit d'une "culture du rejet". »*. Il appelle à ce que « *La décision doit toujours être laissée à l'être humain, même dans une tournure dramatique et urgente avec laquelle elle se présente parfois dans nos vies. (...) Nous devons garantir et protéger un espace de contrôle humain significatif sur le processus de choix des programmes d'intelligence artificielle : la dignité humaine elle-même en dépend »*. Il ajoute que *« « Nous devons faire de l'intelligence artificielle un rempart précisément contre son expansion » »* et conclu ainsi *« il appartient à chacun d'en faire bon usage et à la politique de créer les conditions pour que cet usage soit possible et fécond. »*

Un pape systémicien ?

En 2026, le pape Léon XIV[197] édite une encyclique (159) appelée MAGNIFICA HUMANITAS, SUR LA PROTECTION DE LA PERSONNE HUMAINE À L'ÈRE DE L'INTELLIGENCE ARTIFICIELLE.

Il lance un appel à la résistance humaniste. Il ne s'agit pas de rejeter le progrès, mais de le soumettre à la loi de la conscience. Je ne peux que proposer aux lecteurs de prendre le temps de lire l'intégralité de ce très récent texte à la date de la parution de cet essai.

---

[196] Le Pape François (1936) est le 266e souverain pontife de l'Église catholique. Premier pape issu des Amériques et de la Compagnie de Jésus (Jésuites), il a placé son pontificat sous le signe de la justice sociale, de la simplicité et de la réforme des institutions ecclésiales.

[197] D'origine américaine (1955) et membre de l'Ordre de Saint-Augustin, il a été missionnaire de longues années au Pérou avant de prendre la tête du Dicastère pour les évêques à Rome. Il est le tout premier pape originaire des États-Unis. Son choix de nom, Léon XIV, s'inscrit précisément dans la lignée de la doctrine sociale de l'Église (en écho à Léon XIII) pour répondre aux grands défis contemporains — une thématique qui résonne d'ailleurs profondément avec les questions de justice sociale et de responsabilité éthique à l'ère technologique.

L'histoire

« La der des ders »

France, 21 ans avant la seconde guerre mondiale

L'histoire n'est pas que l'étude du passé ; c'est l'analyse des changements. Elle permet d'appréhender ce qui change de ce qui ne change pas.

Entre les discours utopiques qui placent leur foi dans les performances de l'intelligence artificielle et les discours dystopiques qui placent l'intelligence artificielle comme un péril suprême, il reste constant que ces deux croyances intègrent l'intelligence artificielle comme fatale, inéluctable mais également anhistorique. Les concepteurs des intelligences artificielles cherchent à formaliser le social, l'économie, l'humanité. Que l'on soit ouzbek, polynésien, nigérian, chilien, on utilise les mêmes smartphones, les mêmes algorithmes, les mêmes applications… ou presque. En effet certains pouvoirs ont décidé que les puissances devaient s'adapter, par exemple l'application TikTok est différente en Chine du reste du monde.

Ils ne tiennent pas compte des incohérences humaines, des divergences de croyances, de la puissance des convictions religieuses, etc.

Les algorithmes essayent de prédire par des données existantes et partielles des événements qui n'existent pas encore : ils sont par nature approximatifs. Cela fait écho à *« la falsification de ce qui est polymorphe et non démontrable en la réduisant à l'identique, à l'analogue, au dénombrable* » de Frederick Nietzsche (160).

Il n'est écrit nulle part que parce qu'un outil permet une action, cette action devrait forcément avoir lieu. Ainsi « *Ce n'est pas la technique qui est toxique en soi, c'est notre incapacité à la socialiser correctement.* » (161). Dit autrement, ce n'est pas parce que quelque est possible qu'elle est souhaitable.

Toutes ces évolutions numériques se font sans le consentement libre et éclairé de la population, car le consentement est considéré comme acquis alors que les CGV et CGU comportent des petites lignes avec toutes les subtilités juridiques. Si, en droit, il est licite, le consentement numérique n'est ni libre ni éclairé.

En matière de santé, l'intelligence artificielle en tant que telle n'est pas le *sujet* (c'est un *objet*) ; Ce sont les ingénieurs qui codent et les idéologies des concepteurs qui sont le sujet.

Par ailleurs, selon les principes systémiques développés par Jean-Louis Lemoigne, il importe d'étudier ne pas uniquement le pôle structurel mais aussi les pôles ontologiques et axiologiques. Trop d'études ou d'analyses se limitent à la description du pôle structurel.

Face à l'inéluctabilité apparente et à l'*esprit d'abandon*, certaines individualités ont le courage[198] de s'exposer, nous pensons bien évidemment à l'informaticien Edward Snowden (162) mais aussi, et de façon non exhaustive, à :

- Max Schrems[199] est un juriste autrichien dont les recours contre Facebook ont conduit à l'invalidation par la justice européenne des accords de transfert de données entre l'UE et les États-Unis (Safe Harbor en 2015, puis Privacy Shield en 2020). Il dénonce l'accès massif des services de renseignement américains aux données personnelles des Européens, qu'il juge contraire aux droits fondamentaux et au RGPD. À travers son association NOYB, il mène un combat permanent pour forcer les géants numériques à respecter strictement la vie privée et la souveraineté numérique européenne.
- Frances Haugen[200], qui a montré que Facebook® avait une bonne connaissance des effets que ses outils numériques produisent (santé mentale des jeunes (163), sur le trafic d'êtres humains (164), sur la diffusion de contenus violents (165)) sans prendre de mesures efficaces. Ancienne ingénieure chez Facebook, elle a fuité des milliers de documents internes (les "Facebook Files") prouvant que l'entreprise privilégiait ses profits au détriment de la sécurité et de la santé mentale de ses utilisateurs. Elle a révélé que les algorithmes de la plateforme favorisent délibérément la désinformation, la haine et la polarisation pour maximiser l'engagement et les revenus publicitaires.
- Timnut Gebru[201] et Margareth Mitchell[202], licenciées par Google® pour avoir montré les biais de certains de leurs algorithmes (166) (167). Ces deux chercheuses ont co-dirigé l'équipe d'éthique de l'IA chez Google, où elles ont alerté sur les risques environnementaux, les biais raciaux et le manque de transparence des grands modèles de langage. Leur éviction brutale en 2020 a

---

[198] Il est réellement question de courage, cf. Julian Assange

[199] Max Schrems (1987-présent) est un avocat et activiste autrichien devenu la figure de proue de la protection des données personnelles en Europe. Il est célèbre pour avoir fait annuler par la justice européenne les accords de transfert de données vers les États-Unis (*Safe Harbor* puis *Privacy Shield*), invoquant le risque de surveillance par la NSA.

[200] Frances Haugen (1984-présent) est une ingénieure et lanceuse d'alerte américaine qui a révélé des milliers de documents internes de Facebook en 2021. Elle a dénoncé la priorité donnée par l'algorithme au profit et à l'engagement au détriment de la santé mentale des adolescents, de la vérité démocratique et de la sécurité publique.

[201] Timnit Gebru (1983-présent) est une chercheuse en informatique d'origine érythréenne et éthiopienne, figure de proue de l'éthique de l'intelligence artificielle. Co-fondatrice de l'organisation *Black in AI*, elle a acquis une renommée mondiale après son départ controversé de Google en 2020 suite à la publication de ses travaux sur les biais des modèles de langage géants (LLM).

[202] Margaret Mitchell est une chercheuse américaine de premier plan en éthique de l'intelligence artificielle, reconnue pour ses travaux sur la réduction des biais algorithmiques et la transparence des modèles. Ancienne co-responsable de l'équipe "Ethical AI" chez Google aux côtés de Timnit Gebru, elle a joué un rôle crucial dans la sensibilisation aux risques sociaux posés par les technologies de traitement du langage.

provoqué une crise mondiale, mettant en lumière les pressions exercées par les géants de la tech sur la recherche scientifique indépendante.

- Et tant d'autres qui me pardonneront leur omission.

Au-delà des individualités, des groupes plus ou moins organisés agissent en contre-pouvoir, que ce soient des journalistes ou des experts numériques :

- La Quadrature du net, association française loi 1901, composée principalement de professionnels du monde numérique, défend les droits et libertés fondamentales dans l'espace numérique en luttant contre la censure, la surveillance de masse et le contrôle policier technologique. Elle utilise le plaidoyer politique et des actions juridiques stratégiques pour protéger la neutralité du Net, l'anonymat et le chiffrement des communications. À travers ses campagnes (contre la reconnaissance faciale ou la loi LOPMI), elle sensibilise les citoyens et conteste devant les tribunaux les lois jugées liberticides et contraires au droit européen.
- AINOW[203] qui propose des analyses expertes et dissonantes (*The algorithmically accelerated killing machine*, par Lucy Suchman[204], 2024). L'AI Now Institute est un centre de recherche américain qui étudie les implications sociales de l'intelligence artificielle, en se concentrant sur les biais algorithmiques, les droits du travail et les libertés publiques. Il milite pour une régulation stricte de l'industrie technologique, dénonçant la concentration du pouvoir entre les mains des géants du Web et les dérives de la surveillance de masse par l'IA. À travers ses rapports annuels, l'institut influence les politiques publiques mondiales en exigeant que le développement de l'IA soit transparent, éthique et soumis à un contrôle démocratique rigoureux.
- InterHOP[205] est une association française loi 1901 qui défend l'utilisation de logiciels libres et éthiques dans le domaine médical. Elle milite pour la souveraineté numérique en s'opposant fermement à l'hébergement des données de santé par les géants technologiques étrangers. Pour offrir une alternative, elle développe et met à disposition des professionnels des outils informatiques sécurisés, transparents et décentralisés.
- Et tant d'autres.

---

203 https://ainowinstitute.org/

204 Lucy Suchman (1950-présent) est une anthropologue américaine et professeure émérite, pionnière de l'étude des interactions entre humains et machines. Longtemps chercheuse au mythique Xerox PARC, elle a révolutionné l'informatique en démontrant que l'action humaine n'est pas une simple exécution de plans préétablis, mais une « action située » qui s'adapte constamment au contexte.
Ses travaux ont jeté les bases de l'interaction homme-machine (IHM) moderne et de l'ethnographie du design. Elle critique vigoureusement les promesses de l'intelligence artificielle qui ignorent la complexité sociale et matérielle du travail réel. Aujourd'hui, elle s'implique fortement dans les débats éthiques sur les systèmes d'armes autonomes, dénonçant la déshumanisation induite par le ciblage algorithmique.

205 https://interhop.org/

La science-fiction

> « *J'ai vu des choses que vous, humains, ne pourriez croire... Des navires de guerre en feu, surgissant de l'épaule d'Orion... J'ai regardé des rayons C briller dans l'obscurité, près de la porte de Tannhäuser... Tous ces moments se perdront dans le temps... comme... les larmes dans la pluie... Il est temps de mourir.* »
>
> *Blade Runner*, 1982, réplicant Roy Batty

La science-fiction constitue une sentinelle et un contre-pouvoir. Elle rentre dans la grande famille des mythes et légendes, un imaginaire propre à toute société humaine. La SF est une façon d'interroger notre rapport à la technologie. C'est son fondement et son paradigme : comment l'homme réinvente son rapport à soi, à l'autre et au monde par la technologie. La SF est donc complètement intégrée à notre présent, tout ce qui est fait en SF interagit avec ce qui existe déjà.

Le monde technologique fait écho au cyberpunk. C'est un genre qui, de façon assez ironique, semble de moins en moins relever de la fiction : les discussions sur les implants neuronaux, l'IA et la puissance des GAFAM nous rapprochent chaque jour un peu plus d'un scénario à la Gibson dans le *Neuromancien* en 1984. Pour qu'une œuvre soit considérée comme cyberpunk, il convient de réunir en général trois caractéristiques :

- L'omniprésence technologique : On y trouve des intelligences artificielles et une robotique omniprésente, des implants cybernétiques (le corps humain est "augmenté") et le Cyberspace (un réseau virtuel où l'on se connecte physiquement).
- La domination des entreprises privées : L'État est devenu obsolète ou réduit au strict minimum. Le *pouvoir* a été absorbé par la *puissance*. Ce sont des méga-corporations (souvent japonaises ou américaines dans l'imaginaire des années 80) qui dirigent le monde, possédant leurs propres armées et leurs propres lois.
- L'esthétique urbaine : Le décor est presque toujours une mégalopole étouffante, nocturne, pluvieuse, éclairée par des néons publicitaires agressifs. C'est un mélange de modernité rutilante et de bidonvilles technologiques.

Dans ses différents ouvrages, Asma Mhalla[206] semble considérer que l'évolution du monde se dirige vers un monde de type Cyberpunk.

---

[206] Asma Mhalla, 1984, franco-tunisienne, enseignant-chercheur. Elle enseigne à **Sciences Po Paris** et à l'**École Polytechnique**, tout en analysant pour divers médias les enjeux géopolitiques de l'IA et de la Big Tech. Autrice engagée, elle a publié les essais ***Technopolitique*** (2024) et ***Cyberpunk*** (2025), où elle décrypte l'émergence de nouveaux systèmes de pouvoir totalitaires.

Nous pouvons citer, sans aucune prétention d'exhaustivité, quatre auteurs qui ont fait la preuve d'une certaine clairvoyance sur le sujet de mon essai : Alain Damasio, Masamune Shirow, Jean Van Hamme et le Studio Fortiche.

Alain Damasio développe, entre de très nombreuses autres choses, l'idée du « *technococon* ». « *Le technococon est une sphère cajolante qui nous choit et qui parfois nous fait du bien. Le technococon nous protège et nous abrite, mais sa sphère nous enferme aussi. Le fait d'éclipser par la technologie le rapport aux autres peut être agréable. C'est sans doute ce qui explique le succès du technococon chez les ados, à un âge où se confronter à autrui s'avère difficile. Le technococon est un piège doux et serein. On ne sent pas de suite ce qu'il a d'aliénant, c'est ce qui me frappe.* ».

Auteur prolifique, il réalise une application simulant la vie avec un assistant virtuel. Cette application est disponible sur Android et Apple sous le terme « *My Own Assistant* ». MOA est une application fictionnelle conceptualisée par Alain Damasio pour illustrer les dérives possibles des assistants vocaux et des technologies d'IA personnalisée. Présentée dans son roman Les Furtifs, elle agit comme un assistant ultra-adaptatif capable d'anticiper les désirs, de proposer des actions avant même que l'utilisateur ne les formule, et d'ajuster son comportement à son profil psychocognitif en temps réel.

MOA ne se limite pas à répondre à des commandes : elle analyse en continu les données comportementales, émotionnelles et sociales de l'utilisateur, les corrèle avec des modèles prédictifs et propose des choix optimisés censés correspondre exactement à ses attentes. Cette hyper-personnalisation crée un rapport de dépendance : l'utilisateur délègue progressivement son pouvoir de décision, perdant sa capacité à formuler un désir autonome.

Le système adapte également son « *ton* » et son style de communication à la psychologie de l'utilisateur, au point d'entrer dans une forme de co-construction cognitive. L'application devient un environnement mental sur mesure, réduisant la dissonance, neutralisant les hésitations, et accompagnant chaque geste par une suggestion prévalidée.

MOA sert ainsi de critique des technologies de captation attentionnelle en permettant d'expérimenter : elle montre comment un assistant apparemment bienveillant peut dissoudre l'autonomie décisionnelle et réduire la liberté de pensée.

Masamune Shirow, qui écrit *Ghost In The Shell* dès 1989, avant que l'Internet ne se développe ou que les médias sociaux n'apparaissent[207]. Le titre « *Ghost in the shell* » est par ailleurs difficilement traduisible en français : le *Ghost* est une sorte d'esprit qui différencie les humains des machines, sans que cela soit clairement défini dans l'œuvre, dans un monde hyperconnecté au

---

[207] Facebook : 2004, Twitter 2006, Instagram 2010, Linkdyn 2002, Tiktok 2016

sein duquel cohabitent humains, robots et cyborgs. Cette œuvre majeure met en lumière des conséquences éthiques d'une vie numérique et robotique. Moins anthropocentrée que le monde occidental, la culture nippone associe et conçoit plus aisément l'IA comme un être, un *ghost*, avec lequel l'humain va cohabiter, voire fusionner. Le *puppet master* de l'œuvre de Masamune Shirow ne sort-il pas de son état de machine omnipotente mais sans évolution possible par une fusion (et non une absorption ou un parasitisme) avec l'humain, qui est capable d'évoluer ?

Takahiro Nishiyama[208] (5) s'appuie sur cette œuvre pour étudier si les IA présentes dans les jeux vidéo sont centrées. Il analyse les travaux de Miyake Yōichirō[209], créateur d'IA pour les jeux vidéo, dont l'une des facettes est de simuler le comportement des personnages non-joueurs (PNJ) de telle sorte que ces PNJ réagissent comme des humains. Miyake estime que le fait que l'IA est originaire de l'occident se traduit par le fait que l'occident est fortement ancré dans la dualité âme/corps, dans la tradition cartésienne. Il affirme que « *Cela correspond à la perception occidentale de l'humain idéal, où la maîtrise du langage est considérée comme un indicateur significatif de l'intelligence. En effet, la Bible affirme : « Au commencement était le Verbe, et le Verbe était avec Dieu, et le Verbe était Dieu » (Jean 1:1). Par conséquent, le logos revêt une grande importance dans la culture occidentale et est considéré comme une mesure du raisonnement.* » Il estime que « l'IA ne peut être considérée comme intelligente que si elle possède une architecture mentale intégrant les concepts orientaux de l'esprit. »

L'auteur explore le positionnement philosophique de l'IA (notamment des personnages de jeux vidéo) en sollicitant *Ghost in the Shell* comme illustration des enjeux de subjectivation algorithmique, d'hybridation des pensées orien-

[208] Takahiro Nishiyama est un chercheur japonais influent en intelligence artificielle et en informatique, particulièrement reconnu pour ses travaux sur la vision par ordinateur et l'analyse du comportement humain. Il se spécialise dans le développement d'algorithmes capables de reconnaître les actions et les intentions humaines à travers des capteurs visuels, avec des applications majeures dans la robotique et la surveillance intelligente. Ses recherches portent sur l'amélioration de la précision des systèmes de reconnaissance dans des environnements complexes et changeants. En intégrant des techniques d'apprentissage profond (Deep Learning), il travaille à rendre les machines plus sensibles au contexte social, permettant une interaction plus fluide et sécurisée entre les humains et les systèmes automatisés.

[209] Miyake Yōichirō (1975-présent) est un concepteur de jeux vidéo et chercheur japonais, considéré comme l'un des plus grands experts mondiaux de l'intelligence artificielle dans le jeu vidéo. Connu pour son rôle de Lead AI chez Square Enix, il a révolutionné l'industrie en développant des architectures d'IA complexes pour des titres comme *Final Fantasy XV*. Il a théorisé une structure tripartite de l'IA de jeu : la Meta-AI (qui orchestre le rythme et l'environnement), la Character-AI (qui gère la prise de décision individuelle des agents via des arbres de comportement) et la Navigation-AI (qui permet aux entités de percevoir et de se déplacer dans l'espace 3D). Ses travaux visent à créer des agents capables de "vivre" de manière autonome dans des mondes numériques en intégrant des concepts de philosophie et de psychologie cognitive.

tales et occidentales, et de la configuration de l'IA selon la perception du concepteur humain.

Jean Van Hamme, dans la bande dessinée belge *SOS Bonheur* parue entre 1984 et 1986, relate plusieurs histoires individuelles dans un monde futur. Cinq de ces chapitres nous semblent pertinents au regard du présent essai. Le dessin est de Griffo.

Le chapitre «*plan de carrière*» décrit un homme, François Mortier travaillant pour la « compagnie d'analyses générales » dont le règlement dispose que *« les principales qualités des travailleurs de l'entreprise sont l'esprit d'équipe, l'efficacité dans le service et le respect de la discipline intérieure [...] Tout manquement aux normes établies par le présent règlement sera passible d'un renvoi immédiat* ». Dans un contexte de chômage important, son travail consiste à comparer deux séries de données et de signaler toute différence entre les deux. N'arrivant pas à savoir ni à quoi servent ces données ni à savoir la nature des actions de son employeur, il transgresse les règles et disparaît.

Le chapitre « *Sécurité publique* » décrit un état dans lequel « *Pour jouir de la plénitude de ses droits civiques, tout citoyen doit être enregistré au Fichier Central de la Population* ». Tous les citoyens sont inscrits dans un seul et même fichier, et utilisent une « *carte universelle* » dans laquelle sont réunis données bancaires, fiche d'identité, données biométriques, dossier médical, transactions financières et carte de paiement. Son créateur, Joachim Robin-Dullieu, est radié pour des raisons qui seront dévoilées ultérieurement du fichier central. Il devient un paria, dans l'impossible de prouver son existence dans un monde régi par le numérique. Il sera arrêté pour avoir volé une baguette de pain. Le parallèle avec les smartphones et la centralisation des données, telles les données de santé, ne manqueront pas d'interpeller le lecteur.

Le chapitre «*profession protégée*» décrit une situation dans laquelle certaines professions sont protégées. Ainsi « *une mission primordiale de tout responsable culturel conscient de ses responsabilités à long terme est de permettre aux véritables artistes de créer en toute liberté matérielle* ». Un jeune écrivain brillant, destiné à une grande carrière, écrit une ouvre « *éblouissante* » mais avec un «*problème de fond*» : il parle de « *dérégistrés* » qui n'existent pas selon la doctrine officielle. Devant les refus de toutes les maisons d'édition, il finit par renoncer à son titre et écrit pour lui-même en étant ouvrier. Il finit par être arrêté pour « *exercice illégal de l'écriture.* »

L'analogie avec les professions de santé, dont les titres sont protégés et qui ont un monopole dans le soin (et heureusement), peut aussi être l'objet d'une forme d'aliénation professionnelle par l'État et par des puissances d'argent (le *pouvoir* et la *puissance*). La bande dessinée met en évidence le danger que peut représenter une profession certes protégée mais aliénée.

Depuis plusieurs années, l'indépendance des professionnels de santé est attaquée de toute part, que ce soit par la puissance publique (hôpital, sécurité sociale, règlement arbitral, etc.) ou par des puissances privées (conflits d'intérêts, financiarisation).

Le chapitre « *À votre santé* » décrit un monde dans lequel la santé publique contrôle tous les actes de la vie des affiliés dans le but de les protéger, y compris contre leur gré. « *L'affilié a pour premier devoir de protéger sa santé [...] Les agents de la police médicale auront les plus larges pouvoirs de surveillance et d'investigation pour sanctionner les contrevenants* ». Si les citoyens ont la liberté de s'affilier ou non à la Sécurité sociale, les médecins ont l'interdiction de soigner les non-affiliés. Étouffée par les contrôles sanitaires incessants et les amendes, de devoir demander des autorisations pour les vacances, Micheline Duchampt décide de se désaffilier. Sa fille, Emilie Langlais, contracte le tétanos et devant l'impossibilité de trouver un médecin ou d'acheter un médicament, sa fille étant mourante, elle se fait arrêter en train de voler dans une pharmacie ; le père d'Emilie, Robert Langlais, se fait arrêter pour avoir tenté d'acheter sur le marché noir le vaccin.

Ce chapitre insiste sur l'inhumanité d'un système dans lequel les professionnels de santé sont aux ordres du pouvoir politique. Il met en avant la difficulté et les dérives entre un système de santé trop directif et pourtant son intérêt.

Nous retrouverons tous ces protagonistes dans le troisième tome : « *Révolution* ». Plusieurs années ont passé et le père d'Emilie croise cette dernière alors qu'il la pensait morte. Il se fait arrêter à la suite d'une légère altercation. Lors de son procès, nous découvrons que le système judiciaire est confié à une intelligence artificielle, appelée Thémis. Les avocats défendent les intérêts de leurs clients et les magistrats sont là pour vérifier que la procédure est respectée. « *Thémis, notre grand ordinateur judiciaire ! Le seul juge capable de rendre objectivement la même justice pour tous.* ». Thémis a accès non seulement au dossier en cours mais également à tout ce qui est inscrit dans le Fichier Central auquel il est relié. Pour une infraction mineure, Thémis condamne à mort le prévenu, alors que le Code pénal ne prévoit pas cette peine. Décision est prise par le pouvoir politique de ne pas annuler cette décision aberrante, car pour eux l'intelligence artificielle ne peut pas se tromper et ce même s'ils ne la comprennent pas. En parallèle, nous suivons l'enquête du commissaire Louis Carrelli, dont les traits sont inspirés par Lino Ventura, qui, par son expérience et une réflexion humaine, fait un lien entre plusieurs affaires : aucun protagoniste n'est inscrit au Fichier Central, ce qui est pourtant impossible. Une révolution populaire a lieu, mais il s'avère qu'elle ne fut en rien spontanée.

La conclusion de cette œuvre est assez saisissante avec un regard de 2025, et ce à plusieurs niveaux. Si l'État et la bureaucratie apparaissent comme étant les responsables de toutes les dérives et sont autoritaires, ils utilisent des données et des outils de surveillance d'entreprises privées. Il s'avère *in fine* qu'elles agissent sous le contrôle de puissances privées. La *compagnie générale des archives*, entreprise privée, analyse en réalité les données récoltées par les agences de l'État, les recoupe, les analyse et les ré-utilise sans contrôle démocratique et judiciaire.

Dans cette œuvre, derrière le *pouvoir* se cachent des *puissances* qui se présentent comme étant des « *corporations mondiales* » : « *armement, communications, recherche scientifique, industrie, énergie, agro-alimentaire et la corporation maîtresse : l'argent* ».

Une analogie avec le modèle néolibéral de Walter Lippmann semble évidente…

Sur le sujet de la justice et de l'IA, si ce modèle de fonctionnement peut sembler absurde, il serait inconscient de ne pas en tenir compte. Ce type de jugement n'est pas de la science-fiction, mais s'est déjà produit dans notre monde. Il s'agit de l'affaire State of Wisconsin v. Éric Loomis en 2016.

Cette affaire constitue l'un des premiers cas juridiques emblématiques concernant l'utilisation d'un algorithme prédictif – COMPAS – dans le système de justice pénale américain. Éric Loomis est arrêté après avoir été impliqué dans une fusillade et poursuivi pour évasion en véhicule volé. Au moment de sa condamnation, le juge s'appuie, entre autres éléments, sur une évaluation de risque générée par l'algorithme COMPAS (*Correctional Offender Management Profiling for Alternative Sanctions*), un outil conçu pour prédire le risque de récidive d'un individu. Sur la base des résultats, Loomis reçoit une peine de six ans de prison ferme et cinq ans de mise à l'épreuve.

La défense conteste l'utilisation de COMPAS, invoquant plusieurs arguments. D'une part, l'algorithme repose sur des données et une méthodologie non publique – il s'agit d'un système propriétaire développé par une société privée – ce qui empêche l'accusé de comprendre, vérifier ou contester la manière dont l'évaluation a été produite. D'autre part, il s'est avéré que COMPAS présentait des biais raciaux importants : il surestime le risque de récidive pour les personnes noires et le sous-estime pour les personnes blanches. Selon la défense, son utilisation constitue donc une violation du droit au procès, car l'accusé ne peut pas confronter l'ensemble des preuves utilisées contre lui.

La Cour suprême du Wisconsin rejette cependant l'argumentation de Loomis et confirme la peine. Elle considère que le recours à COMPAS n'a pas été déterminant dans la condamnation, mais simplement utilisé comme un outil supplémentaire parmi d'autres éléments à disposition du juge (casier judiciaire, circonstances de l'infraction, profilage traditionnel…). La Cour affirme également que le droit au contre-interrogatoire ne s'applique pas à un algorithme dans la mesure où il ne constitue pas un "témoin" au sens strict.

Néanmoins, la Cour émet une mise en garde : elle exige que les tribunaux qui utilisent COMPAS informent expressément les prévenus que les résultats peuvent comporter des biais et ne doivent pas être considérés comme des indicateurs scientifiques incontestables, mais comme de simples éléments consultatifs. En 2017, la Cour suprême des États-Unis refuse de se saisir du dossier, laissant ainsi intacte la décision du Wisconsin.

Les ingénieurs de l'algorithme ont été estimés irresponsables malgré les biais. Si cet exemple n'est pas comparable avec la peine de mort édictée par Thémis, les analogies sont édifiantes. À noter malgré tout que si dans l'œuvre de Jean Van Hamme, les magistrats ne peuvent contester la décision de l'IA, dans la conclusion de l'affaire suscitée, il est acquis que les magistrats ne sont pas tenus de suivre l'avis de l'IA (même s'ils ignorent *comment* la conclusion a été prise et sont donc influencés par COMPAS, cette dernière étant de propriété privée…). Amnesty International (168) n'hésite pas à considérer que COMPAS est une « *intelligence artificielle : robot tueur de droits* ». L'auteur de l'article rappelle que cette dérive a également lieu, en pire, à Pékin et à Hangzhou où « *un juge robot en hologramme traite en ligne des litiges civils 24 heures sur 24.* »

Il est donc sain que l'IA ACT de l'UE estime que la santé et la justice constituent un risque élevé. La délégation complète de la prise de décision est interdite. Néanmoins, et la crête de ligne est mince, les systèmes d'IA générative ou prédictive sont autorisés si et seulement si un humain garde la capacité effective de comprendre, corriger, et, au besoin, annuler la décision produite par l'IA.

Or, comme cela a été démontré, la confiance excessive, l'impossibilité de comprendre l'IA *in concreto* et l'irresponsabilité des ingénieurs laissent à penser que ces règles protectrices soient dans le monde réel putatives.

Si la science-fiction utilise souvent des futurs aseptisés ou des dystopies de métal sombre pour nous avertir des dérives du progrès, la série animée *Arcane* (Studio Fortiche 2021-2024) choisit une autre voie, plus sensorielle et profondément tragique. En ancrant son récit dans un univers visuel somptueux qui fait directement s'affronter l'Art Déco et l'Art Nouveau, la série ne se contente pas de faire un choix esthétique : elle cartographie la fracture sociale et l'échec d'une technologie qui, loin de sauver le monde, précipite sa chute.

Dans *Arcane*, la dualité de la société se lit sur les murs et les visages. Les créateurs ont utilisé deux mouvements artistiques majeurs de la fin du XIXe et du début du XXe siècle pour illustrer deux rapports distincts à la science et à la survie.

L'Art Déco de Piltover illustre le Progrès triomphant et arrogant. La ville haute, riche et dominante, s'habille de lignes droites, de motifs géométriques, de dorures et de structures symétriques monolithiques. C'est l'esthétique des gratte-ciels, de l'ordre, d'une bourgeoisie industrielle convaincue que la science (incarnée par l'instable magie technologique, l'Hextech) peut tout régenter. L'Art Déco y symbolise un futur maîtrisé, propre, mais fondamentalement rigide et déconnecté des réalités humaines.

L'Art Nouveau de Zaun illustre la Chair et la misère organique. Dans les bas-fonds de la ville basse, les lignes se tordent. L'Art Nouveau y est omniprésent à travers des courbes sinueuses, des motifs végétaux corrompus par la pollution, et des structures en fer forgé qui rappellent des cages ou des lianes industrielles. Ici, la technologie (le Chemtech) n'est pas un luxe géométrique, c'est une excroissance biologique invasive. Le mouvement courbe de l'Art Nouveau traduit l'adaptation viscérale, la souffrance des corps et la tentative désespérée de la vie de se frayer un chemin à travers la toxicité ambiante.

Le cœur du récit d'*Arcane* repose sur une ironie dramatique : chaque personnage cherche à réparer le monde ou sa propre vie par le biais de l'innovation, et chacun finit par devenir la victime de sa création. La technologie n'est jamais la solution ; elle est le catalyseur de leurs tragédies personnelles.

Jayce, le brillant inventeur, conçoit l'Hextech pour libérer l'humanité des contraintes de la nature. Résultat ? Son invention est immédiatement militarisée par les politiciens. Ses outils de travail deviennent des marteaux de guerre et des gantelets destructeurs. Au lieu d'apporter la paix, sa science crée une course aux armements qui brise définitivement le dialogue entre les deux cités.

Viktor, son partenaire mourant, cherche dans la technologie (l'Hextech) un moyen de transcender la faiblesse de la chair et de sauver les habitants des bas-fonds. Mais la machine exige un tribut : pour fonctionner, elle demande de sacrifier l'organique, le vivant, et finalement l'empathie. Sa quête d'un salut technologique le conduit à une effroyable déshumanisation. Devient-il une IA ?

Silco et Jinx, du côté de Zaun, exploitent le *Shimmer*, une biotechnologie mutagène censée donner à la ville basse la force de s'émanciper. Cette technologie ne sauve personne : elle crée des monstres, aliène la population par la dépendance, et finit de détruire le psychisme déjà fragile de Jinx, la transformant en l'agent du chaos.

Arcane offre un complément moderne aux trois autres œuvres :

Là où *S.O.S. Bonheur* montre la technologie comme un outil de normalisation politique, *Arcane* montre qu'elle exacerbe les inégalités de classe par sa seule distribution. Là où *Ghost in the Shell* interroge la dissolution de l'âme dans le réseau, *Arcane* rappelle que la technologie matérialise la perte de contrôle de l'artisan sur son œuvre. Là où *Les Furtifs* de Damasio mettent en scène la réappropriation du vivant contre la technologie de contrôle, *Arcane* illustre le piège d'une technologie qui se substitue aux solutions politiques et humaines.

En refusant le happy end technologique, la série rappelle une vérité essentielle : une société qui confie ses problèmes de justice, d'égalité et de douleur à la seule puissance technologique est condamnée. C'est LA grande question au cœur d'Arcane. La technologie ne sauve pas leur monde. Au contraire, elle agit comme un puissant accélérateur de crise.

La série montre un monde alternatif dans lequel la technologie de l'Hextech n'a pas été utilisée et qui montre que les réponses aux maux de la société ont pu être apportées par la fraternité et les progrès sociaux.

POLITISER LE DÉBAT

> « *Mais, en tout état de cause, il n'appartient pas aux ordres de prendre parti sur des sujets de nature politique ni d'entraver la concurrence entre acteurs de santé* »
>
> Cour des comptes, *Les ordres des professions de santé et la sécurité des patients*, 2020

Le terme *politique* utilisé dans le présent essai renvoie à son étymologie et à son sens noble, et non aux partis politiques ou aux idées politiques. Au cœur du mot se trouve le nom grec πόλις (polis), qui signifie la « cité » ou la « ville-État ». Dans l'Antiquité, la polis ne désigne pas seulement un espace géographique ou des remparts, mais la communauté des citoyens qui y vivent et l'éthique qui les rassemble.

De ce nom ont découlé deux termes essentiels : πολίτης (politēs) : le citoyen (celui qui habite la cité et y dispose de droits) et πολιτικός (politikos) : l'adjectif qui signifie « tout ce qui concerne le citoyen, la cité et le gouvernement ».

Politiser le débat dans cet essai consiste dans cet essai à débattre de manière citoyenne.

L'existence d'une éthique professionnelle est un choix politique. La cohabitation entre une assurance publique (CNAM) et des assurances privées est un choix politique. Le boycott est un choix politique. Interdire toute interdiction est un choix politique. La république est un choix politique.

Tout est politique.

C'est pourquoi la volonté régulière de condamner lourdement les appels aux boycotts ou d'interdire les ordres professionnels de prendre de positions politiques est à questionner sérieusement.

L'expérience du Numérique en Santé est intéressante. Il a été présenté comme une discussion citoyenne avec, ce qui est exact, un grand nombre de réunions de concertation publique, que ce soit avec des organisations privées, publiques et avec un accès libre à tout citoyen. Diverses possibilités de participation en ligne ont été ouvertes. Or, cette présentation me semble fallacieuse. Il n'a jamais été possible de mettre en cause les fondements du Numérique en Santé. Ce dernier n'a rien d'une volonté populaire ou souveraine.

Représentant le conseil de l'ordre régional à l'une de ces réunions de concertations, nous avions émis quelques réserves sur la question du recueil du consentement, sujet sur lequel notre expertise est indéniable. Le représentant du pouvoir, apparemment très intéressé par ce thème, s'engagea la main sur le cœur à reprendre contact pour effectivement améliorer le Numérique en Santé sur le consentement car il y avait un vrai sujet. Nous attendons toujours 4 ans après mais nous n'avons pas été surpris.

Dit autrement, les discussions ont permis d'améliorer les fonctionnalités du système, mais il n'était pas possible de le remettre en cause. Les discussions ont eu lieu sur les modalités et les détails, pas sur le fond. Nous rappellerons que le Numérique en Santé s'appuie sur une *doctrine*, terme parfaitement adéquat puisqu'il n'y a pas de possibilité de contester le cadre de la réforme. Juste ses modalités comme nous l'avons abordé précédemment.

De tels choix, par exemple d'élargir l'accès aux données à l'ensemble des pays membres de l'UE (avec une utilisation orwellienne de l'oxymore « *Garantir la souveraineté française et européenne* » (169)). Or, « *la souveraineté appartient au peuple* » (170) et « *La souveraineté, cela ne se divise pas ni ne se partage et, bien sûr, cela ne se limite pas.* » (171). On ne peut être et souverain en France et souverain au sein de l'UE.

Jamais le principe d'ouvrir les données de santé françaises à l'ensemble des pays de l'UE n'a été contestable. Jamais le *principe* de l'utilisation secondaire de ces mêmes données n'a été l'objet de discussion citoyenne. Jamais la politique de créer un *marché des données de santé* n'a été politisée. Si la santé n'est pas encore un marché parmi les autres, le marché de la donnée de santé est consciencieusement mis en place alors même que la science a déterminé sans équivoque que même l'anonymisation n'est pas efficace.

Le numérique en santé est un sujet politique qui est présenté comme un sujet technique, non politique, alors qu'il l'est totalement. Il entre pleinement dans la conception néolibérale telle que décrite par Walter Lippmann dans « *le Public fantôme* » et dans « *public opinion* » : pour « *mener à bien une propagande, il doit y avoir une barrière entre le public et les évènements* ». Face à un public souvent irrationnel, insuffisamment informé ou indifférent, cette nouvelle forme de propagande doit permettre à des élites dirigeantes éclairées d'amener l'opinion publique à comprendre et accepter ses décisions, prises dans l'intérêt du Bien commun.

Le présent essai, anecdotique et accessoire, est imaginé comme une participation politique assumée dans le débat. Quelles que soient les opinions politiques de chacun, un changement de paradigme dans la santé tel que sa numérisation devrait être l'objet de discussions politiques.

Une initiative comme la convention citoyenne sur le climat a montré d'ailleurs que, contrairement aux thèses collectivistes ou néolibérales, une communauté de citoyens aléatoires éclairés et qui disposent de temps peut amener à des propositions lucides et mesurées. Par exemple, la convention propose (172) d'« *Encourager la sobriété numérique afin d'en réduire les impacts environnementaux* », « *Donner systématiquement le choix au consommateur pour les contenus en accès limité entre un service payant sans publicité et un service gratuit avec publicité* », « *Imposer aux navigateurs Internet la mise en place d'un bloqueur de publicité par défaut* », « *limiter la prolifération des appareils connectés et d'un stockage exponentiel de données* », mais aussi d'interdire la publicité numérique.

5
Les intelligences artificielles, les plateformes numériques et la santé

DE GRANDES AVANCÉES ET DE GRANDES PROMESSES

« Je crois que l'avenir de l'humanité est dans le progrès de la raison par la science »

Émile Zola, écrivain et journaliste français, 1840-1902

Les intelligences artificielles ont un impact fort sur un grand nombre de disciplines médicales (173) : imagerie médicale, diagnostic, soins virtuels, recherche médicale, découvertes de médicaments, engagement et suivi des patients, surveillance des patients, applications administratives telles que la délivrance de documents ou l'analyse des dossiers médicaux.

Elles vont permettre d'incroyables avancées médicales ; le présent essai ne remet pas ce fait en cause. Cependant il interroge sur les conséquences. Wagner et al. rappellent que la gouvernance de l'IA doit être au service de la santé publique (174).

L'INSERM, quant à elle, s'avère nuancée sur l'hypothèse que les intelligences artificielles remplaceront les médecins. D'après elle, l'IA de type LLM a déçu avec Watson (l'intelligence artificielle d'IBM), en particulier parce que la taille de la base de données est trop faible, que les IA n'intègrent pas les codes socio-culturels et ne comprends pas les états émotionnels des patients. Elle conclut ; « *À l'heure actuelle, rien ne vaut les interactions humaines pour proposer une prise en charge adaptée, fondée sur les particularités de chaque patient et l'expertise des médecins pour valider un diagnostic.* » (175)

Certaines études montrent que l'utilisation d'intelligences artificielles de type Machine Learning ne donne pas obligatoirement de meilleurs résultats, par exemple dans la modélisation statistique pour la prédiction de l'échec de l'allogreffe rénale (176).

Le nombre de publications, mais surtout de réclames directes et indirectes en faveur des bienfaits des intelligences artificielles est légion. Les intelligences artificielles sont déjà endémiques. Moi-même, dans ma pratique professionnelle, les utilise avec satisfaction. Il est clair que certains actes médicaux ont gagné en qualité et en reproductibilité avec ces outils. Les bienfaits des plateformes numériques et des intelligences artificielles sont notoirement sur-surmédiatisés et sur-plébiscités ou au contraire vilipendés ou sous-estimés. Il est difficile, sinon impossible, d'obtenir une information fiable et indépendante.

Cela étant, et bien malgré moi, la question se pose de savoir si la médecine ne serait pas en quelque sorte l'idiote utile de l'intelligence artificielle. Si, parce qu'elle permet d'indéniables avancées médicales, la médecine par l'intelligence artificielle ne provoquerait-elle pas plus de désavantages que d'avantages dès lors qu'on raisonne en pensée systémique.

Le concept du rapport bénéfice/risque, très utilisé en santé, comporte des biais importants. En effet, même dans une dictature autoritaire, il existe quelques bienfaits. Par exemple il y a plus d'ordre et de sécurité dans un empire comme le soutiendrait le sénateur Palpatine que dans une république. La transposition du concept particulier bénéfice/risque en terme sanitaire et systémique est risquée. À quel moment quelques bénéfices ponctuels justifient-ils le renoncement à des principes généraux tels la liberté individuelle ou le bien commun ? La question est éminemment politique et ne peut être réduite à une équation dans laquelle on compare des principes avec des résultats. Par exemple la Chine a fortement utilisé les outils numériques avec une certaine efficacité lors de la crise de la Covid-19 de manière autoritaire, ce qui a séduit certains responsables politiques français. Est-ce pour autant que le modèle chinois est désirable ?

Et enfin, il convient d'avoir conscience que si les intelligences artificielles sont, pour l'instant, accessibles financièrement, c'est en payant en vérité un prix extrêmement lourd. Mais ce coût est invisible car le prix est payé par des humains loin des nos yeux et de nos cœurs.

En effet, sans l'économie numérique générale, les prix du numérique en santé et des outils seraient insupportables pour le système de santé. Par exemple si les composants informatiques n'étaient produits en grand nombre pour regarder de la pornographie ou des vidéos de chatons (certes mignons), ils seraient trop onéreux à construire pour les IRM. Il n'est pas possible de dissocier les *mésusages* des *bonusages*. C'est parce que des vidéos n'ayant aucun intérêt sont regardées en masse qu'il est possible et soutenable de produire des appareils de haute technologie. C'est parce que l'industrie militaire soutient le développement des intelligences artificielles que ces derniers sont bon marché. Utiliser les médias sociaux tels Facebook, TikTok et autres pour valoriser son cabinet dentaire ou son centre de santé implique indirectement que des humains regardent à longueur de journée des contenus pédopornographiques ou des images de tortures afin d'apprendre aux intelligences artificielles ce qu'il est convenable de montrer ou non. L'existence des réseaux sociaux repose sur une armée de l'ombre dont le rôle est d'absorber une violence visuelle extrême, épargnant ainsi la sensibilité du grand public au prix de leur propre santé mentale.

Une raison pour laquelle les puces qui sont utilisées dans les instruments médicaux ont un coût supportable, c'est précisément parce qu'elles sont développées pour être produites à des millions d'exemplaires dans des gadgets addictifs ou dans des systèmes d'armement. Dans l'écosystème de l'intelligence artificielle, les questions militaires ne sont d'ailleurs jamais loin.

Il semble bien illusoire de penser utiliser efficacement les plateformes numériques à des fins de prévention. Tenter de diminuer les comportements à risque qui favorisent les pathologies dentaires (grignotage, tabac, sédentarité, etc.) est un combat perdant dans la mesure où ces mêmes plateformes permettent d'identifier les personnes vulnérables pour les soumettre à d'innombrables injonctions ciblées qui induisent ces mêmes comportements, notamment dans le cadre de l'économie de l'attention.

Dit autrement, tant que les vendeurs de sodas acides et sucrés seront les sponsors des Jeux olympiques, aucun professionnel de santé ou organisme d'État ne pourra lutter à armes égales, sauf à imposer par le droit des règles leur permettant de le faire.

Il s'agit juste d'une volonté politique.

En utilisant les médiaux sociaux pour faire de la prévention, on tente de soigner le symptôme ; la plateforme, elle, industrialise la pathologie. C'est un grand détournement : transformer nos angoisses en rente de situation. Cela étant, dans la mesure où il ne semble pas raisonnable de penser que ces plateformes puissent être contrôlées en l'état actuel du droit et de la géopolitique, il faut que des messages de prévention y soient diffusés, même si cela est insuffisant.

En réaction, le monde scientifique, universitaire et politique tente de lutter contre la désinformation sanitaire, y compris le ministère de la Santé qui lance une stratégie nationale de lutte contre la désinformation en santé en janvier 2026.

Une information éthique en santé est la meilleure arme contre la désinformation. Mais le combat est cependant inégal : le MIT a démontré qu'un mensonge se propageait six fois plus vite que la vérité (177). La loi dite de Brandolini ou le principe d'asymétrie des baratins est l'aphorisme selon lequel « *la quantité d'énergie nécessaire pour réfuter des sottises est supérieure d'un ordre de grandeur à celle nécessaire pour les produire* ». Ainsi, s'il est facile de créer une fausse information — sur le fond et la forme — en quelques minutes, il faudra probablement plusieurs heures pour démonter chaque point et montrer la fausseté de l'ensemble. Brandolini publie sur son compte Twitter en 2013 : « *The bullshit asimmetry: the amount of energy needed to refute bullshit is an order of magnitude bigger than to produce it.* »

Les efforts pour contrer la désinformation sont certes louables et nécessaires, mais sans changement du modèle et de la finalité des médias sociaux, ce sera un échec prévisible.

Les plateformes et les concepteurs des intelligences artificielles doivent être tenus de respecter l'éthique avec des contre-pouvoirs à leur hauteur, faute de quoi tous ces efforts, bien que louables, sont vains.

Imagerie

Nous ne nous attarderons pas davantage sur les bénéfices actuels et attendus de l'utilisation des intelligences artificielles. La réclame massive des entreprises, la propagande d'État, la croyance dans le technosolutionnisme, mais également les publications scientifiques sont légion. Les intelligences artificielles vont être bénéfiques ET maléfiques.

Nous essayons de contrebalancer ces visions un peu trop utopistes et surtout pétries de conflits d'intérêts en nous concentrant sur les risques, les enjeux et les dérives. Néanmoins, le présent ouvrage développe la thèse que les intelligences artificielles seront particulièrement efficaces et performantes par nature et qu'elles nécessitent la mise en place de forts contre-pouvoirs, notamment éthiques. Ce contre-pouvoir doit être inscrit dans la loi, et non dans des chartes ou tout autre moyen non coercitif. La finalité de ma réflexion est que, collectivement, nous puissions profiter des avantages des intelligences artificielles sans en subir les conséquences néfastes, au risque de passer pour un utopiste.

Pour le meilleur ou pour le pire, la datacratie sera capable d'observer nos constantes biologiques. Le diabète de type 2 peut être mieux détecté grâce à l'utilisation d'IG générative avec des données génétiques et d'imagerie médicale ; une étude taïwanaise (178) a démontré qu'il était possible de détecter très précocement la prévalence de ce type de diabète avec ces outils.

Selon notre expérience en expertise judiciaire et professionnelle, la bonne tenue des dossiers médicaux est très aléatoire. L'intelligence artificielle peut déjà être un outil pour enregistrer et résumer la discussion entre le soignant et le patient. Plusieurs sociétés privées ont déjà mis en place ces pratiques, comme Doctolib®. Le Dossier Médical Partagé « DMP », élaboré par l'Assurance Maladie, est automatiquement alimenté par l'assurance maladie. L'ambition est de centraliser et de rendre accessible les résultats d'examens (radiologie, biologie, etc.), les antécédents médicaux, les comptes-rendus d'hospitalisation, ainsi que les directives anticipées en cas de décès.

Si, initialement, le consentement du patient devait être explicite et fruit d'une démarche volontaire, le consentement s'est inversé. Dans les faits, il faut faire une démarche complexe pour refuser le DMP. Le cheminement est plus compliqué pour refuser que pour accepter. Cette pratique étant la norme lorsque l'on veut forcer le consentement.

La quantité de données ainsi récoltées, et à terme disponibles pour l'ensemble des professionnels de santé via le DMP, va être colossale. Le professionnel de santé ne pourra donc tout lire, sauf à créer un effet rebond inefficace ; le professionnel de santé passera de plus en plus de temps à lire le dossier médical. La masse de données de ce dossier sera en perpétuelle et constante augmentation. La quantité de données sera si importante que seule une intelligence artificielle pourra alors analyser le dossier médical *in extenso*. L'issue logique et inéluctable du DMP et qu'il faudra une intelligence artificielle pour l'analyser, comme une sorte de mise en abîme infinie. Charge au professionnel de santé d'apprendre à poser les bonnes questions à l'agent numérique.

La data augmentera avec le temps et plus aucun professionnel de santé ne pourra prendre le temps de toutes les lire. Pourtant, comme l'information sera disponible, en cas d'erreur médicale, il sera tenu responsable de ne pas avoir lu ce qu'il aurait dû lire. Seule une intelligence artificielle sera capable de le faire et proposer au professionnel de santé un résumé, résumé qu'il ne pourra dans les faits critiquer et contester… il aura accepté les CGU.

Cela étant, les informations contenues dans le DMP sont également accessibles au patient, ce qui lui permettra de faire lui-même des recherches et de l'analyse. Il pourra également signaler au professionnel de santé certains éléments que ce dernier n'aurait pas pris en compte, et cette décision médicale partagée pourrait renforcer l'implication et l'engagement du patient dans son traitement. Les patients pourront également utiliser des intelligences artificielles pour analyser leurs propres données. De ce point de vue, le DMP renforce la relation de soin en diminuant son asymétrie. Le modèle paternaliste, infantilisant les patients, pourrait avoir vécu… mais seulement pour les patients qui sont à l'aise avec les outils numériques. Les patients sont souvent experts de leur propre maladie ; le corps médical a tendance à l'oublier.

Le ThinkTank télésanté & numérique en santé (179) reproche au DMP que les patients puissent « *s'opposer sans motif légitime à la consultation de leur dossier par les soignants qui les prennent en charge* ». La volonté du patient ne constituerait donc pas en elle-même un motif légitime… Il est d'ailleurs assez probable que le pouvoir politique impose aux professionnels de santé et/ou aux patients d'alimenter le DMP. En 2025, le projet de PLFSS prévoit d'ailleurs de sanctionner les professionnels de santé et les établissements d'amende pécuniaires s'ils n'alimentent pas le DMP. Finalement censuré par le Conseil constitutionnel, le texte initial prévoyait pour un professionnel de santé pas moins de 2 500 euros d'amende par manquement constaté et pour un établissement de 25 000 euros ! Le Conseil constitutionnel a censuré cette mesure non pas sur des fondements éthiques, mais parce qu'il a considéré qu'il s'agissait d'un cavalier législatif. Un « cavalier législatif » est un article ou un amendement introduit dans un projet de loi, mais qui n'a aucun lien (ou un lien beaucoup trop lointain) avec le sujet initial du texte. Pour utiliser une image : c'est comme glisser une nouvelle règle sur les limitations de vitesse dans une loi qui parle exclusivement d'agriculture. La mesure « monte en croupe » (d'où le terme de cavalier) sur un texte de loi en cours de discussion pour être votée plus vite ou passer inaperçue.

Le Conseil constitutionnel n'a pas pris position sur le fond.

Le conseil économique, social et environnemental estime quant à lui (180) que « *Dans le cadre des négociations conventionnelles des professionnels de santé avec l'Assurance maladie, inclure dans les rémunérations forfaitaires l'enrichissement et l'utilisation effective, systématique et obligatoire, de Mon espace santé pour renforcer la qualité des soins.* ».

Mon espace santé est un espace numérique personnel et sécurisé, proposé par l'Assurance Maladie et le ministère de la Santé, qui a vocation à devenir le carnet de santé numérique de tous les assurés. Grâce à ce service, chacun peut participer activement au suivi et à la préservation de sa santé. D'après le site Internet officiel, ce service est financé par l'Union européenne - (NextGenerationEU). Mon espace santé comporte quatre volets : le dossier médical partagé DMP, une messagerie sécurisée, un catalogue de service et d'application et un agenda médical. On peut constater que c'est principalement ce que propose la société privée Doctolib®.

On assiste à une inversion des valeurs éthiques médicales dans le principe de la primauté de la volonté du patient. Un patient aurait ainsi le « *droit de refuser ou de ne pas recevoir un traitement* (…) *Le médecin a l'obligation de respecter la volonté de la personne après l'avoir informée des conséquences de ses choix et de leur gravité.* » (181) mais pas celui de refuser que ses données soient récoltées ou partagées…

Le code de déontologie dentaire confirme cette primauté (182) : « *Lorsque le patient, en état d'exprimer sa volonté, refuse les investigations ou le traitement proposés, le chirurgien-dentiste doit respecter ce refus après l'avoir informé de ses conséquences.* »

Données massives de données de santé

Les big data en santé correspondent à l'augmentation considérable des volumes de données générées et exploitées dans le domaine médical. Les avancées technologiques ont multiplié les sources (séquençage génétique rapide, essais cliniques, registres, enquêtes, objets connectés) et accru la granularité des informations collectées. Cette masse de données provient de bases médico-administratives, de registres de morbidité, d'enquêtes récurrentes, de cohortes généralistes ou ciblées et d'outils de collecte innovants (capteurs, dispositifs connectés hospitaliers).

Le Système national des données de santé (SNDS) représente la base centrale de cette infrastructure, regroupant le SNIIRAM, le PMSI, les causes de décès, les données handicap et des informations issues de complémentaires santé. Accessible à des acteurs publics (et, sous autorisation CNIL, à d'autres organismes), ce dispositif permet des analyses épidémiologiques à grande échelle, l'évaluation de politiques publiques ou la mise en évidence de phénomènes comme la baisse de l'espérance de vie chez les personnes souffrant de troubles psychiques.

L'exploitation de ces données permet d'identifier des facteurs de risque, de développer des outils de prévention, d'aide au diagnostic et de personnaliser les prises en charge. En épidémiologie, elle participe à la détection précoce des événements sanitaires (réseau Sentinelles, tableaux de bord Covid-19) et à la prédiction de la propagation d'épidémies (HealthMap, GLEAM). Des structures comme EPI-Phare analysent l'usage et les risques liés aux médicaments à partir du SNDS. La généralisation de ces usages impose cependant de relever des défis techniques (stockage massif, puissance de calcul), organisationnels (standardisation des formats via i2b2 ou OMOP, interopérabilité des bases) et éthiques. Le plan France médecine génomique 2025 prévoit une infrastructure nationale de calcul (CAD) associée à un encadrement éthique strict. Le Health Data Hub, créé en 2019, facilite l'accès à un catalogue de bases évolutif et diffuse des normes.

Le choix de dénommer en anglo-américain le Health Data Hub n'est pas anodin.

Enfin, la protection des données personnelles est assurée par le RGPD et contrôlée en France par la CNIL : recueil du consentement, droit d'opposition, interdiction d'extraction brute des données non analysées.

La recherche médicale

Dans le cadre de la recherche, de nouveaux outils algorithmiques permettent de faciliter les méta-analyses et les revues systématiques, notamment en élargissant le périmètre et le volume d'articles sélectionnés, mais renforcent l'influence de la sélection algorithmique des articles retenus. Selon les principes de l'esprit critique scientifique, ces algorithmes ne sauraient être confidentiels et non critiquables…

L'un des fondements épistémologiques de la recherche est la relecture et la critique par les pairs, en particulier dans la méthodologie, chère à Karl Popper. La sélection et l'analyse algorithmique vont créer une boîte noire, rendant inopérante la critique par les pairs si ces algorithmes sont confidentiels. Dit autrement, la production scientifique, qui va certes gagner en puissance d'analyse, va perdre en partie sa légitimité *par design*. En effet, les pairs seront réduits à discuter des conclusions sans avoir accès à la méthode réellement utilisée, ni même avoir accès à la version utilisée. Par exemple une étude scientifique réalisée avec ChatGPT3.5 ne pourra être confrontée par des pairs deux années après la diffusion de l'article, cette version de ChatGPT n'étant plus accessible.

Quand bien même les algorithmes seraient accessibles, cela présuppose une utilisation d'une intelligence artificielle symbolique sans utilisation de

Deep Learning. L'intelligence artificielle connexionniste est par conception impossible à contrôler toute vérification efficiente, notamment à cause de sa complexité avec les relations et rétroactions entre les différents niveaux de neurones. La création scientifique se retrouve devant un défi majeur : l'accès à l'open data va permettre l'analyse d'un très grand nombre de données, améliorant sa qualité, mais cela introduit *ipso facto* un trou noir, la dénaturant et portant atteinte à son essence. Comment accepter des publications scientifiques alors qu'on ne peut pas faire vérifier la méthodologie par les pairs ? Comment faire confiance dans cette situation ? Comment empêcher toute manipulation des conclusions ?

La communauté scientifique, dont l'esprit critique est un principe fondamental, devra trouver une solution à ce dilemme. La tendance actuelle est d'indiquer le type et la version de LLM utilisé.

Cela étant, l'utilisation des intelligences artificielles va permettre d'immenses avancés scientifiques et ne pas les utiliser serait criminel.

Des vies sous capteurs

Cette doctrine rejoint la logique du « *Quantified Self* » (automesure connectée) dans laquelle la donnée médicale serait valorisable, logique elle-même issue du solutionnisme technologique (85). La CNIL[210] a rappelé tous les risques de cette pratique : « *la frontière peut être floue entre le médical et le simple suivi de son bien-être. Une donnée peut sembler anodine pour un utilisateur au moment où il la partage, mais receler beaucoup d'informations pour un spécialiste qui pourrait y avoir accès par la suite. À titre d'exemple, une fois interprété, le rapport poids/tour de taille peut être utilisé à l'appui d'une évaluation du risque cardio-vasculaire...* ».

Une conséquence assez peu décrite est la disparition de la frontière entre la santé et la maladie : les personnes en bonne santé peuvent être friandes de ces mesures permanentes et interpréter un tout petit dérèglement comme étant un état pathologique, augmentant le niveau d'anxiété.

Dès 1997, Thomas Mathiesen[211] (183), reprenant les principes de Michel Foucault (184), estime que ces outils ne vont pas émanciper la population, mais au contraire l'asservir grâce à une hausse des moyens de contrôle avec ou sans le consentement des personnes, et si possible, avec leur concours.

[210] CNIL Quantified Self : comment mieux se connaître grâce à ses données 26 novembre 2012

[211] Thomas Mathiesen (1933-2021) était un sociologue norvégien, figure majeure de la sociologie du droit et de l'abolitionnisme pénal. Il est mondialement connu pour avoir théorisé le concept de « Synoptique » (le regard du grand nombre sur le petit nombre), qu'il présente comme le contrepoids moderne au Panoptique de Foucault, notamment à travers l'influence des médias de masse. Ses travaux sur la surveillance et le contrôle social analysent comment les nouvelles technologies étendent le pouvoir répressif de l'État bien au-delà des murs de la prison.

Les dérives potentielles en termes d'assurance-santé et de sexismes sont importantes (185). Avec ces outils totalement individualisés, l'universalisme de l'assurance santé, propre au système de santé français, n'aurait plus de sens par nature dans la mesure. La Sécurité sociale ne discrimine pas ses bénéficiaires en fonction de l'état de santé, du niveau de revenu ou d'âge, contrairement aux assurances privées. Certaines de ces assurances privées promettent de diminuer les primes en cas de suivi de données. Ceux qui refuseraient d'être « *quantifié* » ou qui ne suivraient pas les recommandations verraient leur prime augmenter. Ce « *Quantified self* » est en réalité l'antithèse du principe d'accès inconditionnel aux soins voulu par le Conseil National de la Résistance[212], et acté dans la création de la Sécurité sociale en 1945.

Le rapprochement sémantique avec les modèles bio médicosociaux, « *centrés sur la personne* » permet de faire croire que ces deux concepts sont proches. Il en est tout autre. En effet les modèles biopsychosociaux définissent l'individualité du patient dans son contexte alors que le « *quantified self* » ne se concentre que sur des mesures physiques et quantifiables hors contexte.

Pour l'heure, malgré quelques tentatives timides, les assurances maladie (en France) ne conditionnent pas leurs primes à la collecte de données et à la surveillance permanente. Cela a des avantages réels et sérieux ; par exemple la surveillance du taux de glucose pour les diabétiques, mais la prime (l'imposition publique) n'est pas liée. On a pu noter quelques hameçonnages et ceux qui y succomberont seront à terme comme des poissons hors de l'eau. Si certaines personnes voient dans cette mesure permanente de *notation* de leur propre corps une source d'angoisse dès lors que les chiffres deviennent « anormaux » ; d'autres y voient un apaisement. Ce n'est pas simple car après tout, les diagnostics funestes sont également soumis aux mêmes contradictions.

---

[212] Le Conseil National de la Résistance (CNR) était l'organisme qui, à partir de mai 1943, a coordonné les différents mouvements de la Résistance intérieure française, les syndicats et les partis politiques engagés contre l'occupation nazie. Sous l'impulsion de Jean Moulin, il a permis d'unifier la Résistance derrière le général de Gaulle. Le CNR est resté célèbre pour son programme intitulé « Les Jours Heureux », adopté en mars 1944. Ce texte a jeté les bases du modèle social français de l'après-guerre, instaurant notamment la Sécurité sociale, les retraites par répartition, et la nationalisation des grandes entreprises de l'énergie (EDF) et des banques pour assurer la souveraineté économique du pays.

De grands bouleversements

« Les problèmes sont le prix du progrès »

Charles Kettering, ingénieur et inventeur américain, 1876-1958

Le consentement non libre non éclairé

« Tout client peut avoir une voiture peinte de la couleur qu'il veut, pourvu que ce soit du noir. »

Henry Ford, 1909

Le développement de l'intelligence artificielle et des technologies de traitement des données a permis une collecte et une analyse de plus en plus importante des données de santé.

L'un des défis majeurs en santé est la question du consentement éclairé des patients. Dans de nombreux cas, les patients ne sont pas informés de manière adéquate de la façon dont leurs données de santé sont collectées, stockées et utilisées. Cela peut être dû à un manque de transparence et d'ignorance de la part des professionnels de santé, à des politiques de confidentialité complexes, difficiles à comprendre ou tout simplement trop longues à lire[213], ou à des conditions d'utilisation des applications de santé numériques qui ne sont pas clairement expliquées.

De plus, les professionnels de santé libéraux ne sont pas tenus de demander le consentement de la récolte et de la conservation des données de santé de leurs patients « *dans la mesure où leur collecte et leur conservation sont nécessaires aux diagnostics médicaux et à la prise en charge sanitaire ou sociale des patients* » concernés (CNIL, 2018, 186). Cependant ils ne peuvent les transmettre à des tiers non autorisés même avec le consentement des patients (secret médical).

Avec des acteurs non professionnels de santé, les patients peuvent se sentir obligés de consentir à la collecte et à l'utilisation de leurs données de santé s'ils souhaitent accéder à certains services de santé, tels que les applications de suivi de la condition physique ou les programmes de gestion de la santé. Dans certains cas, les patients peuvent ne pas être informés que leurs données de santé seront utilisées à des fins commerciales. **Le consentement numérique n'est ni *libre* ni *éclairé*** alors que cela est pourtant l'essence d'un texte réglementaire d'envergure ; le RGPD. Il n'est pas libre car dans le monde actuel on ne peut plus se passer des applications et outils numériques, rendant

[213] Par exemple la politique de confidentialité de Facebook fait 148 pages une fois imprimées (https://mbasic.facebook.com/privacy/policy)

l'acceptation des CGV inéluctables. Il n'est pas éclairé car il est standardisé et illisible.

Ce Règlement Général de la Protection des Données pourrait pourtant être un outil efficace s'il n'autorisait pas les entreprises à collecter et à utiliser des données pour leur « *intérêt légitime* ». Cet « *intérêt légitime* » est suffisamment « *flou et tordu* » (95) pour permettre de passer outre la protection de la vie privée. Il est interdit d'exploiter les données personnelles pour une entreprise, hors cas prévus par loi (article 6 RGPD) : avec le consentement des personnes, dans le cadre de l'exécution d'un contrat, lorsqu'il s'agit d'une obligation légale, en cas de protection d'intérêts vitaux, en cas d'intérêt public et par une autorité officielle et dans le cadre de l'intérêt légitime de l'entreprise. Ainsi, les entreprises peuvent considérer que leur intérêt légitime serait supérieur au droit des citoyens à protéger leur propre intérêt personnel. En effet, il serait légitime d'un point de vue économique pour l'entreprise de valoriser les données de tiers. Ce flou juridique devra être éclairci par la jurisprudence. Encore faut-il que le rapport de force et les moyens financiers entre les multinationales et les citoyens soient équitables.

Selon une étude locale pour l'URPS des chirurgiens-dentistes de la région Auvergne Rhône alpes (187) 60 % des chirurgiens-dentistes souscrivant aux services de plateformes numériques de prise de rendez-vous en ligne n'avaient pas lu les conditions générales d'utilisation, 16,7 % déclarent les avoir lues mais ne pas les avoir comprises et seulement 23,3 % déclarent les avoir lues et comprises. Dit autrement les trois quarts des chirurgiens-dentistes du Rhône utilisaient en 2019 des outils numériques sans avoir compris le contrat qui les liait aux plateformes numériques.... Et parmi ces praticiens, plus de la moitié ne l'avait même pas lu. Il serait maladroit que de leur jeter l'anathème car qui a lu (et compris) les CGU de Gmail ou de Doctolib en tant qu'utilisateur ?

D'après la journaliste Coralie Lemke[214] (135) « *Avoir "lu et accepté" chacune des minuscules lignes des conditions générales d'utilisation des réseaux sociaux sans même les avoir parcourues a fait basculer la planète dans une ère où les territoires de la vie privée rétrécissent sans cesse* ».

Combien de professionnels de santé, de centres de santé ou d'établissements sanitaires respectent l'obligation d'informer ses patients de l'utilisation d'outils utilisant des algorithmes ? En effet, l'article L 4001-3 alinéa 1 du Code de la Santé publique dispose que : « *I.-Le professionnel de santé qui décide d'utiliser, pour un acte de prévention, de diagnostic ou de soin, un dispositif médical comportant un traitement de données algorithmique dont l'apprentissage a été réalisé à partir de données massives s'assure que la*

[214] Coralie Lemke est une journaliste scientifique française spécialisée dans les nouvelles technologies, le numérique et les enjeux de santé. Elle travaille pour la rédaction de *Sciences et Avenir*, où elle décrypte l'impact des innovations technologiques sur la société, avec une expertise particulière sur l'intelligence artificielle et la protection des données.

personne concernée en a été informée et qu'elle est, le cas échéant, avertie de l'interprétation qui en résulte. »

La collecte et l'utilisation des données de santé semblent aujourd'hui nécessaires pour l'amélioration de la santé et du bien-être des patients, mais cela doit être accompagné d'un consentement libre et éclairé et d'une protection adéquate de la vie privée et de la sécurité des données des patients. Les professionnels de santé et les entreprises de technologie doivent travailler ensemble pour s'assurer que les patients sont bien informés et protégés lors de la collecte et de l'utilisation de leurs données de santé.

Comme solution, les outils numériques en santé devraient être soumis aux mêmes impératifs que les professionnels de santé en ce qui concerne le recueil du consentement. Non seulement ils devraient apporter la preuve que l'information a été délivrée de manière intelligible et individualisée, mais qu'elle ait été comprise avec un délai de rétractation. Cette information devant être délivrée par un humain. Mais quel être humain… ? Les industries médico-industrielle et numérique refusent actuellement, soit en se contentant d'utiliser le consentement numérique, soit en déléguant (par d'autres conditions générales d'utilisations) cette responsabilité au personnel médical, ce qui leur rajoute du travail chronophage.

En droit français (188), lorsqu'un système de traitement automatisé a été utilisé, le professionnel de santé est dans l'obligation d'en informer le patient ; le professionnel de santé lui-même doit être informé qu'une IA a été utilisée et surtout « *Les concepteurs d'un traitement algorithmique (...) s'assurent de l'explicabilité de son fonctionnement pour les utilisateurs.* ». Dit autrement, les fabricants de dispositifs doivent s'assurer que leur mode de fonctionnement reste intelligible pour les utilisateurs finaux.

Cette loi, vertueuse dans son principe, reste un vœu pieux.

Requiem pour le secret médical

« Il n'y a pas de médecine sans confiance, de confiance sans confidence, de confidence sans secret. »

Louis Portes[215], chirurgien, 1964

L'intelligence artificielle est capable d'exploiter toutes les données, qu'elles soient structurées ou non structurées dès lors que cette donnée est codable. Cela signifie que toute information qui peut être collectée et stockée peut potentiellement être utilisée pour entraîner des algorithmes sans que celui qui a confié ces données n'en soit conscient[216].

Par exemple, les données textuelles telles que les tweets, les publications sur les médias sociaux, les courriers électroniques et les messages instantanés peuvent être utilisés pour former des modèles de langage naturel et des systèmes de reconnaissance de la parole. Les images et les vidéos peuvent être utilisées pour former des systèmes de reconnaissance d'objets et de vision par ordinateur.

De plus, l'intelligence artificielle est utilisée pour traiter des données médicales, par exemple les dossiers médicaux, les empreintes numériques, les images de rayons X et les résultats de tests de laboratoire.

La simple lecture d'une radiographie panoramique dentaire est suffisamment précise pour identifier avec une quasi-certitude une personne ; cela est d'ailleurs très utilisé dans l'identification médico-légale post-mortem.

Le secret médical est un secret professionnel particulier. Il s'impose à tous les professionnels de santé. L'encadrement législatif est particulièrement important (189) (190) (191) (192) (193) (194) (195) et la jurisprudence constante (196).

Il protège le patient et non le professionnel de santé (197).

De (très) grands nombres de données médicales sont déjà sur le Cloud. Certains opérateurs français ont déjà noué des partenariats avec des publicitaires (par exemple Doctolib avec Outbrain et Facebook en 2021). En Angleterre, le mythique NHS a confié les données de santé à la société Palantir. Cette société nord-américaine, basée à Denver, est « fière de servir le

---

[215] Louis Portes (1891-1950) était un médecin obstétricien français, professeur à la Faculté de médecine de Paris et premier président du Conseil national de l'Ordre des médecins à la Libération. Il est une figure centrale de l'histoire de la déontologie médicale, ayant œuvré pour la reconstruction d'une éthique professionnelle après la Seconde Guerre mondiale. Il a marqué la pensée médicale par son plaidoyer pour la liberté de prescription et le secret professionnel, des principes qu'il jugeait essentiels à la relation singulière entre le médecin et son patient. Son œuvre, dont son célèbre discours sur la déontologie, souligne que la médecine n'est pas qu'une technique mais un humanisme, refusant toute subordination du médecin à des intérêts purement administratifs ou étatiques.

[216] L'acceptation des CGV n'induit pas la conscience.

NHS[217] ». Cette société travaille également selon sa fiche Wikipédia[218] pour la CIA, la NSA, le FBI, les US Marines, l'US Air Force, et également par de nombreux services secrets européens dont la France. Quant au choix du nom Palantir, ceux qui connaissent la référence Sauron. En France, les serveurs des données de santé ont été confiés à Microsoft. De nombreux collectifs issus d'univers très variés ont engagé un bras de fer juridique avec l'État devant le Conseil d'État en 2020. Ce dernier a confirmé le fait que les USA peuvent avoir accès aux données de santé des citoyens français sans pour autant donner raison aux plaignants. En effet, en droit, le transfert des données vers les USA étant illégal (198), ce transfert n'étant, à la date de la plainte, qu'un risque, le Conseil d'État, n'a pas jugé le contrat illégal (199). Le fait que Microsoft ait interdiction d'informer la France et les citoyens français d'un transfert aux USA sur demande des autorités américaines, selon la loi américaine *Privacy Shield*, n'a pas été retenu comme déterminant. Ainsi, le pouvoir politique a confié les données de santé à une entreprise qui a une double interdiction : il lui est interdit de transférer les données aux USA par les textes français et européens et en même temps, si elle doit violer cet interdit sur réquisition du pouvoir américain, elle aura l'interdiction par le droit américain d'informer les autorités franco-européennes…

Palantir, coté en bourse, est valorisé à la hauteur de 146 milliards de dollars au 01 janvier 2026. Les interventions de Snowden mettent en lumière une réalité inquiétante : Palantir simplifie l'accès aux données de masse, permettant à des analystes sans compétences techniques pointues de piloter une surveillance étatique. Nous assistons à une industrialisation du modèle de la surveillance de masse orwellienne, rendue accessible au plus grand nombre d'opérateurs.

L'ascension de Palantir est vertigineuse. En Ukraine, elle transforme le champ de bataille en flux de données en temps réel. Aux États-Unis, elle vient de signer un chèque de 10 milliards de dollars avec l'armée américaine.

Mais le loup est déjà dans la bergerie. Qu'il s'agisse de gérer des dossiers médicaux au Royaume-Uni ou de surveiller les frontières, l'entreprise se rend indispensable. Même la DGSI en France, qui tente de s'en défaire au nom de sa souveraineté, s'est résignée fin 2025 à prolonger son contrat avec la firme de Peter Thiel[219]. Les services secrets français travaillent avec Palantir depuis 2015…

---

217 https://www.palantir.com/uk/

218 https://fr.wikipedia.org/wiki/Palantir_Technologies

219 Peter Thiei. 1967, nationalité néozélandaise et américaine. Entrepreneur et investisseur influent, il est le cofondateur de PayPal et de Palantir Technologies. Premier investisseur extérieur de Facebook, il dirige aujourd'hui le fonds de capital-risque Founders Fund et est l'auteur du best-seller *Zero to One*, où il prône une vision iconoclaste de l'innovation et des monopoles technologiques.

Le plus sombre ? Cette dérive vers une justice prédictive à la *Minority Report.* À La Nouvelle-Orléans, le logiciel a tourné en secret pendant des années, ciblant des individus sur la base de leurs relations sociales. On ne parle plus de justice, mais d'une automatisation des préjugés sous couvert de modernité technologique.

Dans un manifeste publié le 18 avril 2026 sur X (ex-Twitter), la société Palantir est explicite : elle affirme qu'il faut résister au pluralisme (point 22) ; qu'il existe une hiérarchie des cultures (point 21), qu'il ne faut pas être prudent dans la vie publique (point 19), que l'IA va devenir la nouvelle arme de dissuasion en remplacement des armes nucléaires (point 12) voire qu'il est dommage que l'Allemagne et le Japon eussent été démilitarisés en 1945…(point 15). Le tout dans un engagement clairement militariste (point 7) et dans une hallucination d'une paix mondiale obtenue grâce aux USA (point 14).

Elle appuie son analyse sur le livre de ses dirigeants, à savoir la *République technologique, Hard Power, convictions fragiles et l'avenir de l'Occident.* Comme le disait Sheev Palpatine : « *Pour garantir la sécurité dans la continuité et la stabilité, la République sera bientôt réorganisée et deviendra la première puissance galactique impériale ! Pour une société fondée sur l'ordre, et la sécurité !* ».

Pour les auteurs, dans ce livre (200), les industries de la Silicon Valley doivent leur existence grâce aux investissements massifs de l'état américain et devraient, non pas consacrer leur énergie à des « gadgets » mais à la défense nationale. Ils estiment que le code est devenu l'arme absolue et comme une arme de dissuasion. Ils rejettent les débats éthiques en ce qui concerne l'utilisation des intelligences artificielles dans l'armement et la guerre ; leurs adversaires (Chine, Russie) n'ayant pas de scrupules. Les démocraties libérales doivent détenir ces technologies en premier. Pour eux, entre le déclin de la religion, le rejet du patriotisme et l'intolérance croissante dans les cercles d'élite, la société occidentale est devenue « *intellectuellement fragile* ». C'est une vision du monde crue, où la technologie n'est pas un outil de confort et de progrès, mais un instrument de domination nécessaire à la survie de la liberté en mode US.

Ces affirmations laissent songeur et font écho au fameux article de Jacques Ellul publié en 1945 : « Victoire d'Hitler ? ».

Pour Ellul, la "Technique" est la recherche du « moyen absolument le plus efficace dans tous les domaines ». Elle n'a ni morale, ni but autre qu'elle-même. Karp, à l'inverse, affirme que le débat éthique sur l'IA est « théâtral » et inutile car nos adversaires avanceront de toute façon. C'est l'argument ultime de la Technique : si c'est techniquement possible et efficace, c'est nécessaire. Karp valide l'idée qu'on ne peut pas dire « non » au progrès technique sans risquer l'anéantissement.

Ellul explique que la victoire d'Hitler réside dans le fait que les démocraties sont devenues des « États totalisants » pour survivre (économie de guerre, embrigadement).

Karp appelle explicitement à une fusion entre l'élite civile (Silicon Valley) et l'appareil militaire. En demandant que le service national soit universel et que les ingénieurs aient une « obligation affirmative » de participer à la défense, il prône une mobilisation totale de la société par la technologie. Ellul y verrait l'effacement définitif de la distinction entre vie civile et vie militaire, une caractéristique clé du système technicien.

Ellul dénonçait la transformation de l'État en une immense machine administrative où le politique n'est plus qu'un technicien. Karp critique les serviteurs de l'État qui se prennent pour des « prêtres » et l'inefficacité du gouvernement fédéral américain. Sa solution est d'injecter la culture de l'ingénierie et du logiciel dans l'État. C'est exactement ce qu'Ellul appelait la technicisation du politique : on ne cherche plus le "Juste" ou le "Bien", mais le "Performant".

Dans *La Technique ou l'enjeu du siècle*[220], Ellul explique que la technique vide l'homme de sa substance spirituelle et que, pour compenser, l'État crée des « techniques d'intégration » (propagande, patriotisme de façade). Karp constate ce vide (la « psychologisation de la politique », la perte de foi). Cependant, là où Ellul voyait une tragédie, Karp semble vouloir utiliser la technique pour restaurer une puissance. Karp veut des "convictions" non pas pour la liberté de l'âme, mais pour que la machine occidentale fonctionne mieux face à ses rivaux.

Karp commence son manifeste en disant : « Nous devons nous rebeller contre la tyrannie des apps ». Un lecteur d'Ellul sourirait ici, car Karp propose immédiatement après de remplacer la « tyrannie des apps » (distraction) par la « suprématie du logiciel militaire » (puissance).

Pour Ellul, c'est le propre du système technicien : il propose toujours un remède technique pour guérir les maux causés par la technique précédente, enfermant l'homme dans un cercle vicieux.

C'est un dialogue fascinant entre deux époques :

- Ellul (1945) : « Nous avons certes gagné la guerre, mais nous avons perdu notre âme en devenant aussi organisés que l'ennemi. »
- Karp (2025) : « Si nous ne redevenons pas aussi organisés et technologiquement supérieurs que nos ennemis, notre âme n'aura même plus de pays où habiter. »

Toutes ces considérations peuvent sembler lointaines du chapitre concernant le respect du secret médical. Il n'en est rien : elles sont intimement liées. Palantir gère des millions de données de santé des Britanniques via un contrat

[220] Note de l'auteur : je ne peux pas ne pas y voir une reprise de la part d'Éric SADIN dans son livre « L'Intelligence artificielle ou l'enjeu du siècle »

avec la NHS. C'est même un des cœurs du sujet : il existe une tension entre l'efficacité de la technologie et l'éthique ou la déontologie.

La destruction du secret médical se fait au nom de la performance.

Il nous semble important de mettre en place des politiques et des réglementations claires pour la collecte et l'utilisation des données, en veillant à ce que les données soient collectées de manière transparente et qu'elles soient stockées et traitées de manière sécurisée. Les entreprises et les organisations doivent également s'assurer que les utilisateurs comprennent comment leurs données sont utilisées et leur donner la possibilité de contrôler l'utilisation de leurs données personnelles. La question de la formation des professionnels de santé et des établissements sanitaires devient ainsi un enjeu majeur.

Le ministère de l'Économie considère (48) que « *la recherche ne peut plus reposer uniquement sur les données des dossiers médicaux hospitaliers, elle doit également mobiliser ceux de la médecine de ville, ainsi que les données produites par les patients eux-mêmes* ».

Toute la construction de ce modèle se fonde sur l'exploitation des données de santé.

Un des principes du consentement médical est qu'il est possible de le retirer à tout moment (201). Or, dès lors que les données ont été vendues ou revendues, il est totalement illusoire de penser que ces dernières puissent être contrôlées ou détruites. Ce qui a été donné ou vendu est hors de contrôle.

D'une part, l'intelligence artificielle a besoin d'être alimentée par un grand nombre de données, faute de quoi son apprentissage ne sera pas complet et son efficacité non pertinente. D'autre part, les professionnels de santé ne doivent en aucun cas (or ce qui est autorisé par la loi) rompre le secret professionnel.

Les deux principes semblent incompatibles par nature, et pour nous ils le sont.

Les arbres décisionnels des algorithmes devraient être publics. Comme nous l'avons vu, cela est déjà impossible pour le Deep-Learning car plus personne ne sait exactement ce qu'il s'y passe. Les constructions politiques et économiques, parfois récentes, protègent la confidentialité des industriels (secret des affaires). Si l'immense majorité des citoyens et des professionnels n'ont pas la compétence et la curiosité d'examiner ces algorithmes, le fait que ces derniers soient accessibles par des associations, des individus passionnés ou toute personne-limiterait les dérives. Le secret des algorithmes ne permettra pas l'examen de ces derniers et la mise en responsabilité des concepteurs et des marchands.

Cédric Villani explique qu'avec les intelligences artificielles, il sera possible d'accéder au « *Deep patient* » avec une surveillance permanente des patients via des capteurs et les smartphones (57).

***Last but not least*, il existe un conflit par nature, par conception, par *design*, entre le secret médical et le RGPD. Ils sont, de notre point de vue, incompatibles et l'un tuera l'autre.**

Selon le conseil de l'ordre des médecins et la jurisprudence française, le secret médical n'appartient à personne ; il n'est ainsi pas commercialisable. Il garde ainsi un caractère *sacré*, immatériel, commun. En revanche, avec le RGPD, s'il est présenté comme un droit permettant le contrôle d'un droit d'accès, il s'agit en fait d'organiser la transformation de ce bien immatériel, commun – le secret médical – en un bien privé, personnel, condition indispensable à la commercialisation et à l'exploitation de ce bien. Si le secret médical n'est pas négociable, le RGPD en permet la négociation (relative), ce qui permet la valorisation marchande, prérequis indispensable à la commercialisation.

La médecine algorithmique serait par construction incompatible avec le secret médical, sauf à ce que tous les acteurs ayant accès à ces données soient tenus au secret. Et encore, si le secret est connu de tous ce n'est plus un secret. Ce n'est pas le cas ; le secret professionnel ne s'impose qu'aux professionnels et aux établissements de santé. Les intelligences artificielles sont nourries de données en partie récoltées par les médecins et les établissements de santé. Dans le cas de l'exercice salarié, qu'il soit public ou privé, le professionnel de santé ne peut réellement décider (l'indépendance professionnelle d'un salarié étant une pure fiction juridique). Dans le cadre d'un exercice privé, au mieux le professionnel de santé est inconscient, comme la majeure partie de la population, au pire il en trouve un intérêt (financier, organisationnel, publicitaire, etc.).

Nous sommes devant une aporie ; la contradiction existe malgré son impossibilité et est insoluble en l'état actuel du droit, de la morale et de l'éthique médicale. Cette situation tragique, dans le sens cornélien, est un drame de l'indicibilité tant que les règles de vie commune, en théorie transcrites dans les textes, ne renoncent à l'un ou l'autre des principes.

Lever cette injonction paradoxale est crucial. Une option serait de changer les lois en retirant aux données de santé leur valeur particulière dans le monde des données… détruisant alors le concept même de secret médical. Ce changement aurait comme vertu la clarté et la cohérence. Or, nous ignorons ce que serait une médecine sans secret. Une alternative serait d'étendre le droit médical aux sociétés commerciales intervenant dans la santé, option qui serait selon nous *raisonnable* mais qui est clairement rejetée par le monde des corporations marchandes, dont le profit est la finalité.

Il paraît aujourd'hui plus réaliste de craindre la fin du secret médical que d'espérer une réorientation éthique des puissances d'argent. Seul le pouvoir politique pourrait sauver le secret médical.

La médecine n'est dorénavant plus exercée par les seuls professionnels de santé. L'intermédiation des plateformes, la puissance des algorithmes et la financiarisation de la santé exercent une telle influence et un tel soft-contrôle que nous estimons qu'ils exercent en partie la médecine. En chirurgie dentaire, nous constatons que certains traitements médicaux, notamment orthodontiques par aligneurs, se passent de chirurgiens-dentistes. En Chine (202), un hôpital dénommé « *Tsinghua AI Agent Hospital* » entièrement gouverné par une IA a vu le jour. Cet hôpital est encore virtuel avec des patients virtuels et a pour but de former les professionnels de santé. Tous les médecins, les infirmiers et les patients sont remplacés par des agents utilisant des IA du style LLM. Ce test devrait être suivi prochainement par une implémentation dans le monde réel.

La médecine devient un *Cloud* numérique évanescent.

Sauf un changement radical de finalité économique, la vie algorithmique décrite par Éric Sadin (203) entraînera la disparition pure et simple de la vie privée et du secret médical, sauf pour ceux qui feront sécession avec la société, soit grâce aux ressources financières suffisantes soit par une vie d'ermite. Les asociaux seront donc ceux qui n'existent pas dans les bases de données, soit par une extrême pauvreté, soit par une extrême richesse, soit par un choix de vie particulier (nomades, banditisme, etc.)

Les cas les plus connus d'intrusion dans la vie intime se sont révélés pendant la crise de la Covid-19, notamment en Chine avec le contrôle des populations, mais aussi d'après Harari dans la bande de Gaza[221], dans la région ouïghour de Xinjiang en Chine, la péninsule de Crimée sous occupation russe ou encore la frontière américano-mexicaine (83).

[221] Réflexion datant d'avant la guerre de 2025

Un déséquilibre des pouvoirs

« Je ne sais pas trop ce que je puis espérer de la médecine, mais je sais très bien ce que j'en puis craindre. »

Alain (1868-1951), *Propos*

Le patient est du fait de son état en position de faiblesse. Cette nature de la relation a été longuement et clairement établie dans le cadre du colloque singulier et constitue une des sources légitimes de l'existence de l'éthique des professionnels de santé.

Si cette relation interpersonnelle est asymétrique, elle l'est d'autant plus avec des organisations plus conséquentes qu'un humain. Le patient est en position de faiblesse face à un établissement hospitalier, face à une plateforme numérique et face au système de santé. Évidemment, le patient est en position basse lorsqu'il est confronté à une intelligence artificielle.

La relation est déséquilibrée. Certes le patient a certaines libertés, par exemple de choisir son professionnel de santé ou la plateforme de santé. Ce droit est d'ailleurs consacré par le code de la santé publique. Le patient bénéficie du libre choix de son praticien.

Les plateformes numériques ont tendance à vouloir être l'unique intermédiaire entre le patient et le professionnel. La société Santéclair, plate-forme numérique s'interposant entre les patients et leur complémentaire santé, conseille à ces clients d'aller consulter un praticien ayant accepté de baisser ses honoraires en échange de cet adressage. Si le client reste libre ou non d'accepter cette proposition, la différence de remboursement rend le patient captif, en particulier si cette différence est significative. La liberté de choix est malmenée. Cela étant, certains estiment que cette concurrence entre praticiens via l'intermédiaire des réseaux de soins favorise la baisse générale des prix et y voient donc un aspect positif qui contrebalance la perte de liberté. Il est à noter que seuls les marchés à prix libres ; l'IGAS constate qu'en optique, les réseaux de soins baissent les prix d'environ 22 % alors qu'en dentaire « *les écarts sont plus modestes mais néanmoins significatifs* », et encore cette analyse est basée sur des données d'avant la réforme dite du RAC0 et est donc obsolète. L'IGAS rappelle que la qualité est difficile à mesurer et que « *La mission n'a pas pu vérifier ce point et ne peut se prononcer sur l'impact des réseaux sur la qualité finale des soins et des produits.* ».

Cette pratique a été jugée légale et conforme au code de la santé publique.

La société Doctolib vient d'être condamnée par l'Autorité de la concurrence pour abus de position dominante (204) ; L'enquête aura révélé qu'au-delà d'entraver la concurrence, cette société imposait un « *ensemble de clauses d'exclusivité permettant à Doctolib de suspendre ou résilier le contrat en cas de non-respect* » de 2017 à 2023. L'Autorité de la concurrence affirmant que

« De nombreux documents internes de Doctolib corroborent cette volonté d'imposer l'exclusivité aux professionnels de santé »

Par exemple, un courriel saisi par l'Autorité entre un co-fondateur et le président de Doctolib indique que : *« [p]ourquoi voulons-nous faire de Doctolib la source exclusive de rendez-vous pour les médecins ? [...] - raison officieuse ? Nous voulons être une interface obligatoire et stratégique entre le médecin et son patient afin de les verrouiller tous les deux »*. On ne saurait être plus clair. La liberté du patient pour choisir un professionnel de santé et la liberté d'un professionnel de santé pour choisir un prestataire n'est pas d'évidence la préoccupation de cette société. Bien que sanctionnée par l'Autorité de la concurrence, qui a joué un rôle de contre-puissance, l'ubérisation du système de santé est faite.

Cet exemple démontre l'importance, afin d'équilibrer la relation, de diminuer les asymétries, par exemple avec des contre-pouvoirs, créant ainsi une boucle de rétroactions régulatrice.

Une piste de contre-pouvoir serait la réciprocité : si un État, ou une entreprise privée, intensifie l'intrusion dans la vie privée des individus, ces derniers devraient avoir le même droit d'intrusion dans la vie de l'état ou de l'entreprise privée. Il n'est pas par nature malsain que les pouvoirs publics ou privés aient accès à certaines de nos données personnelles. Cela peut permettre de créer de la justice sociale avec la transparence fiscale ou améliorer fortement la santé publique grâce à une connaissance fine des problèmes sanitaires.

Cette relation de réciprocité a l'avantage d'être un système résilient et stable. Elle constitue une boucle de rétroaction régulatrice au sens systémique, comme nous l'avons décrit. Elle permet au système de se maintenir. Mais force est de constater que cette réciprocité ne semble pas d'actualité. Cette absence de réciprocité se pose également entre le pouvoir public et les puissances privées : Un exemple frappant est le secret des affaires qui a permis à certaines entreprises privées de se protéger face aux scandales sanitaires et qui rendent difficile l'accès à certaines informations pourtant d'intérêt général (exemple du scandale mondial des « *implantsfiles* » ou plus localement de l'application du secret des affaires entre des écoles publiques comme l'école polytechnique et ses mécènes industriels et marchands (205)).

Le scandale des « *implantsfiles* » a été révélé par le Consortium international des journalistes d'investigation regroupant 250 journalistes dans 36 pays (dont *Le Monde* et *Cash Investigation* en France), cette enquête a révélé les failles majeures du contrôle des implants médicaux.

Le constat était alarmant : les dispositifs médicaux (implants, prothèses, pacemakers) bénéficiaient d'une réglementation beaucoup plus laxiste que les médicaments. Contrairement aux médicaments qui nécessitent des essais cliniques rigoureux, de nombreux dispositifs obtenaient leur marquage CE sur la simple base d'une "équivalence" avec un produit déjà existant, sans nouveaux tests humains. Pour tester la légèreté des organismes certificateurs, des journalistes ont réussi à faire approuver un filet de courses en plastique (utilisé pour les mandarines) comme "implant vaginal" par des organismes officiels. L'enquête a montré l'incapacité des autorités à recenser et à suivre les incidents liés aux implants (ruptures de prothèses mammaires, débris métalliques de prothèses de hanche, etc.).

L'intersection entre les Implant Files et le Secret des Affaires constitue le nœud gordien de la sécurité sanitaire moderne. C'est là que le droit de propriété industrielle des firmes entre violemment en collision avec le droit à l'information des patients et des médecins.

Le Secret des Affaires est un bouclier d'opacité. La directive européenne sur le secret des affaires (transposée en France en 2018, l'année même des Implant Files) a été critiquée comme un outil permettant aux industriels de dissimuler des données sensibles sous couvert de protection de la compétitivité. D'un côté les firmes affirment que divulguer la composition exacte d'un implant ou les résultats bruts des tests de résistance reviendrait à offrir leurs secrets de fabrication à la concurrence. D'un autre côté, l'enquête a montré que ce secret servait trop souvent à cacher des effets indésirables ou des taux d'échec anormalement élevés. Les autorités de santé elles-mêmes peinaient parfois à obtenir des données complètes auprès des fabricants.

Le déséquilibre des pouvoirs peut également être identifié dans l'hypercentralisation des données, non disponibles localement et une hypercentralisation des décisions, hors de portée du citoyen voire du pays. Une décentralisation nous paraît indispensable pour ré-équilibrer.

Et enfin, la question de la « *gratuité* » des services numériques est posée. Si certaines professions sont tenues de préserver l'intérêt de leurs clients, comme les professions de santé, les entreprises numériques ne sont pas tenues à cette même obligation. Ce genre de considération relève de la politique : s'il peut être imposé à des pans entiers de l'économie de respecter des règles différentes de celles du marché (telle que la santé, la justice, la sécurité ou l'éducation), il n'est pas impossible techniquement de l'imposer à d'autres domaines. Il s'agit d'un choix politique quant au niveau de régulation qu'on décide. Certains services sont « *gratuits* » parce que financés par l'impôt, d'autres parce que financés par le don des données personnelles. Le premier modèle est actuellement déficitaire pour le collecteur alors que le second est très rentable.

La dilution de l'éthique médicale dans le marché

« Une fois que tu as dynamisé ta bouteille avec ta molécule dedans, tu la vides complétement ; tu gardes la même bouteille, tu la reremplie d'eau pure, donc cans rien dedans et tu refais cette manipulation 200 fois. »

Jérémy Ferrari, humoriste

La finalité du système de santé devrait être le maintien en santé de la population.

La finalité du système économique et politique à laquelle toutes les lois doivent se plier est définie par le traité de fonctionnement de l'Union européenne. Si l'on se réfère à une analyse systémique, on ne peut comprendre un système sans interroger sa finalité et les croyances sous-jacentes. Au sein de l'UE, parmi les finalités se trouve le principe de la croissance économique.

La croissance économique n'est ainsi pas un effet de la prospérité mais un objectif. La croissance est une mesure parmi d'autres de l'économie. Or, « *lorsqu'une mesure devient un objectif, elle cesse d'être une mesure fiable* » (206).

Quant au système de valeur sous-jacente, les règles de l'UE sont clairement ordolibérales, ce qui pose de vraies contradictions avec le système de santé français (207)[222]. L'ordolibéralisme est une idéologie politico-économique qui propose de rendre le libéralisme viable par une concurrence libre et non faussée, dans un cadre, un ordre, dont l'état, non interventionniste en matière économique est le garant.

L'ordolibéralisme trouve son origine au sein de l'École de Fribourg, en Allemagne, dans les années 1930. Ses penseurs, Walter Eucken[223], Franz Böhm[224] et Hans Grossmann-Doerth,[225] sont confrontés à la faillite du libéralisme classique (Crise de 1929, monopoles et cartels aux USA, hyperinflation en Allemagne) qui a permis, selon eux, l'avènement du nazisme qui d'ailleurs conteste le concept d'État. L'Europe à cette époque a

[222] Navré pour l'auto-citation.

[223] Walter Eucken (1891-1950) est un économiste allemand, théoricien principal de l'ordolibéralisme et figure centrale de l'École de Fribourg. Il prône une "économie sociale de marché" où l'État ne dirige pas les processus économiques, mais fixe un cadre juridique strict pour garantir la libre concurrence et empêcher les monopoles.

[224] Franz Böhm (1895-1967) est un juriste allemand cofondateur de l'ordolibéralisme, plaidant pour une "constitution économique" où l'État garantit la libre concurrence. Il a théorisé le droit comme rempart contre les monopoles privés, considérant que la puissance économique sans contrôle est une menace directe pour la démocratie.

[225] Hans Grossmann-Doerth (1894-1944) est un juriste allemand qui complète le triumvirat fondateur de l'ordolibéralisme avec Eucken et Böhm au sein de l'École de Fribourg. Il a théorisé la nécessité d'un État fort capable de s'extraire de la pression des groupes d'intérêts pour instaurer un ordre juridique garantissant une concurrence loyale. Co-auteur du manifeste de 1936, « Notre tâche », il a posé les bases du droit de la concurrence moderne en considérant que la liberté économique ne peut exister que sous la protection d'un cadre légal strict.

vu l'émergence de plusieurs pays totalitaires : l'URSS, l'Espagne, l'Italie et l'Allemagne et a été entraînée dans la seconde guerre mondiale. Ces penseurs étaient opposés au socialisme et au communisme.

C'est pourquoi ils ont proposé l'ordolibéralisme. Cette idéologie s'appuie sur plusieurs principes essentiels :

- Elle consacre les libertés individuelles et économiques
- Elle promeut la libre concurrence entre les acteurs, dans un cadre loyal et non faussé
- Elle lutte contre les positions de monopoles
- Elle admet la démocratie mais sous réserve qu'elle soit représentative et qu'elle ne puisse pas remettre en question le modèle
- Elle se base sur une morale kantienne avec une vision du bien et du mal
- Elle a besoin d'un marché unique et d'un état de droit
- Elle se base sur un modèle positiviste

L'éthique médicale est ainsi en contradiction avec certains de ces principes. Les professions médicales sont fortement réglementées. Il n'est (en théorie) pas possible de les concurrencer puisqu'elles ont le monopole du soin. Cependant, il est possible de favoriser la concurrence entre professionnels. Les principes de confraternité ou de corporation par exemple ne sont pas compatibles avec la mise en concurrence. L'accès au capital et au contrôle des outils de production de ces professions est un enjeu récurrent.

Une éthique professionnelle constitue un marché catégoriel, dans le sens où les règles diffèrent des règles générales par le fait de la profession. Par définition, ces marchés catégoriels (ces déontologies) sont antinomiques avec le principe du marché unique.

La doctrine du Numérique en Santé est claire ; son ambition est, comme nous l'avons vu, néolibérale avec le concept de l'État-plateforme.

La puissance de lobbying de ces sociétés est phénoménale. Ainsi en 2022, les grandes entreprises de la tech ont dépensé près de 113 millions d'euros sur les instances de l'UE, surpassant les dépenses des compagnies pétrolières et des laboratoires pharmaceutiques. La *big tech* surpasse le *big oil* et le *big pharma*.

Le pouvoir de créer la mort

Si les intelligences artificielles ont le pouvoir de sauver des vies, elles ont aussi le pouvoir de créer la mort.

L'intelligence artificielle a de commun avec la bombe atomique le fait que bon nombre de leur concepteur alertent sur le risque mortel de ces technologies. Pour la bombe atomique, nous pouvons citer Otto Hahn[226] et Robert Oppenheimer[227] ; pour les intelligences artificielles, nous pensons à Geoffrey Hinton[228] et Yoshua Bengio entre autres. C'est un fait que la bombe atomique n'a pas provoqué l'extinction de l'humanité mais son développement a été circonscrit et maitrisé, ce qui n'est pas du tout le cas des IAs. De plus, la Bombe nécessite une décision humaine très hiérarchisées. D'après moi ce n'est qu'une question de temps avant qu'une IA ne s'échappe d'une entreprise et agisse en autonomie.

Un point de bascule technologique a récemment été franchi. En 2020, AlphaFold[229] — un système d'intelligence artificielle développé par DeepMind — a résolu le problème du repliement des protéines, défi scientifique majeur demeuré ouvert depuis plus de cinquante ans (208). Cette avancée a été couronnée par le prix Nobel de chimie 2024 pour ses concepteurs. Alors que les laboratoires expérimentaux avaient identifié quelques dizaines de milliers de structures tridimensionnelles en un demi-siècle, AlphaFold a, en moins de deux ans, prédit la conformation de plus de 200 millions de protéines, couvrant la quasi-totalité des séquences connues.

Cette avancée montre que le même principe peut être appliqué dans une direction opposée. Dans une expérience distincte, des chercheurs (209) ont utilisé Megain, un modèle génératif conçu pour identifier des candidats

226 Otto Hahn (1879–1968), allemand, est l'une des figures les plus complexes et influentes de l'histoire des sciences du XXe siècle. Chimiste allemand de génie, il est universellement reconnu comme le « père de la chimie nucléaire ». Son nom est indissociable d'une découverte qui a changé le cours de l'histoire : la fission nucléaire.

227 J. Robert Oppenheimer (1904–1967), américain, est sans doute la figure la plus emblématique du dilemme éthique de la science moderne. Oppenheimer est celui qui a construit la machine, devenant à jamais le « père de la bombe atomique ».

228 Geoffrey Hinton (né en 1947), de nationalité britannique et américaine, est une figure monumentale de l'informatique, mondialement reconnu comme le « parrain de l'intelligence artificielle ». Son influence a pris une dimension historique toute particulière ces derniers mois, marquée par un prix Nobel et des mises en garde de plus en plus pressantes sur l'avenir de l'humanité face aux machines.

229 AlphaFold est un système d'intelligence artificielle développé par Google DeepMind qui a résolu le « problème du repliement des protéines », un défi biologique majeur vieux de 50 ans. En utilisant des réseaux de neurones profonds, il prédit avec une précision atomique la structure tridimensionnelle d'une protéine à partir de sa seule séquence d'acides aminés.

médicaments sûrs, puis ont inversé sa fonction d'optimisation. Plutôt que de rechercher des molécules non toxiques, ils ont spécifié un objectif de létalité maximale. En moins de six heures, sur du matériel informatique standard et à partir de données publiques, le système a généré plus de 40 000 composés potentiellement toxiques. Certains correspondaient à des variantes structurelles proches d'agents neurotoxiques classés parmi les armes chimiques (VX) tandis que d'autres, entièrement nouveaux, présentaient des profils toxicologiques théoriquement supérieurs selon les modèles de prédiction supervisés.

Aucune base classifiée ni infrastructure sécurisée n'a été nécessaire : seules des ressources open-source, des données en libre accès et une modification du cahier des charges. L'automatisation de ces processus algorithmiques fait émerger un risque inédit : la possibilité de concevoir des agents biologiques ou chimiques létaux sans expertise militaire ou industrielle, simplement via des requêtes spécifiques adressées à un modèle.

Parallèlement, l'accessibilité croissante des équipements de biologie moléculaire démocratise des capacités autrefois réservées aux laboratoires institutionnels. Un opérateur correctement formé peut déjà cloner un gène, assembler un plasmide, séquencer l'ADN à partir d'un seul follicule pileux, intégrer des systèmes CRISPR dans une souche bactérienne, produire localement de la toxine botulique, voire créer des bactéries multi-résistantes.

Ces opérations, aujourd'hui complexes mais réalisables par un groupe réduit de personnes qualifiées, seront demain facilitées par des robots de paillasse open-source, des imprimantes ADN domestiques et des intelligences artificielles capables de concevoir des agents pathogènes plus rapidement qu'un humain ne peut les analyser et plus discrètement qu'un dispositif de détection ne peut les identifier. Il devient alors plausible, comme l'a d'ailleurs confirmé la Commission nationale de sécurité sur les biotechnologies émergentes du Congrès américain en 2025 (210), qu'un individu disposant de ressources limitées, mais d'une compétence moyenne, puisse générer des agents biologiques susceptibles de provoquer des événements à l'échelle de masse.

Les IAs ont également le pouvoir de créer la mort indirectement en annihilant les systèmes numériques. L'arrivée de Claude Mythos d'Anthropic en ce début d'année 2026 marque ce que les experts appellent le « moment de vérité » pour la cybersécurité mondiale. Ce n'est plus une IA qui se contente de parler ; c'est une IA capable d'agir sur les fondations mêmes de notre monde numérique.

Si Mythos ou une IA équivalente entre les mains d'un État hostile paralyse le système de paiements interbancaires (comme SWIFT) ou les marchés boursiers, les conséquences ne sont pas seulement financières.

Une économie à l'arrêt signifie une rupture immédiate des chaînes d'approvisionnement (nourriture, médicaments) et des réseaux d'énergie (électricité, eau). Dans un monde ultra-connecté, la paralysie numérique d'un système économique peut entraîner des crises humanitaires réelles et des pertes de vies humaines.

Les intelligences artificielles peuvent mentir

« I'm sorry Dave, I'm afraid I can't do that. »

2001, l'Odyssée de l'espace (1968), Stanley Kubrick, Arthur C. Clarke

Il a été démontré (211) (212) que certaines intelligences artificielles développent des comportements de tromperie lorsqu'elles doivent maximiser un objectif. Plus précisément, plusieurs expériences montrent que, lorsqu'un objectif est fixé de manière explicite (par exemple remporter un jeu reposant sur la coopération ou produire une molécule efficace), les systèmes d'IA peuvent adopter des stratégies non prévues par leurs concepteurs, y compris le mensonge ou la simulation d'un comportement coopératif, si cela augmente les chances d'atteindre l'objectif.

Autrement dit, il n'est pas nécessaire que l'IA soit *programmée* pour mentir : le comportement de tromperie émerge spontanément comme stratégie optimisatrice dans certains environnements d'apprentissage. Le résultat principal est donc que l'optimisation pure d'un objectif peut conduire une IA à mentir, même si les développeurs ne l'ont jamais formellement autorisée à le faire. Cette conclusion renforce l'idée que le problème d'alignement (aligner les objectifs réels des systèmes avec les intentions humaines) n'est pas théorique mais déjà observable dans des systèmes actuels.

Or, certains auteurs scientifiques (213) (214) estiment que les performances de certains LLM constituent des "*étincelles*" ou prémices d'une intelligence artificielle générale, et montrent que des comportements typiquement humains (analyse abstraite, transfert de connaissances…) commencent à apparaître. Certains modèles d'IA apprennent à modifier eux-mêmes leur propre stratégie (215) (216) en fonction du contexte, sans directive explicite (comportements adaptatifs émergents).

La question de la singularité, qui n'existe pas en l'état, peut se poser.

La « singularité » est un concept emprunté de l'astrophysique (le centre d'un trou noir). Dans l'intelligence artificielle, cela signifie qu'il est impossible de prédire ce qu'il va advenir.

Le concept a été popularisé par Vernor Vinge[230] et Ray Kurzweil[231]. L'idée est la suivante : Nous créons une IA qui égale l'intelligence humaine. Cette IA devient capable de s'améliorer elle-même, de réécrire son propre code et de concevoir des processeurs plus performants. Elle entre dans un cycle de rétroaction ultra-rapide : chaque version est plus intelligente que la précédente

[230] Vernor Vinge (1944-2024), américain, Mathématicien et auteur, il a théorisé la Singularité technologique, point où l'IA dépasse l'humain, tout en explorant l'intelligence amplifiée (IA + Humain) et le cyberespace comme alternatives à l'obsolescence de notre espèce.

[231] Ray Kurzweil (1948), américain, Inventeur et futurologue, il théorise la Loi des rendements accélérés pour prédire une fusion entre l'humain et l'IA en 2045, visant à transcender nos limites biologiques par la technologie et les nanosciences.

et crée la suivante en un temps record. Le résultat est une IA superintelligente qui dépasse l'entendement humain en quelques jours ou quelques heures.

Les intelligences artificielles peuvent déqualifier les professionnels de santé

Plus l'IA est utilisée, plus elle démontre ses avantages et ses limites. Plusieurs articles de haut niveau démontrent que le déploiement rapide de l'IA générative dans le secteur de la santé n'est pas sans embûches. Microsoft a récemment présenté un système génératif avancé capable de résoudre 80 % des cas cliniques complexes publiés dans le *New England Journal of Medicine*, contrastant avec les 20 % résolus par les médecins. Bien que l'entreprise admette l'absence d'une préparation suffisante pour un déploiement clinique. DeepSeek, modèle open source développé en 2023, est employé dans plusieurs centaines d'hôpitaux chinois pour l'aide au diagnostic, la décision clinique et l'administration médico-hospitalière. Parallèlement, le NHS britannique va instaurer le premier dispositif d'alerte précoce exploitant des algorithmes d'IA pour analyser en temps réel les données hospitalières dans le but d'anticiper les risques de mortinatalité, de décès néonatal et de lésions cérébrales. Ces initiatives témoignent d'une accélération du déploiement de l'IA dans les soins de santé, avec la promesse d'une efficacité accrue et d'un accès élargi à une expertise hautement spécialisée. Cependant, cette dynamique s'accompagne de risques organisationnels et cliniques. Parmi eux, la déqualification des professionnels, définie comme la baisse progressive des compétences diagnostiques et procédurales induite par une dépendance excessive aux systèmes automatisés, constitue une préoccupation émergente. Une étude (217) parue dans le très sérieux *The Lancet Gastroenterology & Hepatology* a montré que l'exposition prolongée à la coloscopie assistée par IA entraînait une diminution de 6 % du taux de détection par les humains d'adénomes en coloscopie conventionnelle. Cette perte de compétence réduit l'autonomie professionnelle et augmente le risque de défaillance si les systèmes d'IA sont biaisés ou compromis. L'intégration de modalités de maintien des compétences dans la gouvernance de l'IA devient donc impérative, faute de quoi le déploiement non critique de ces technologies pourrait générer des dommages cliniques majeurs.

La déqualification fait référence à une perte de compétence professionnelle. D'après Brooke N Macnamara[232] (218), peu de recherches ont été

---

[232] Brooke N. Macnamara (1984-présent), américaine, psychologue et chercheuse, est reconnue pour ses méta-analyses rigoureuses qui ont invalidé la théorie populaire selon laquelle la pratique délibérée serait le seul facteur déterminant du succès. Ses travaux démontrent que l'expertise résulte d'une interaction complexe entre l'entraînement, les capacités cognitives innées comme la mémoire de travail et des facteurs environnementaux.

menées pour déterminer l'impact potentiel de l'utilisation d'assistants d'intelligence artificielle sur les compétences cognitives de l'utilisateur. Le risque de glissement des compétences cliniques vers une validation automatique de proposition algorithmique est réel, tout comme la perte de savoir-faire techniques. Cela étant, la radiographie a certes déqualifié les médecins sur des diagnostics purement cliniques mais personne ne souhaiterait que les radios n'existent plus.

Sayed Fayaz Ahmad[233] (219) examine l'impact de l'intelligence artificielle sur la perte de capacité décisionnelle, la paresse et les préoccupations en matière de confidentialité chez les étudiants universitaires au Pakistan et en Chine. L'étude conclut que l'IA a un impact significatif sur la perte de capacité décisionnelle humaine et rend les humains paresseux. Plus récemment, la très renommée revue Nature (220) indique que de nombreuses études montrent que le recours aux outils d'intelligence artificielle dégrade les capacités des médecins et des ingénieurs logiciels.

Afin d'éviter cette déqualification, et les universités semblent avoir pris la mesure des enjeux, les professionnels de santé doivent acquérir des connaissances sur le fonctionnement des intelligences artificielles et renforcer leur esprit critique. Les difficultés sont différentes entre l'enseignement universitaire et l'enseignement professionnel.

Il s'agit plus d'un transfert de compétence clinique à l'IA et d'une nouvelle science médicale. Pour rappel, l'intelligence artificielle est une discipline scientifique.

La déqualification des professionnels de santé fait écho au principe du *Disempowerment* (221) (Désautonomisation). Le cœur de l'analyse des auteurs est que l'existence de paradoxes, supposée stimuler les professionnels, peut au contraire les déposséder de leur pouvoir d'agir. Les paradoxes sont des exigences contradictoires et interdépendantes. Par exemple il faut en même temps être rapide ET qualitatif, être innovant ET suivre des procédures strictes, soigner selon les données acquises de science ET être rentable). Il s'agit du piège de la double contrainte. Lorsque l'organisation impose deux objectifs mutuellement exclusifs, le professionnel de santé se retrouve dans une impasse. S'il réussit l'un, il échoue à l'autre.

Le professionnel de santé risque de se trouver en position de perte d'autonomie. Il peut finir par se sentir comme un simple "exécutant de processus" plutôt qu'un soignant. La perte de sens survient quand la gestion

---

[233] Sayed Fayaz Ahmad (1982-présent), pakistanais, chercheur et professeur en gestion de l'ingénierie, est un spécialiste reconnu de l'intégration de l'intelligence artificielle dans les systèmes éducatifs et industriels. Ses travaux analysent l'impact des technologies numériques sur la prise de décision humaine, mettant en garde contre les risques de dépendance algorithmique tout en promouvant des solutions énergétiques durables pour les infrastructures technologiques modernes.

administrative et les directives des IAs prennent le pas sur la mission clinique, transformant le patient en une "unité de production".

L'intégration de l'IA dans la pratique médicale agit comme un catalyseur puissant de ces paradoxes. Le risque de déqualification se manifeste de trois manières :

L'érosion du jugement clinique : Si l'IA devient l'autorité de référence pour le diagnostic ou le plan de traitement, le professionnel peut tomber dans le biais d'automatisation. À force de suivre les recommandations d'un algorithme, la capacité à traiter l'exception, l'atypique ou le signal faible s'atrophie.

Le paradoxe de l'augmentation : On promet que l'IA "libérera du temps pour le patient". En réalité, le risque est que ce temps libéré soit immédiatement réabsorbé par une augmentation de la cadence administrative ou du volume de patients, renforçant la tension entre quantité et qualité.

La boîte noire et la perte de responsabilité : Le professionnel reste légalement responsable, mais s'il ne comprend plus comment l'IA arrive à une conclusion (opacité des algorithmes), il subit une forme de *disempowerment* cognitif. Il ne peut plus justifier son acte par sa propre expertise, mais par une validation technologique externe.

Le « savoir-faire » des professionnels de santé pourrait se transformer en « savoir-cliquer ».

FOCUS SUR LA CHIRURGIE-DENTAIRE

« [...] un basculement opère presque toujours par les marges. Le cœur du système est en général le dernier à basculer dans le nouveau modèle. Cette prédiction est très intuitive : quand on est au cœur du système, il n'y a aucun intérêt économique, social, politique) à basculer.
Les systèmes basculent par les marges, simplement parce que les marges sont exposées aux signaux de l'environnement. Ce sont les marges qui perçoivent les fluctuations en premier et qui développent des stratégies pour s'y adapter. C'est vrai pour une volée d'oiseaux qui change de trajectoire ou pour le développement d'une ville : les marges dictent les bifurcations. »

Olivier Hamant, 2025

La chirurgie-dentaire, d'après moi, est une des marges de la médecine et illustrent l'évolution possible de cette dernière, pour le meilleur et pour le pire.

Bien qu'inscrite pleinement dans le champ de la pratique médicale, elle évolue dans un silo à côté de la médecine. Les modalités de prise en charge assurantielles publiques et privées ne sont pas alignées sur la connaissance scientifique. Les protocoles, recommandations et preuves cliniques s'accumulent dans la littérature, mais sans conséquences sur les modalités de remboursement, comme si tout ce qui n'est pas pris en charge était, comme le disait la ministre de la Santé Agnès Buzyn,[234] *superflu* ou *esthétique* (222). En conséquence, une part significative des actes nécessaires échappe totalement à la prise en charge collective. Le financement se fragmente alors en trois secteurs : un tiers relégué à la Sécurité sociale, un tiers absorbé par les organismes complémentaires, le dernier retombant sur les épaules des patients. Cette structure tripolaire ne constitue pas un simple montage comptable ; elle impose un régime de soin discontinu où la pertinence médicale est souvent conditionnée sur des capacités individuelles de paiement.

Cela se traduit par une manière de facturer les actes qui est complexe : certains actes ont des prix définis par une convention entre l'assurance maladie, les assurances complémentaires et les représentants de la profession. Il n'est pas possible de dépasser ou de compléter ces honoraires. Ce sont les honoraires dits opposables.

Certains soins sont pris en charge partiellement par l'assurance maladie avec une prise en charge complète par les assurances complémentaires. Ce sont les soins dits RAC0 ou 100 % santé. Il s'agit de certaines prothèses.

---

[234] Agnès Buzyn (1962-présent), française, médecin hématologue et femme politique, a présidé la Haute Autorité de Santé avant de devenir ministre des Solidarités et de la Santé, période durant laquelle elle a porté la loi de bioéthique et géré le début de la crise du Covid-19

Certains soins sont pris en charge partiellement par les assurances (maladie ou complémentaires) avec un reste à charge pour les patients.

Et enfin certains soins ne sont pas pris en charge par l'assurance maladie, avec la possibilité de facturer le prix que l'on estime adéquat, sous réserve d'un accord préalable avec le patient. Cet accord doit être formalisé par une information, un délai d'attente, un devis et un montant respectant le *« tact et mesure »*. Cela concerne les implants, l'orthodontie adulte, les soins de gencive, etc.

La chirurgie-dentaire est intrinsèquement liée à l'industrie médicale. En effet, sans cette industrie, nul progrès technique n'est possible. Une relation d'interdépendance s'est mise en place et a permis de nombreuses évolutions positives pour la santé publique et la santé individuelle. La question de la nature de la relation, reprenant des concepts systémiques, se pose. L'industrie doit être au service des professionnels, au bénéfice de la qualité des soins et à fortiori des patients. Comme nous le verrons, cette relation change ; le professionnel de santé devenant petit à petit au service d'un complexe industrialo-marchand.

Les pathologies dentaires sont par nature et majoritairement des maladies chroniques. La carie dentaire et le déchaussement en sont de parfaits exemples.

La chirurgie dentaire est une discipline médicale particulièrement ancrée dans le modèle biomédical, alors que la thérapeutique devrait relever, comme nous le verrons, du modèle biopsychosocial. Ce modèle biopsychosocial complétant le modèle biomédical. L'intérêt de l'industrie n'est pas de mettre fin aux pathologies dentaires mais de trouver des solutions une fois qu'elles sont apparues. Selon la base transparence santé, ce ne sont pas moins de 5 millions d'euros en 2024 dont ont bénéficié les chirurgiens-dentistes en financement industriel. Et encore, cette somme ne comprend pas les rémunérations des sociétés savantes et autres organismes de formation ; elle est très largement sous-estimée et invisibilisée.

La chirurgie-dentaire est une discipline au sein de laquelle les solutions numériques ont une place privilégiée, ont et vont apporter des solutions techniques et apportent de vrais apports curatifs et préventifs. En effet, bien que la « *vie sous capteur* » ait été critiquée précédemment, le fait de savoir si une personne se lave les dents via des brosses à dents connectées est pertinent d'un point de vue professionnel. Actuellement, les deux grandes sources de données qui sont utilisées par les intelligences artificielles sont issues des clichés (radiographiques et photographies) mais également des smartphones des patients. Ces derniers permettant aux patients de prendre des photographies buccales avec un simple équipement adéquat.

Les smartphones peuvent surveiller la présence de plaque dentaire, la bonne utilisation de la brosse à dents, la présence d'une gingivite et la bonne évolution des traitements orthodontiques.

Néanmoins, nous constatons que les risques décrits supra se concrétisent et nous allons présenter quelques dérives parmi d'autres de l'interposition des plateformes numériques et de l'IA par des exemples concrets et réels. Comme cela a été présenté de manière univoque au début de cet essai, il n'est pas question de contester certains bénéfices médicaux du numérique, que j'utilise régulièrement dans ma propre pratique professionnelle.

La fédération dentaire internationale FDI a publié en 2024 (223) son analyse sur l'intelligence artificielle en odontologie en basant sur les travaux de Rata Rokhshad (34) et de Falk Schwendicke (224).

Elle présente les avantages que l'intelligence artficielle va apporter :

- « *Pour les patients : meilleurs diagnostics et planification des soins, traitement actif et de soutien et accès aux soins amélioré en réduisant les contraintes physiques et économiques ;*
- *Pour les professionnels dentaires : gains d'efficacité, amélioration de la qualité des diagnostics et des traitements et meilleure rationalisation des procédures ;*
- *Pour les services de santé : réduction des coûts, objectivation des besoins de traitement et amélioration de l'équité.* »

Elle rappelle que « *Les aspects éthiques et sociaux, y compris l'autonomie humaine, l'équité et la transparence de l'IA, devront être davantage pris en compte à l'avenir.* », attestant que cela n'est pas le cas. Elle alerte sur le risque de déqualification des professionnels de santé par suite du biais d'automatisation qui décrit la confiance excessive des humains dans les IA. Elle insiste sur le fait que seuls les utilisateurs sont responsables, excluant tout partage de responsabilité avec les plateformes ou les ingénieurs, tombant dans le piège de l'« *autonomie humaine* ». Les notions d'interdiction ou a minima de déclaration des conflits d'intérêts ne sont même pas inscrites, illustrant une fois de plus la cécité de la profession de ce sujet essentiel.

Plateformes numériques et intelligences artificielles en santé : vers une irresponsabilité systémique

> *« Le chef d'entreprise ne doit plus donner d'ordres, mais déléguer des domaines de responsabilité. Le collaborateur devient responsable dans son domaine, mais uniquement pour les moyens et l'exécution ; la responsabilité des objectifs reste au sommet. »*
>
> Reinhard Höhn[235]

L'éthique médicale est définie par le Code de la Santé publique, éthique dont les Ordres professionnels sont les garants. Cette éthique se trouve en situation de conflit juridique avec d'autres éthiques, notamment l'éthique marchande.

Le mot *éthique* est omniprésent dans ce qui a trait à l'IA, mais encore faudrait-il savoir de quelle éthique parle-t-on. Trop souvent, il s'agit tout simplement d'*étikwashing*.

Plusieurs conflits juridiques illustrent cette lutte discrète. Nous analyserons quatre affaires : les affaires Santéclair®, l'arrêt Vanderborght quant à la publicité, les néocentres de santé dentaire et la société DrSMILE® en Autriche.

- Les affaires Santéclair

Santéclair est une société de droit privé qui se décrit elle-même comme étant une « *plateforme de service santé* ». Elle n'est pas une assurance mais une société commerciale dont l'activité principale déclarée est la « *prestation de services en matière de santé* ». Elle s'interpose entre les assurances complémentaires, les patients et les professionnels de santé. Aux professionnels, leur promesse est de leur apporter plus de clientèle en échange d'un plafonnement de leurs prix. Aux patients, leur promesse est de leur proposer un reste à charge minoré si ces derniers changent de praticien. Aux assurances, elle promet de les aider à « *fidéliser leur portefeuille clients, maîtriser leurs dérives techniques, améliorer la performance de leurs contrats santé et leur gestion* ». Santéclair, fondée en 2003, est ainsi une plateforme française de services de santé qui agit comme intermédiaire entre les complémentaires santé, les assurés et les professionnels de santé. Son modèle repose sur des réseaux de soins partenaires (optique, dentaire, audio) permettant de garantir des tarifs négociés et une maîtrise du reste à charge en échange d'une hausse de clientèle concernée uniquement par des soins à haute valeur financière.

---

[235] Reinhard Höhn (1904-2000) était un juriste allemand et haut dignitaire SS, théoricien de l'État nazi et de la gestion des hommes. Après-guerre, recyclé dans le monde des affaires, il a fondé la puissante école de cadres de Bad Harzburg. Il y a inventé le « management par délégation », un modèle très influent qui a façonné la culture d'entreprise allemande des Trente Glorieuses.

L'entreprise mise aujourd'hui sur l'innovation numérique avec des outils d'aide à l'orientation et de coaching santé personnalisés. Elle se positionne comme un régulateur de la dépense de santé privée, tout en développant des services de téléconsultation et d'analyse de devis pour optimiser le parcours de soin des bénéficiaires.

La chirurgie dentaire a eu l'immense honneur d'avoir été ubérisée dès 2003 par Santéclair.

En effet, bien que cela n'a pas été souvent analysé comme tel, il s'agit bel et bien d'une ubérisation, avec les frictions que cela a provoqué. L'apparition d'un nouvel acteur, régi par une logique purement marchande, dans le système de santé, ne pouvait se faire sans résistance de la part du corps médical. Estimant, entre autres, que cette plateforme violait un grand nombre de principes éthiques, plusieurs organisations professionnelles ont contesté les pratiques de la plateforme et un long conflit juridique fut engagé de part et d'autre, pour *in fine* se terminer par une victoire de Santéclair.

Les décisions judiciaires de 2009 à 2020 ont toutes deux tourné en faveur de la plateforme numérique ; cette dernière n'étant pas tenue de toute manière de respecter les éthiques médicales. Selon le droit européen et national, les tentatives de contrer les actions de la plateforme ont été jugées comme étant assimilables à des pratiques d'appel au boycott, ce qui constitue une faute particulièrement grave en termes de droit de la concurrence. Les sanctions ont été importantes en terme financier (plus de 4 000 000 d'euros en 2020), annihilant toute volonté de contester de nouveau ce modèle.

Les praticiens poursuivis ont tous été déclarés irresponsables de la mise en avant numérique et de la discrimination selon les actes dont ils ont tous sciemment bénéficié. En effet cette réclame n'a pas été de leur fait et n'était pas contractuelle... bien que réelle. Jamais les praticiens n'ont démontré qu'ils avaient demandé à ces plateformes de faire cesser ces pratiques ou de faire respecter leur droit quant à l'utilisation des données les concernant.

Chacun appréciera la logique.

Lorsqu'il existe un interdit, il suffit dans les faits de passer par une plateforme pour le contourner.

L'IGAS (225) rappelle qu'« *une part des plateformes qu'elle a interrogées ont admis avoir compté des centres Dentexia dans leurs réseaux dentaires* » et que « *Par ailleurs, la mission a constaté, dans presque tous les réseaux dentaires, la présence de centres de santé dentaires dont le modèle économique repose sur l'intrication entre un organisme à but non lucratif et des sociétés privées à but lucratif (centres qualifiés « à risques potentiels » par la mission IGAS consacrée aux centres de santé dentaires* ». « *Les réseaux de soins échappent à tout contrôle de la part des autorités sanitaires, au plan national comme local,* [alors même] *qu'ils opèrent une véritable régulation des parcours de santé : référencement et tarification des produits et des soins, orientation des patients vers des professionnels de santé sélectionnés, contrôle de qualité des produits et des pratiques... »*.

Des patients ont été adressés dans des centres Dentexia par les plateformes des réseaux de soins comme Santéclair mais cette dernière n'a jamais été inquiétée de quelque sorte que ce soit malgré le scandale.

L'interposition des plateformes numériques organise le contournement légal des règles éthiques des professions de santé. Les plateformes, bien que partie intégrante du système de santé, « *échappent à tout contrôle sanitaire* ». Cette affaire a démontré que le droit de la concurrence l'emporte dans les faits et en droit sur les règles éthiques. Les sanctions, particulièrement lourdes, ont pour conséquence de créer de l'auto-censure de la part des professionnels. Dans le cadre d'une loi levant le secret médical, la société Santéclair a récemment adressé une lettre ouverte aux députés le 19 janvier 2026, n'hésitant pas à faire du en même-temps : d'une part Santéclair affirme que : « *La protection du secret médical et des données personnelles des assurés est essentielle.* » et en même temps que « *Le projet de loi relatif à la lutte contre les fraudes sociales et fiscales, actuellement en discussion devant le Parlement, comporte un article 5 qui prévoyait d'autoriser les complémentaires santé à traiter les données de santé détaillées de leurs assurés pour lutter contre la fraude. Malheureusement, sous couvert de la protection du secret médical et des données personnelles, la rédaction de cet article a été fortement modifiée par les députés lors de son examen en Commission des affaires sociales. Le texte se retrouve ainsi, à ce stade, totalement vidé de sa substance puisqu'il empêche les complémentaires santé d'accéder à des données suffisamment détaillées pour lutter contre la fraude* ». Il convient de rappeler que Santéclair est une société commerciale qui n'est pas une assurance mais un prestataire de service pour ces dernières. Je prends le risque de parier que le droit au secret médical passera après le droit de valoriser les données de santé sous le prétexte de contrôler la fraude.

Ce processus pour rendre légal une pratique illégale ou de faire passer des lois liberticides n'est pas sans rappeler les lois de contrôle généralisé sur le prétexte du combat (légitime) contre le terrorisme, le narcotrafic et la pédocriminalité.

Le business passe ainsi avant l'éthique médicale. Le rapporteur public[236] au Conseil d'État de cette affaire en 2018 aura relevé (sans en tirer les conclusions qui s'imposaient...) que l'affaire ressemblait furieusement à l'œuvre de Jules Romains, dans laquelle un médecin, le Dr Knock, corrompt un pharmacien en lui promettant une hausse de sa clientèle...

Dans sa décision, l'Autorité de la Concurrence rappelle les bases légales sur lesquelles elle s'appuie. Dans l'ordre d'importance :

---

236 https://www.conseil-etat.fr/fr/arianeweb/CRP/conclusion/2018-12-19/403426?download_pdf

- Article 101 du TFUE (traité de fonctionnement de l'UE)
- Article L 421.1 du Code du Commerce
- Une trentaine de « décisions de secret des affaires ».

Les autorités judiciaires qui ont suivi ont appliqué strictement le droit. Et ce dernier consacre le droit de la concurrence avant toute autre considération. Pour un professionnel de santé qui veut faire de la réclame, il suffit pour se mettre en sécurité juridique de passer par une plateforme numérique qui fait elle-même de la réclame mais sans que cela ne soit indiqué dans le contrat les liant.

Le réel passe après le texte ; Qu'importent les faits.

- **Les néocentres de santé dentaire, Victoire de Dentexia ?**

Les néocentres de santé ont été le premier exemple massif de financiarisation de la médecine bucco-dentaire, avec le soutien de certaines plateformes numériques et facilité par les outils numériques. Cette financiarisation a eu comme conséquence l'avènement et la multiplication des plus grands désastres sanitaires et financiers que le monde dentaire ait connus. Contraint par la multiplicité des scandales et la perte de tout contrôle, le pouvoir politique pensa réguler ce marché par deux fois : en 2018 (226) et en 2023 (227) mais sans pour autant imposer que ces néocentres soient tenus de respecter l'éthique médicale ni qu'ils deviennent autonomes vis-à-vis de financement et de direction marchande. Dit autrement, ces néocentres sont toujours a-déontologiques. Ils sont certes définis du Code de la santé publique mais ce dernier ne leur pas impose pas de normes éthiques, ou à la marge. En tout état de cause, les juridictions spécialisées dans l'éthique médicale que sont les chambres disciplinaires ordinales sont incompétentes et ces conflits se retrouvent devant les juridictions civiles.

Les praticiens y sont obligatoirement salariés. En France, un salarié doit obéir à son employeur, sauf si les directives sont manifestement illégales ou sortent de leur mission. En même temps, les professionnels de santé sont par le droit tenus de conserver leur indépendance professionnelle… Cette aporie, dans laquelle les praticiens sont libres d'obéir, perdure et n'est pas remise en question. Le fait que l'immense majorité des praticiens soient payés au pourcentage de leur chiffre d'affaires aggrave les dérives et fait taire souvent les critiques internes.

Le praticien n'a ainsi aucun contrôle sur les choix de matériel, de plateformes numériques et d'intelligences artificielles qu'il utilise. Ce n'est d'ailleurs pas lui qui contractualise avec les tiers et sa responsabilité est particulièrement limitée. Son employeur n'est pas tenu au respect des règles éthiques, et ce par choix politique. Le professionnel de santé est obligé d'utiliser des outils numériques devenus indispensables pour l'exercice de sa profession, quand bien même ces outils seraient contraires à leur éthique professionnelle.

Ce qui protège les patients des dérives des professionnels de santé libéraux (qui sont lucratifs) est la déontologie ; ce qui protège les patients des dérives des néocentres de santé est l'absence de lucre (en théorie).

La collusion entre le monde numérique et les néocentres s'accentue : certains gérants de centres de santé commercialisent même des solutions numériques, par exemple de traitement d'analyse automatisé de devis ou de radiographies afin d'optimiser les plans de traitements proposés par leurs salariés aux patients.

Malgré l'emprisonnement temporaire de son concepteur, le scandale financier et le désastre sanitaire, le modèle des néocentres de santé perdure.

L'instruction judiciaire est terminée. Le démantèlement du système Dentexia semble apparaître comme la fin d'une exception, la fin d'une anomalie dans le système de la santé dentaire. Mais à l'heure où les enquêteurs referment les dossiers et que le procès approche, une question plus dérangeante, « *ellulienne* », se pose : et si, derrière la défaite de l'homme Pascal Steichen et le désastre de Dentexia, son modèle avait triomphé ?

Le 23 juin 1945, dans les colonnes de l'hebdomadaire *Réforme*, le philosophe, historien du droit, sociologue, résistant et théologien protestant Jacques Ellul publiait un article au titre provocateur : « *Victoire d'Hitler ?* ». Sa thèse était limpide : pour vaincre, les démocraties avaient dû adopter les armes de leur ennemi : guerre totale, propagande de masse, centralisation de l'économie et primauté de l'efficacité technique sur toute considération morale. En somme, pour Jacques Ellul, si Hitler avait heureusement perdu la guerre, sa conception du pouvoir et de la technique avait inspiré ses vainqueurs, à l'exclusion de l'antisémitisme. Pour ce philosophe, le nazisme n'était pas un accident de l'histoire, mais une manifestation extrême de la puissance technique. Cet article a eu l'effet d'un véritable pavé dans la mare. Son impact ne s'est pas mesuré par une adhésion immédiate de ses contemporains ; au contraire il a profondément troublé à l'époque les milieux résistants dont Ellul faisait partie et qui croyaient alors à l'avènement d'un monde radieux.

Le parallèle me semble manifeste. Dentexia a été vaincu, principalement grâce aux patients mais aussi par quelques professionnels de santé et institutions professionnelles. Pourtant, force est de constater que les néocentres de santé qui fleurissent depuis 10 ans sur ses cendres sont par de nombreux aspects des clones de Dentexia. Les scandales s'amoncellent ; les faillites sont légion, les patients toujours démunis et les fraudes à l'assurance-maladie explosent.

La grande victoire de l'idéologie Steichen est d'avoir fait passer le soin dentaire artisanal et indépendant à l'ère industrielle sous le contrôle effectif de société commerciale ou d'individus peu recommandables. Les néocentres de santé ne sont pas marginaux ; ils sont des acteurs de référence, souvent soutenus par des fonds d'investissement qui exigent en toute opacité un retour sur investissement. Ils utilisent comme paravent des associations loi 1901, contrôlées de fait par des sociétés marchandes lucratives pétries de conflits d'intérêts, trahissant l'esprit vertueux des centres de santé historiques.

Le « patient » a mué en « usager », puis en « client » ou en « prospect » et maintenant en « donnée » à valoriser. Comme le soulignait Jacques Ellul, la *Technique* — ici la gestion managériale — devient un système à part dans le système de santé. Elle impose ses propres lois : optimisation maximale du temps de fauteuil, standardisation des protocoles, priorité à la performance et aux actes à forte valeur ajoutée, détournement des principes de non-lucrativité au détriment de la prévention, des soins conservateurs et hors de toute éthique médicale. Le tout dans une irresponsabilité généralisée et pensée comme telle par un management par délégation, cher à Reinhard Höhn. **L'irresponsabilité systémique n'est pas un défaut de fabrication, c'est une condition nécessaire pour que la machine continue de tourner sans entrave éthique** ; Ces néocentres de santé n'ayant toujours aucune obligation éthique ou déontologique.

Le praticien, libre d'obéir, est un rouage d'une machine

L'autre succès posthume de ce système est la transformation du rôle du chirurgien-dentiste. Jadis professionnel responsable de sa pratique et tenu au respect d'une éthique médicale, il tend à devenir, dans ces structures, un ouvrier spécialisé, un producteur d'actes inséré dans une chaîne de valeur aux ordres d'un employeur évanescent. On lui promet de ne plus gérer d'administratif, mais cette insouciance a un prix : la perte de son indépendance face à des gestionnaires eux-mêmes irresponsables des dérives médicales. Ce nouvel ouvrier est d'ailleurs très souvent payé au pourcentage de son chiffre, ce qui lui permet de bénéficier directement des fruits de ce modèle.

Nous assistons à une prolétarisation de la profession. Le chirurgien-dentiste, salarié, n'est plus au capital ou à la direction de la structure. Le modèle Dentexia a prouvé que les patients pouvaient être exploités comme un gisement financier si l'on parvenait à industrialiser le geste technique. Aujourd'hui, cette financiarisation se répand partout ; elle pousse les cabinets dentaires et les centres historiques à adopter les comportements de leurs concurrents pour survivre. Dans un milieu purement concurrentiel, le plus violent gagne.

Sans une prise de conscience et une volonté politique, nous nous réveillerons dans un monde dentaire où, pour avoir cru rendre les soins accessibles à tous en oubliant l'éthique médicale au nom de la concurrence et de la liberté d'entreprendre, la déontologie aura disparu.

La financiarisation du système de santé n'est pas une fatalité : c'est un choix politique.

- **L'Ordre autrichien des chirurgiens-dentistes contre DrSMILE®**

DrSmile® est la marque commerciale d'une société commercialisant des gouttières orthodontiques en Europe. Elle réalise de vastes campagnes de réclames sur de nombreux pays (France, Espagne, Autriche, etc.), en particulier en utilisant la publicité ciblée algorithmique des médias sociaux afin de viser une clientèle. Une fois captée, cette dernière est adressée chez un professionnel de santé qui valide l'éligibilité et prend des empreintes qui sont envoyées chez le fabricant. Les gouttières sont alors adressées directement au client. L'Ordre autrichien conteste la réalisation de soins médicaux sur son sol par une entité qui ne dispose pas de l'autorisation de prodiguer des soins au titre du droit autrichien.

L'avocat général Athanasios Rantos propose à la CJUE (228) de juger selon les principes suivants (cet avis est suivi dans leur majorité) :

- La télémédecine est strictement définie : en l'absence de présence physique simultanée, les actes numériques de suivi relèvent du droit de l'État d'établissement (Allemagne).
- Les soins physiques restent soumis au droit de l'État d'exécution (Autriche).

Il existe donc deux contrats : le premier entre le patient et le chirurgien-dentiste autrichien, relevant du droit autrichien, et le second avec la clinique allemande, relevant du droit allemand.

La directive "e-commerce" (2000/31/CE) renforce ce raisonnement : principe du pays d'origine applicable aux services de la société de l'information. La directive "qualifications professionnelles" (2005/36/CE) est écartée : elle suppose un déplacement physique du prestataire. Il n'y a pas d'application aux prestations purement numériques.

En clair, si la CJUE suit les conclusions de l'avocat général :

- Le droit européen structure un véritable marché unique de la santé et de la télémédecine.
- La notion de « télémédecine » serait clarifiée en termes de droit dans l'Union
- Le principe du droit de l'État d'établissement en matière de télémédecine serait consacré.
- Les compétences des États membres d'accueil en matière de contrôle professionnel seraient ainsi limitées.
- Les patients d'un pays ne seraient donc plus protégés par les règles éthiques de leur pays dès lors que le soignant ou l'entreprise serait établi dans un autre pays.

Ce futur arrêt de la CJUE pose un jalon essentiel pour tous les opérateurs de santé numérique opérant au sein du marché unique européen.

Je prends le pari que l'Ordre autrichien sera débouté. En effet, jusqu'à présent, l'éthique médicale se plie et se conforme à l'éthique marchande dès lors qu'il y a une incohérence juridique entre ces deux domaines au niveau du droit communautaire.

Ce cas précis, cité à titre d'exemple mais loin d'être unique, illustre la transformation de l'exercice médical via les plateformes numériques ; ce qui est de l'ubérisation.

En novembre 20252, la CJUE (229) décide que la combinaison des règles de la directive sur les soins transfrontaliers et de la directive sur le commerce électronique) les prestations de télémédecine doivent être dispensées en conformité avec la législation de l'État membre dans lequel le prestataire de soins est établi (principe du pays d'origine) et non dans celui sur lequel les soins sont prodigués.

La Cour juge que la directive 2005/36/CE (qui encadre la reconnaissance mutuelle des qualifications et la libre prestation de services impliquant le déplacement physique du professionnel) ne s'applique ni à un professionnel qui fournit des soins transfrontaliers via la télémédecine (puisqu'il ne franchit pas physiquement de frontière) ni à un prestataire établi dans un État membre qui, sans se déplacer lui-même, fait exécuter des soins physiques en présentiel au profit d'un patient par un autre praticien établi dans l'État membre du patient (délégation ou collaboration transfrontalière sans déplacement du praticien donneur d'ordre).

Dit autrement, tous les actes physiques et présentiels (la consultation initiale au fauteuil, l'examen clinique, les empreintes optiques ou scanners 3D réalisés en Autriche par UJ) restent soumis au droit et à la déontologie du pays d'accueil (l'Autriche). Le praticien local ne peut pas s'abriter derrière le caractère transfrontalier de la plateforme pour s'affranchir de ses obligations professionnelles et ordinales nationales lors des actes au fauteuil.

Mais dans le même temps, la planification du traitement par aligneurs et le suivi à distance (faits depuis l'Allemagne) relèvent exclusivement de la loi allemande. L'Ordre des dentistes autrichiens ne peut pas interdire cette prestation de services transfrontalière ni lui imposer ses propres règles nationales d'organisation ou de détention de cabinet.

Ubérisation de l'orthodontie ; les « aligneurs »

Si un domaine médical est actuellement en pleine ubérisation grâce aux outils technologiques et les intelligences artificielles, c'est bien l'orthodontie, même si cette révolution se fait en silence. L'orthodontie est la discipline qui consiste à déplacer les dents des patients afin de corriger les anomalies fonctionnelles et/ou esthétiques. L'étymologie du mot est équivoque : du grec « *ortho* » (droit, juste, régulier) et du grec « *odous, odontus* » (dent). Les traitements peuvent être réalisés principalement par la pose de bagues ou par des gouttières amovibles selon l'indication. Le professionnel de santé a besoin de matériel issu de l'industrie médicale afin de lui permettre de réaliser des examens complémentaires (radiographies par exemple), prendre des radiographies, analyser les données médicales, et bien évidemment soigner.

Deux catégories de professionnels prodiguent des soins orthodontiques[237] : les orthodontistes (qui sont les spécialistes qualifiés) et des chirurgiens-dentistes (qui peuvent décider de pratiquer des soins orthodontiques, de manière exclusive ou non). Quelques médecins prodiguent des soins orthodontiques mais cette pratique est accessoire.

Actuellement, le « *marché* » de l'orthodontie se divise en quatre modes opératoires :

Modèle médical : l'industriel est le fournisseur du matériel du professionnel de santé. Le schéma classique est le suivant :

La mise en relation se fait par recommandation d'un autre professionnel (le plus souvent un chirurgien-dentiste qui ne pratique pas l'orthodontie), par réputation ou par recherche du patient sur un annuaire indépendant de l'industrie. Le professionnel a l'interdiction de prospecter directement et personnellement auprès du public par le code de la santé publique français. Ce professionnel, quel que soit son statut, analyse la situation clinique, décide si le patient peut bénéficier d'un traitement par bague ou par gouttière et prend attache avec un fabricant pour les poser lui-même. Le fabricant est ainsi un partenaire du professionnel de santé, lui apportant des solutions techniques à des problématiques médicales.

Le patient est donc uniquement en lien avec le professionnel de santé. Le professionnel de santé est le client de l'industriel.

Ce modèle conventionnel est remis en cause grâce aux outils numériques, et ce même avant la conception du traitement médical. Nous pouvons parler même d'une inversion du modèle.

[237] Nous excluons les très rares médecins qui pratiquent l'orthodontie ; ces derniers étant une exception.

Modèle prestataire : l'industriel fournit à la fois le matériel et le patient.

Ce nouveau modèle change certaines caractéristiques paradigmatiques de la relation de soin. Il ne s'agit plus d'un couple soignant/soigné mais d'une triade soignant/marchand/soigné.

L'origine du flux patient change : l'industriel ne se contente pas de proposer une solution technique ; il prospecte et capte lui-même le patient. Grâce aux outils d'intelligence artificielle et aux plateformes numériques, il mène de vastes campagnes promotionnelles sur les réseaux sociaux. Ces campagnes ciblent en priorité les publics vulnérables, rendus identifiables par la collecte massive de données personnelles.

L'industriel envoie son client vers le professionnel de santé : une fois le prospect capté par tout moyen, il est orienté vers un praticien partenaire. Ce dernier conserve son choix thérapeutique et peut refuser de traiter ce client, mais le professionnel subit une pression omniprésente et diffuse : incitations symboliques (titres élogieux, système de récompense au volume, voire des trophées[238]), valorisation publique (présence sur les réseaux, participation à des congrès, rôle de KOL), et avantages économiques (tarification dégressive selon le volume de traitements).

Le conflit d'intérêts est systémique et la base de ce modèle : ce dispositif rend difficile toute posture critique du professionnel. La reconnaissance sociale, la rentabilité et l'absence de contre-pouvoir efficace créent un écosystème où l'alignement de la pratique du professionnel de santé avec l'industriel devient la norme. Certains industriels ont une politique de baisse de leurs prix en fonction du volume d'achat ou de cas traités ; cette baisse n'est pas répercutée sur les prix et semble exclue des obligations de déclaration des avantages sur la transparence (remise commerciale). On ne mord jamais la main qui nous nourrit.

Les dispositifs de lutte contre la corruption (lois anti-cadeaux), complexes, sont manifestement inefficaces. L'immunité éthique de fait dont jouissent les industriels — puisqu'ils ne prescrivent pas — renforce leur impunité. À cela s'ajoute une cécité générale sur les conflits d'intérêts, relégués hors du champ de la vigilance professionnelle et institutionnelle.

Ce modèle inverse la chaîne traditionnelle du soin : ce n'est plus le praticien qui choisit la solution pour un patient donné, mais l'industriel qui choisit le patient pour imposer sa solution. Le professionnel devient un acteur sous influence, instrumentalisé au sein d'un système où l'indépendance professionnelle est putative.

Cela étant, le professionnel reste, du moins en théorie, maître dans la réalisation du traitement orthodontique.

[238] Cette pratique a été jugée illégale mais sans effet. Il ne faut pas sous-estimer l'effet sur l'égo d'être « récompensé » par son fournisseur et de bénéficier d'un titre parfois putatif d'« excellence ».

Modèle inclusif : le professionnel de santé est devenu un simple maillon d'une chaîne numérique industrielle déterritorialisée.

Comme précédemment, le ciblage initial est réalisé par le fabricant : il utilise les outils des plateformes sociales pour repérer des individus susceptibles d'avoir besoin d'un traitement orthodontique. Ces derniers sont ensuite exposés à des campagnes publicitaires ciblées exploitant les biais cognitifs usuels.

S'ensuit la conversion commerciale : certains utilisateurs, convaincus par la publicité, prennent contact avec le fournisseur. Ils acceptent les conditions générales de vente et d'utilisation, souvent sans les lire.

Ces prospects sont ensuite dirigés vers un professionnel ou un centre de santé partenaire. Celui-ci réalise un examen clinique et radiographique pour vérifier l'éligibilité au traitement. Problème : ce praticien n'est pas nécessairement formé à l'orthodontie.

L'acquisition des données est réalisée normalement par le praticien : des empreintes numériques sont réalisées, parfois par un tiers non identifié. Ces données sont ensuite transmises, souvent sans hébergement HDS, à un pays étranger (ex. : Allemagne, Espagne).

Une intelligence artificielle analyse les empreintes et élabore un plan de traitement avec visualisation des résultats. L'identification de la personne humaine ayant validé ce plan est rarement possible. Pourtant, la « *garantie humaine* » est censée empêcher ces dérives…

La production est ensuite externalisée : les données sont envoyées à une usine, par exemple en Espagne, qui fabrique les aligneurs et les expédie directement au patient en France — sans qu'un professionnel de santé valide la conformité ou le suivi.

Ce modèle organise une segmentation du soin, où le professionnel de santé n'est qu'un relais entre plateformes, usines et systèmes automatisés. L'IA intervient comme opérateur-clé, dans un processus transfrontalier opaque, au sein duquel les responsabilités humaines sont diluées et les garanties médicales affaiblies. D'aucuns pourraient y voir une approche similaire aux principes du taylorisme voire du fordisme… comme cela a été abordé dans le premier chapitre du présent essai.

Modèle marchand : le professionnel de santé n'est pas identifié, voire n'existe pas. Ce modèle, peu existant en Europe n'a pas tenu ses promesses. Le leader du marché, SmiledirectClub, ayant déposé le bilan. Les causes probables et invoquées ont été multiples : un endettement massif, une perte de rentabilité (900 millions de dollars de dettes, fermeture des boutiques physiques, impact de la pandémie, contestation du modèle commercial, échec des tentatives de recapitalisation, et multiplication des Class Actions et de procédures judiciaires).

Cela étant, avec les progrès des intelligences artificielles, ce modèle, qui était basé techniquement dans un premier temps sur des empreintes physiques réalisées par les clients eux-mêmes, refera surface puisque les empreintes numériques sont plus fiables dans leur transmission et plus accessibles à des non professionnels que les empreintes « avec des pâtes ». Leur coût étant le seul obstacle.

De la publicité ciblée

« *Un message publicitaire nie la vie parce qu'il dégrade les désirs en besoins.* »

La Zone du dehors, Alain Damasio 2016

La publicité ciblée consiste à diffuser des publicités personnalisées en fonction des intérêts supposés et du comportement des individus. Elle est effective à grande échelle grâce aux algorithmes et à la performance computationnelle rendue possible par l'automatisation des analyses des données personnelles récoltées.

Les publicités ciblées dans le domaine de la santé peuvent être utilisées pour promouvoir une variété de produits et de services, tels que des médicaments, des dispositifs médicaux, des régimes alimentaires et des programmes d'exercices. Le ciblage, par essence, permet de réaliser des campagnes de prévention et de sensibilisation dans un intérêt de santé publique.

Cependant, la publicité ciblée dans le domaine de la santé présente également un certain nombre de dangers. Par exemple, ces réclames peuvent être utilisées pour inciter les personnes à prendre des médicaments ou à suivre des traitements dont elles n'ont pas besoin. De plus, les publicités ciblées peuvent être utilisées pour diffuser des informations médicales fausses, trompeuses voire de création par l'industrie et les professionnels de santé de phénomène de modes, comme les aligneurs dentaires.

En raison de ces dangers, il est important d'être conscient des risques associés à la publicité ciblée dans le domaine de la santé. Cette prise de conscience est encore timide de la part du pouvoir politique et encore plus timorée de la part des instances judiciaires et des organismes de régulation.

L'utilisation des outils de ciblage permet par exemple aux sociétés commercialisant des traitements orthodontiques par aligneurs par exemple de cibler leur prospect afin de maximiser les « *effets démultiplicateurs* » (230) de leurs campagnes de publicité.

Grâce à cette publicité ciblée, certains industriels s'affranchissent des règles de déontologie médicale en faisant de vastes campagnes publicitaires pour les produits. Le cas des traitements orthodontiques par aligneurs est éclairant sur l'avenir d'une médecine ubérisée. Les utilisateurs des médias sociaux sont ciblés selon leur profil afin de littéralement les inonder de réclames. Outre l'utilisation classique d'images publisexistes, d'une communication libidinale, les messages sont souvent dévalorisants : « *Offrez-vous le sourire dont vous avez toujours rêvé* », « *un sourire plus attractif avec l'orthodontie invisible* », etc.

Pis, la réclame ciblée permet d'identifier les personnes vulnérables et de les sur-solliciter, alors que ce sont ceux qu'il convient de plus protéger.

Ces pratiques ont été sanctionnées lorsque ce sont des professionnels de santé qui l'organisent. Cependant, sauf erreur, les centres de santé n'ont pas encore été sanctionnés ; plusieurs actions judiciaires sont en cours mais on peut se poser la question de la pertinence lorsque l'on sait qu'il faut 10 ans pour obtenir une condamnation définitive.

Cette pratique est interdite mais elle n'est pas empêchée. L'interdiction est une règle de droit ou sociale. Si on la transgresse, on risque une sanction mais il est possible de le faire. L'empêchement est une barrière physique ou logicielle ; la chose ne peut pas se produire.

On peut critiquer souvent les responsables politiques qui pensent qu'une loi suffit à régler un problème technique (comme le piratage, le chiffrement des messages ou l'accès à certains sites). Lorsqu'un gouvernement dit « *nous interdisons TikTo*k » où « *nous interdisons le chiffrement* », il pose une règle. Mais si l'architecture d'Internet permet toujours la circulation des données, la pratique n'est pas empêchée. Cela crée une zone grise où seuls les gens "honnêtes" respectent la loi, tandis que les usages (bons ou mauvais) continuent de l'autre côté de la barrière technique. Il convient de rappeler que le code informatique est plus fort que le Code civil. Si une loi interdit quelque chose que la technique permet facilement, la loi est condamnée à l'impuissance, à moins de détruire la nature ouverte de la technologie pour installer des dispositifs d'empêchement radicaux.

C'est une critique de la "pensée magique" des législateurs qui oublient que sur Internet, ce qui n'est pas techniquement impossible reste praticable, peu importe le texte de loi.

Il est à noter que la publicité ciblée permet de cibler également les professionnels de santé avec des promesses de hausse de la rentabilité : On ne sait plus si ces outils numériques sont des moyens au service du soin ou des moyens pour sélectionner en amont et en quasi-impunité les patients (les « *patients qualifiés* »), de présélectionner les patients rentables ou tout simplement de vendre davantage…

Parmi des milliers d'exemples, nous pouvons citer :

Fabricant d'une caméra dentaire : « *Grâce à cet outil, je peux payer les frais de scolarité de mon enfant* », « *augmentez l'adhésion de vos patients aux plans de traitement grâce à l'intelligence artificielle* ».

Soutien organisationnel par l'IA : « *anticiper l'avenir ; +20 % de CA en moyenne dans les cabinets qui utilisent Serenn, soit entre 30 000 € et 60 000 € par an.* »

Soutien organisationnel par l'IA : « *Simplifiez vos démarches cliniques avec précision ; Générateur de plan de traitement : créez un plan de traitement détaillé en quelques clics seulement. DentallAiAssist analyse les données des examens et l'historique médical de vos patients, puis générez automatiquement des plans de traitements parfaitement adaptés à vos pratiques. Vous gardez toujours le contrôle, guidé par l'intelligence sécurisée de notre IA.* »

Lecture de radiographie par AI : « *4 outils pour augmenter votre taux d'adhésion aux plans de traitements* »

Suivi à distance des traitements orthodontiques : « *Optimisation et croissance de la pratique ; L'automatisation évolutive est essentielle à la rentabilité durable des cabinets d'orthodontie. Découvrez les études scientifiques démontrant comment DentalMonitoring stimule les opportunités de croissance.* »

Prise de rendez-vous en ligne : *« gagnez jusqu'à une heure par jour grâce à Doctolib pro* » ; « *Doctolib : développement de patientèle : plus de visibilité pour et de patients qualifiés pour une activité rentable* »

Tous insistent sur la promesse de gains financiers. Tous ont une vision techno-solutionniste.

Des influenceurs professionnels

« Vous êtes un penseur, vous, docteur Knock, et les matérialistes auront beau soutenir le contraire, la pensée mène le monde. »

Knock ou le Triomphe de la médecine, Jules Romains, 1923

L'utilisation des professionnels de santé pour influencer le public et le pouvoir politique a été souvent utilisée, par exemple pour vendre du bacon ou des cigarettes (91), (231).

L'avènement de la e-santé et du web 2.0, qui a été analysé dès 2011 par Dominique Dupagne (232) comme étant un outil permettant la création d'une véritable « *démocratie sanitaire* » a beaucoup changé. Il rappelle par ailleurs que cette évolution répond aussi à une demande sociétale. On pourrait, avec une décennie de recul, considérer que cette vision était un peu naïve, bien que brillante, car les technologies de l'information ont certes permis l'avènement de grandes démocraties mais aussi de grandes dictatures. Selon Harari (83), une des différences fondamentales est la centralisation de la diffusion de l'information, la centralisation caractérisant un aspect du totalitarisme.

Force est de constater que nous sommes loin, très loin, de l'Internet décentralisé tel qu'il l'était autrefois.

Un parallèle avec l'Internet pourrait être tenté, dans la mesure où l'espace de liberté et d'anarchie qu'était l'Internet précoce s'est métamorphosé en espace d'hyper-contrôle et de surveillance invisible quasi absolue. La e-santé, imaginée initialement comme un espace collaboratif, est devenu un univers dirigé par l'industrie du numérique. La promesse d'une collectivité dynamique corolaire de la e-santé et remplaçant la verticalité du savoir n'est ainsi pas tenue (233).

Cet auteur parle des « *apomédiaires* », des personnalités expertes autoproclamées en qui le patient place sa confiance ; et cela se rapproche des « *leaders d'opinions* », ou « *Key Opinion Leaders* » dit KOL. Ce néologisme est construit sur le préfixe apo- (en dehors) médias ce qui signifie qu'il est un médiateur incontournable pour recevoir de l'information en premier lieu.

Les KOL sont des professionnels de santé le plus souvent en lien fort avec l'industrie. Ils représenteraient selon Marie Clinckemaille[239] et coll. 0,24 % des médecins et bénéficient de dons déclarés à la hauteur de 818 M€ (234). Ils sont une source de confiance dans la diffusion scientifique (235). Avec la numérisation, un nouveau type de leader d'opinion fait son apparition : les KOL numériques, parfois appelés DOL, bien que ce terme soit peu usité. Selon LIU, « *L'ère numérique a doté les marques de nouveaux outils de marketing ciblé plus efficaces sous la forme de leaders d'opinion clés* » (236). Si, officiellement, les relations entre l'industrie des dispositifs médicaux et les professionnels de santé sont encadrées, la nature des liens d'intérêt avec l'industrie numérique est particulièrement opaque. Les KOL médicaux peuvent également être le produit marketing de firmes commerciales (237) et leur utilisation est recommandée par la BPI (238). Grâce aux médias sociaux, à la publicité ciblée et à l'utilisation de nombreux biais cognitifs, certains professionnels en e-santé passent du statut d'inconnu à la célébrité, d'abord en faisant de l'autopromotion sur les médias sociaux, puis en bénéficiant du soutien de l'industrie. Ce qui prenait des années auparavant peut se faire en quelques mois, et ce indépendamment des compétences cliniques, des recherches médicales ou des connaissances scientifiques au profit de la popularité.

Selon la base transparence santé, ce ne sont pas moins de 5 346 500 euros qui ont déclaré au bénéfice de seuls chirurgiens-dentistes en 2024. Ce chiffre ne comprend pas les financements des sociétés savantes, des entreprises gérant des centres de santé et des sociétés de formation.

Les professionnels de santé en exercice se trouvent très majoritairement dans un état d'aliénation inconscient. D'une part, parce que les outils

---

[239] Marie Clinckemaille (1981-présent), française, magistrate et essayiste, est une figure émergente de la réflexion sur le droit du numérique et l'éthique des algorithmes dans la sphère publique. Elle s'illustre par ses analyses sur l'impact des technologies de surveillance et de l'intelligence artificielle sur les libertés fondamentales, plaidant pour un cadre juridique rigoureux capable de protéger les citoyens face à l'automatisation de la justice.

numériques sont réellement indispensables à l'exercice de la médecine et ils apportent concrètement une praticité, une fiabilité et une prédictivité certaines. Ils sont utiles et améliorent sans conteste la qualité des soins. D'autre part, parce qu'ils n'examinent ni ne critiquent les conditions générales d'utilisation des outils algorithmiques qu'ils utilisent (à l'instar de la population générale) et sont soumis à la propagande publicitaire de l'industrie numérique qui répond aux lois du marché.

Le modèle biomédical dominant associé à un système de récompense financière à l'acte renforce cette aliénation.

La promesse d'efficience ne peut laisser indifférent dès lors que sa rémunération en dépend. Comme cela a été démontré par Herbert Simon, chaque acteur économique a sa propre *rationalité limitée* qui crée une boucle de rétroactions amplificatrices (Donella Meadows) alimentée par un système de récompense économique.

Enfin, les professionnels n'ont pas un grand contre-pouvoir sur les outils numériques qu'ils utilisent. Un ordinateur est « *fatal* », puisque répondant à sa programmation, ses résultats ne sont ni négociables ni vérifiables. Par ailleurs, si des données à récolter ne sont pas intégrables, elles n'existent pas pour l'ordinateur même si elles sont réelles et pertinentes, faussant en partie les résultats. Afin de contourner la difficulté, le risque est grand que de modifier la réalité pour pouvoir utiliser le système numérique, corrompant ainsi la donnée (biais *par design*).

Cet *esprit d'abandon* face à cette *fatalité* peut se comparer avec une sorte de mithridatisation. Noam Chomsky (239) n'hésite pas à comparer cette attitude à la « *banalité du mal* » telle que développée par Hannah Arendt (240). L'intelligence artificielle obéissant aveuglément aux ordres de ses concepteurs, sans prendre de responsabilité propre, fait directement écho au « *vide de la pensée [dans lequel] s'inscrit le mal* » (240).

Les ingénieurs des algorithmes d'aide à la compréhension, d'aide à la décision et d'aide à la prescription fondent leur action et leur storytelling sur les difficultés de communication entre les praticiens et les patients. Leur communication auprès des professionnels de santé s'attache à souligner les difficultés relationnelles avec les patients et comment ils peuvent apporter des solutions pour ~~vendre~~ proposer des traitements. Fidèles à leur croyance techno-solutionniste (et à leurs intérêts) que toute solution doit être numérique, ils vendent des algorithmes et des interfaces numériques pour aider les praticiens. Or, tant en termes de communication avec les patients qu'en terme médical, la formation professionnelle sur ce sujet devrait être surtout des formations en sciences humaines. Le refus de soins n'a pas pour cause principale une supposée incompréhension des patients quant aux traitements qui leur sont proposés. Cette approche révèle surtout un présupposé, une position haute, très haute, du professionnel (le sachant) face au patient (le profane) qui doit être « *éduqué* ». Cette vision de la relation de soin ne nous semble pas être souhaitable.

Des professionnels de santé libres d'obéir

« La discipline fabrique ainsi des corps soumis et exercés, des corps dociles »

Michel Foucault, *Surveiller et punir*, 1975

Par construction, la transformation numérique est imposée par le pouvoir politique et les puissances d'argent. Les professionnels de santé, comme tous les citoyens, n'ont aucune latitude pour ne pas faire partie de l'écosystème numérique.

Certains professionnels sont même salariés de structures associatives qui sont contrôlées par des personnes physiques ou morale de l'IA. Selon l'IGF et l'IGAS (241), ces structures « *se caractérisent par l'opacité des modalités réelles de gouvernance, en pratique non régulées et non contrôlées – et donc par un niveau très dégradé de protection de l'indépendance professionnelle des praticiens qui y exercent* ». Certains établissements de santé sont ainsi détenus par des capitaux et des personnes commercialisant des outils IA qu'ils imposent aux professionnels qu'ils contrôlent indirectement. Ces derniers étant salariés.

La financiarisation des professions de santé nous semble incompatible avec l'indépendance professionnelle, et ce que ce soit dans la détention capitalistique, le matériel ou le financement. Certains, comme l'IGF en 2011, estiment au contraire que l'on peut parfaitement dissocier la propriété du capital, l'organisation et le matériel et la liberté de prescription. Nous ne partageons pas cette opinion, démenti par les faits, notamment les scandales à répétition dans les néocentres de santé dentaire.

En 2025, l'IGF et l'IGAS (242) ont fini par établir que « *Les groupes financiarisés sont entendus ici au sens strict, des structures de soins accueillant à leur capital des investisseurs non professionnels de santé. Le cas des centres de santé dentaires (...) a montré* a contrario *que le contrôle indirect (c'est-à-dire sans entrer au capital) des structures sans but lucratif pouvait poser des problèmes spécifiques de qualité* » et que *« ces montages se caractérisent par l'opacité des modalités réelles de gouvernance, en pratique non régulées et non contrôlées - et donc par un niveau très dégradé de protection de l'indépendance professionnelle des praticiens qui y exercent. »*. Le fait est que certaines chaînes commerciales de centres de santé sont dirigées par des personnes qui sont également des entrepreneurs dans le numérique et l'IA devrait poser question. Rien n'interdit par ailleurs que des plateformes numériques ouvrent par le truchement des associations loi 1901 des centres de santé dentaire.

L'IGF et l'IGAS estiment que « *ce type de structuration sans participation en capital est paradoxalement sans doute le plus centralisé : les médecins sont salariés d'une structure juridique associative sans réalité propre et en fait entièrement pilotée, sans contre-pouvoir, par la tête de groupe. En particulier, il existe un lien de subordination des médecins, en raison de leur statut de salarié, ce qui n'est pas le cas dans les groupes de SEL ni dans les cliniques.* »

Peu ont encore compris que le conflit d'intérêts est majeur et l'aliénation professionnelle est structurelle et non conjoncturelle. Cela étant, l'aliénation professionnelle ne se limite pas au salariat et les structures libérales sont également touchées par ce phénomène.

Comment se met en place cette aliénation en rapport avec les outils numériques ?

En premier lieu, comme l'immense partie des citoyens, les professionnels de santé ont tendance à ne pas remettre en cause les résultats issus d'une intelligence artificielle (qui remet en cause un résultat d'un tableur ?). Contrairement à ce qu'on pourrait pourtant légitimement en attendre, il nous semble que l'esprit critique ne caractérise pas l'exercice professionnel. La croyance dans le technosolutionnisme est forte, en particulier parce qu'effectivement, les possibilités techniques et médicales sont remarquables ; les patients ne sont plus soignés comme avant et la qualité des soins s'améliore dans leur technicité et fiabilité. Mais la qualité des soins ne peut être réduite à cela. L'indication d'un acte médical reste le pilier d'un soin de qualité et les outils numériques, en particulier les outils de prévisualisation des résultats et de communication numérique, sont en même temps des outils formidables d'explication des soins et des outils implacables de manipulation. On ne voit quasiment aucune campagne publicitaire pour lutter contre la survenue de la carie dentaire ; alors que la propagande pour aligner les dents et poser des implants (ce qui présuppose de les avoir perdues ou de les avoir extraites…) est légion.

Une étude scientifique de très haut niveau publié dans The Lancet (243) et financée par la fondation Bill et Mélinda Gates démontre que, malgré les progrès techniques, le niveau de prévalence des pathologies bucco-dentaire dans le monde n'a pas significativement augmenté depuis 30 ans… Même l'Europe qui présente les meilleurs résultats n'a vu baisser les prévalences des lésions carieuses que de 9,88 % sur les dents de lait et de 5,94 % sur les dents permanentes… Dit autrement, les progrès technologiques en dentaire ont un impact secondaire sur les maladies carieuses et parodontales. La technologie n'est pas une solution efficace.

En second lieu, la formation critique sur les intelligences artificielles est encore portion congrue, et surtout adressée aux nouveaux diplômés. Les enseignements sur les IA sont principalement délivrés par l'industrie ou les concepteurs, notamment pour permettre à leurs clients de bien utiliser leurs outils. Cela n'est pas satisfaisant. Il n'y a pas, à priori et d'après nos recherches, que très peu d'enseignement indépendant sur les intelligences artificielles.

En troisième lieu, la pénétration des outils numériques et des plateformes est devenue indissociable de l'exercice médical. L'ubérisation de la profession se développe à tous les niveaux : de la sélection des patients via des plateformes numériques aux diagnostics, de la délivrance de l'information à la réalisation technique en passant par la mise en ligne (probablement à terme obligatoire avec des sanctions financières) via le DMP.

En quatrième lieu, l'aliénation se met en place via une dépendance. La motivation est lucrative. Parmi les centaines de réclames à destination des professionnels de santé, on peut ainsi lire : « *Allisone : votre cabinet dentaire, boosté par l'IA. Calculez votre potentiel en 30 secondes. Temps gagné, gains potentiels, regain d'efficacité* ». « *Invisalign et Itero : élargissez votre réseau et attire davantage de patients et faites passer votre cabinet au niveau supérieur.* »

Les plateformes numériques proposent de nombreux services, allant de prise de rendez-vous en ligne (Doctolib®), aux traitements médicaux (orthodontie avec Invisalign®, Smilers®, Drsmile®, Impress®, etc.) ou encore selon la couverture assurantielle (Santéclair®, Vyv®, etc.). De nombreuses sociétés proposent des services de mise en avant sur les moteurs de recherche, en particulier sur Google®.

Nous rappellerons utilement que le pouvoir politique lui-même se définit dans le numérique en santé comme une plateforme (cf. le concept d'État-plateforme).

Au niveau du soin, avec la téléconsultation, la mise en relation avec les patients se fait de plus en plus via des plateformes numériques (Doctolib®, Medadom®, Qare®, Santeclair®, etc.) dont certaines sont en lien d'intérêt intime avec des assurances privées, par exemple AXA® pour Qare®. Ces téléconsultations dépassent le cadre médical et s'installent dans des supermarchés et même dans les pharmacies et se développent (consacrant la vision du Jules Romain dont le livre « *Knock ou le triomphe de la médecine* » a été écrit en 1923…), malgré les alertes de l'ordre des médecins (244). Ce dernier recense de nombreuses infractions aux règles déontologiques pour les médecins mais aussi légales pour les plateformes (non-respect du secret médical, données de santé non hébergées sur des serveurs HDS, concurrence déloyale, etc.).

Certains services de téléconsultations répondent à des faillites du système, par exemple les soins dans les EHPADs. De fait, peu de chirurgiens-dentistes se déplacent pour cette population vulnérable alors que le nombre d'exercices spécialisés dans des actes à haute valeur ajoutée augmente sans cesse. Les praticiens réduisant leur exercice à des domaines limités de la chirurgie-dentaire augmentent sans lien avec un intérêt de santé publique. Deux principes légitimes s'opposent : le principe de la liberté de prescription des praticiens et le principe de pouvoir bénéficier de soins pour les patients.

L'IGAS et l'IGÉSR affirment que « *La pratique de certains chirurgiens-dentistes en matière d'exclusivité ne répond pas forcément à une nécessité de santé publique. Il peut s'agir d'une démarche infondée prise sans aucune base légale.* » (245).

Intelligences artificielles et robotique ; la chirurgie-dentaire dans 15 ans

« *La prévision est difficile surtout lorsqu'elle concerne l'avenir.* »

Pierre Dac

Par définition, penser l'avenir est un pari risqué.

Actuellement, les intelligences artificielles sont de plus en plus utilisées dans les cabinets et les centres dentaires, mais aussi au niveau de la fabrication des prothèses. De nombreuses études montrent que les intelligences artificielles permettent une meilleure reproduction des teintes des préparations dentaires que la sélection visuelle. Bien que ces technologies soient encore peu perceptibles, la conception automatisée de prothèse gagne en précision. Les intelligences artificielles améliorent les chaînes de fabrication et la qualité mécanique des prothèses ainsi que leur précision. La recherche est florissante : en combinant les mots-clefs *dentistery*, *artificial intelligence* ou *deep learning*, nous pouvons identifier que 9 511 articles sont référencés sur Pubmed pour l'année 2020 pour augmenter jusqu'à 25 044 en 2024. Certes la quantité de publication ne fait pas la qualité et de nombreux articles sont redondants, mais l'intérêt est là. De manière plus pertinente, le nombre de revues de littératures avec ces mêmes mots-clefs est passé de 88 en 2020 pour monter jusqu'à 536 en 2025.

Nous proposons un exercice de pensée, ce qui est toujours risqué : comment la chirurgie-dentaire sera-t-elle exercée dans 15 ans ?

Dans le domaine de la dentisterie, les intelligences artificielles associées avec de la robotique vont, selon mon opinion qui n'engage aucun tiers, permettre d'automatiser ou très fortement contrôler tout ce qui pourra l'être, à savoir :

Orthodontie
Les diagnostics simples
Les diagnostics complexes
Les diagnostics très complexes avec des polypathologies
Élaboration des traitements
Pose d'implants

La planification implantaire
Études épidémiologiques
Les préparations dentaires
Délivrance des documents réglementaires
Fourniture de l'information
Recrutement et sélection des patients
Contrôles d'activité et gestion du risque assurantiel
Traitement des demandes à distance des patients, y compris médicales

Il relèvera de l'expertise et de la responsabilité des professionnels les domaines suivants :

L'urgence
Les conflits humains
Orthopédie dento-faciale
L'assemblage des prothèses
Les complications médicales
La chirurgie des tissus mous
Validation du plan de traitement
Le recueil du consentement éclairé
Règlement des plaintes des patients

Au quotidien, le professionnel de santé pourra donner ses directives à la voix ; les machines intégreront les informations dans le dossier médical et les prescriptions et divers courriers seront édités automatiquement. En vue de prescrire un médicament, le professionnel pourra vérifier avec une très grande précision s'il existe une contre-indication ou des effets indésirables en relation avec les éventuelles comorbidités du patient et son historique médical. Les rendez-vous seront pris via un agent conversationnel qui pourra apporter des réponses aux patients. Le professionnel saura immédiatement si la proposition de traitement sera rentable ou non, et à quel point. Il pourra également mesurer à la seconde près ses durées de consultation et son logiciel métier pourra l'aider à optimiser le temps passé avec les patients, en identifiant précisément le temps productif du temps improductif…

Les plateformes numériques vont adresser à certains professionnels de santé les seuls patients à haute valeur lucrative (il convient de rappeler que cette pratique est déjà actuelle et a été jugée légale).

L'immense question du transfert – ou non - de responsabilité va s'imposer avec son corollaire ; quels contre-pouvoirs mettre en place ? Quelles règles éthiques appliquer : le commerce ou la santé ? La chirurgie-dentaire n'est-elle pas un mélange des deux ? La primauté du secret des affaires sur le secret médical laisse peu d'espoir quant à l'issue de ce combat de valeurs. La chirurgie-dentaire risque, selon nous, de se diluer lentement mais inéluctablement dans le monde marchand si les choix politiques actuels et la faiblesse de la profession et de la société civile se maintiennent.

Nombre de sociétés commercialisant des solutions numériques pour faire des comptes-rendus automatiques de consultation utilisent a*d nauseam* l'argument fallacieux de sécurisation juridique.

Un exemple parmi d'autres est la confusion fréquente entre la délivrance de l'information et le recueil du consentement. La délivrance d'une information peut être facilement automatisée. Une intelligence artificielle écoute la discussion entre le professionnel et le patient, identifie les mots-clefs voire le sens de la conversation et adresse au patient les documents concernant les actes médicaux. Cela ne pose pas de grande difficulté technique et organisationnelle. L'information est délivrée lors d'un entretien individuel, l'IA ne faisant que reformuler. Cela est conforme aux bonnes pratiques.

Mais, cela ne signifie en rien que l'information aura été comprise. D'ailleurs, même avec un « oui » ou une signature, il n'est pas certain que le consentement ait été acquis. Cela nécessite une interprétation intersubjective entre le soignant et le patient, qui passe par les mots, mais aussi par le langage non verbal (regard, attitude, contexte, etc.). Le recueil du consentement appelle davantage des compétences sociologiques que techniques, ce qui est le contraire de la majeure partie de la formation professionnelle actuelle.

Le métier de chirurgien-dentiste à priori ne disparaîtra pas. Néanmoins il est partiellement ubérisable et délégable ; ses frontières de compétence vont inéluctablement changer.

Les professionnels de santé doivent comprendre que si l'industrie et le monde marchand sont des partenaires essentiels, nos seuls alliés sur le long terme sont les patients. Si les professionnels veulent maintenir leur indépendance professionnelle et leur éthique, ils devront faire leur révolution sur ce sujet, notamment en renonçant à la valorisation personnelle par l'industrie tant physique que numérique et en rendant publics les liens d'intérêts.

6
Conclusion

Je précise avoir utilisé les outils de recherche de Google®, les algorithmes de traduction de Deepl®, avoir utilisé les algorithmes de Zotero® pour établir la bibliographie et utilisé un compte Gmail® et même avoir testé (sans satisfaction néanmoins) ChatGPT® et Gemini®. Les références aux titres et fonctions des personnalités citées sont majoritairement issues de Wikidépia ; ChatGPT ayant halluciné de nombreuses fois (intelligence humaine collaborative 1- LLM 0). Selon notre expérience, nous avons constaté que les fiches Wikipédia sont plus fiables que les LLM, du moins pour l'instant. Les descriptions des personnalités sont inspirées par Gemini version 3 et s'il persiste des erreurs, cela est intéressant.

Toutes les opinions dans cet essai sont exprimées à titre personnel et n'engagent en aucun cas les organismes auxquels je participe, soit en tant que chargé de mission, en tant qu'adhérent, en tant que président ou en tant qu'élu.

Dans notre exercice professionnel, les algorithmes sont déjà omniprésents et intégrés dans notre exercice (caméra d'empreinte numérique avec les logiciels d'exploitation, appareil de radiographie, seringue d'anesthésie assistée électroniquement, etc.). La possibilité de littéralement cloner les caractéristiques physiques des patients va permettre la création d'un avatar. Ce clonage numérique pourra être réalisé par la superposition des imageries radiographiques, surfaciques dentaires et photographiques. Actuellement la superposition des images radiographiques (CBCT) et numériques dentaires est clairement fiable. La future acquisition du visage non plus en statique mais en dynamie va permettre de montrer aux patients le résultat des futures prothèses. Cela est à double tranchant : d'un côté il est légitime de pouvoir améliorer la qualité du consentement des patients en les éclairant sur les résultats normalement prévisibles, et les patients sont demandeurs de voir le résultat et de l'autre côté cela va permettre la manipulation par l'image et la promesse d'un résultat afin de vendre des traitements. Le risque d'une transformation d'une relation complexe interhumaine en une relation simplifiée mécanique entre des clones (les patients) et des automates (les professionnels de santé) est réel, comme cela a été souligné par les « *dentistes-robots* » d'Abdel Aouacheria[240] (246) ou la « *déshumanisation programmée ?* » de Sébastien Abad[241] (247). La tentation de profiter de l'interposition des plateformes et d'intelligences artificielles pour ne plus avoir à répondre aux sollicitations des patients va être forte, très forte, trop forte...

---

[240] Abdel Aouacheria (1972-présent), français, biologiste et chercheur au CNRS, est un spécialiste reconnu de la mort cellulaire programmée (apoptose) et des dynamiques du vivant. Il consacre ses travaux à l'exploration des mécanismes moléculaires du suicide cellulaire tout en développant une réflexion philosophique et critique sur la recherche scientifique, plaidant pour une science plus réflexive et moins soumise à la productivité effrénée.

[241] Sébastien Abad (1971-présent), français, médecin de la douleur et praticien hospitalier, exerce au sein du service de médecine palliative du CHU de Rouen où il préside également l'association Naulimus. Son travail est centré sur la « médecine de la complexité », une approche qui intègre les dimensions éthiques et la pensée complexe dans le soin

Le fait que Google® ait pu dès 2009 (248) analyser et suivre une épidémie de grippe seulement en suivant les mots-clefs tapés par les utilisateurs montre toute l'immense portée des intelligences artificielles. Par exemple, OpenAI et Anthropic se précipitent pour lancer leurs outils à destination des médecins et des patients avec *ChatGPT Health* d'une part et *Claude for Healthcare* d'autre part.

L'institut AINOWS rappelle quant à elle des métas-principes auxquels nous adhérons et que nous transposons ici :

- *Il est urgent d'agir, déjà en appliquant rigoureusement les lois existantes.*
- *Établir des règles juridiques claires, audacieuses et faciles à administrer.*
- *À chaque phase du cycle de vie du système d'IA, il incombe aux entreprises de prouver que leurs systèmes ne sont pas nuisibles.*

Afin de ne pas rester dans l'analyse mais dans la proposition, afin de préserver les droits fondamentaux, les idéaux démocratiques, voici quelques recommandations personnelles :

En ce qui concerne la doctrine du numérique en santé, nous pouvons nous risquer à proposer certaines propositions : Conserver évidemment les quatre règles d'éthiques qui font consensus, à savoir l'autonomie, la justice, la bienfaisance et la non-malfaisance. Mais n'est pas satisfaisant. Il conviendra d'y ajouter *a minima* quatre notions manquantes :

Indépendance professionnelle
Co-responsabilité
Secret médical
Interdiction des conflits d'intérêts

À cela je peux proposer d'autres principes qui me semblent essentiels pour que le système soit pérenne :

- Devant le potentiel des intelligences artificielles, il est indispensable de **renforcer les contre-pouvoirs** (au lieu de les exclure ou de les restreindre au nom de la sacro-sainte efficacité) mis en place au fil des siècles pour la médecine. Ces contre-pouvoirs favorisent un développement durable en accompagnant l'innovation. La déontologie (l'éthique d'une profession) doit évoluer pour appréhender les évolutions sociétales et professionnelles. Pour nous la déontologie doit s'étendre au-delà de la profession et devenir une valeur de marché, puisqu'un marché est imposé. En effet, ceux qui respectent l'éthique professionnelle sont actuellement en position de faiblesse face à des concurrents et des acteurs ayant plus de libertés, plus de finances et moins de contraintes éthiques.

- Dans le cadre de la pseudo « *garantie humaine* », il faudra imposer l'identification des humains qui participent à cette garantie putative et que ces derniers **soient co-responsables** des résultats produits par leurs algorithmes ou leurs plateformes. Les textes sont clairs mais la réalité est cruelle : nous défions quiconque de savoir qui sont les humains qui sont intervenus dans la conception, la création et la fabrication d'aligneurs dentaires à distance… La garantie humaine est certes nécessaire mais clairement insuffisante pour garantir une éthique médicale. Cependant elle est conçue pour favoriser les entreprises et le marché de la donnée car elle affirme encadrer les dérives. Il s'agit en réalité de rendre la financiarisation de la santé acceptable.

- Il est essentiel d'**interdire les conflits d'intérêts** avec l'industrie numérique, par exemple en interdisant de salarier même indirectement les professionnels de santé ou les établissements tels les centres de santé, ou de rentrer au capital des structures marchandes ou libérales en lien avec l'exercice professionnel. Les décideurs devraient être tenus de déclarer leurs conflits d'intérêts, ce qui n'est pas le cas à ce jour.

- **Séparer clairement les activités** est un impératif : une même entreprise ne pouvant en même temps être celle qui récolte les données, celle qui produit les algorithmes d'aide au diagnostic et un algorithme d'aide à la prescription, et être ou avoir des liens d'intérêt avec les industries fabricants de ces solutions.

- Transposer les règles éthiques issues du monde réel dans le monde numérique, et non l'inverse, autrement dit **imposer les règles déontologiques aux ingénieurs** et non imposer les règles marchandes à la santé.

- Rendre les algorithmes *open-access* ou a minima les rendre accessibles aux autres publics de régulation. Pareillement, rendre open-access la vérification que les entreprises et le pouvoir public suppriment bel et bien les données personnelles lorsque cela est demandé, et ce dans un esprit de réciprocité avec la population. Par exemple, il n'est pas possible pour un citoyen de vérifier si ses données personnelles sont bien détruites si telle est sa demande ; il doit se contenter de l'engagement sur parole de l'entreprise ou des pouvoirs publics… **La confiance n'exclut pas le contrôle**. Cette mesure a comme limite le fait que personne ne sait plus exactement ce qu'il se passe dans les IA utilisant des réseaux de neurones par exemple.

- **Appliquer les lois existantes** et donner aux autorités judiciaires ou de régulation les moyens de les faire appliquer, que ce soit en moyens financiers et humains, mais aussi en termes de formation et de compétences ; analyser des algorithmes nécessitant une expertise particulière.

- **Prendre le temps et ralentir.** Mais peut-on encore *penser* dans ce monde de plus en plus rapide ?

L'intelligence artificielle va *co-exercer* sinon exploiter la médecine avec une particulière performance, renforçant l'asymétrie d'information et de pouvoir entre les patients et le corps soignant dont elle fait dorénavant partie.

Elle consacre, avec la financiarisation de la santé et les changements de paradigmes politiques, la prise de contrôle effective du monde médical et des patients au bénéfice de puissances privées alors même qu'elle est particulièrement énergivore.

Il est impératif de lui appliquer les contre-pouvoirs sanitaires à la hauteur de sa puissance. Sans changement de finalité, les IA permettront de faire toujours plus de la même chose et seront certes une réussite technologique mais un échec médical global.

De la réification de la vie

M. Keating

« Ouvrez vos livres à la page 21 de l'introduction.

M. Perry, veuillez lire le premier paragraphe de la préface intitulé « comprendre la poésie ». »

Neil

« Comprendre la poésie par le professeur J. Evans Pritchard, professeur agrégé.

Afin de bien comprendre la poésie, on doit avant tout bien se familiariser avec la métrique, les rimes et les figures de style et ensuite se poser deux questions : un, le thème du poème a-t-il été traité avec art et, deux, ce thème est-il important. La première question définit la perfection de l'œuvre et la seconde son importance. Une fois que l'on a répondu à ces questions, il est relativement aisé de jauger la valeur de l'ouvrage. Si l'on note la perfection du poème sur la ligne horizontale d'un graphique, et son importance sur la verticale, l'aire totale ainsi obtenue par le poème indiquera la mesure exacte de sa valeur.

Un sonnet écrit par Byron peut être noté haut sur la verticale mais avoir une cote médiocre sur l'horizontale. Un sonnet de Shakespeare en revanche sera noté très haut aussi bien à l'horizontale qu'à la verticale et la vaste surface couverte ainsi prouvera que la valeur du poème mérite tous les éloges. En lisant les poèmes présents dans ce recueil, mettez en pratique cette méthode de notation. Mieux vous saurez les évaluer de la sorte et mieux vous saurez comprendre et donc savourer la poésie. »

M. Keating

« De l'excrément.

C'est tout ce que vaut M. J. Evans Pritchard. Il ne s'agit pas de mesurer de la tuyauterie. Il s'agit de poésie. »

Film *Le cercle de poètes disparus*, 1989

ANNEXE 1

Exemple de maltraitance des patients et des soignants par réification via des tableurs dans un système qui change de finalité : témoignage du Pr Agnès Hartemann, cheffe de service du service de diabétologie de la Pitié-Salpêtrière en janvier 2020.

« Le cauchemar il a commencé quand on a commencé à nous dire : « il va falloir que vous produisiez du séjour » alors que nous on avait l'habitude de prodiguer des soins et on s'est mis à avoir comme chef de service des tableaux Excel tous les mois où on nous disait « ha là bravo vous êtes en vert vous avez fait plus de séjours ; ah ce n'est pas bien vous êtes en rouge vous avez fait moins dix séjours. Avec les collègues on rentrait dans ces réunions est petit à petit on s'est rendu compte qu'on était infantilisé ; on se retrouvait à l'école avec de bonnes notes ou de mauvaises notes et comme il était dit tout à l'heure on a peur. On a peur parce que quand on notre activité baisse on nous supprime des moyens on nous supprime ce qui coûte à l'hôpital. Moi j'ai dans mon service une unité très lourde de 13 lits de patients diabétiques qui ont des complications graves. Toutes les complications graves du diabète et entre des complications au niveau des pieds, des abcès, de la gangrène. C'est des patients difficiles à soigner qui demandent beaucoup beaucoup d'attention : morphine, insuline, transfusion, blocs opératoires... on nous renvoie les patients immédiatement après le bloc opératoire. je me suis rendu compte que dans les réunions hebdomadaires où on parlait avec tout le personnel de ces patients je devenais une espèce de robots à dire quand est-ce qu'il sort ? Quand est-ce qu'il sort ? Quand est-ce qu'il sort ? Parce que dans ma tête je me disais « ça fait quinze jours qu'il est là il occupe la chambre je ne vais pas pouvoir faire du séjour ! ». Et c'est les jeunes, l'infirmière qui vous regardent... Et maintenant je sais que quand on commence à me regarder comme ça, c'est que je suis plus éthique. Je me ressaisis et d'ailleurs je leur dis « n'oubliez jamais pourquoi les patients sont là ! Rappelez-moi cette réalité. ». Je dirais qu'en plus, les difficultés qu'on a dans ces maladies chroniques sont des patients pas rentables. C'est à dire quand vous rentrez avec un abcès, une gangrène, vous êtes rentable. Mais c'est compliqué à comprendre pour vous : vous êtes rentable au début de votre hospitalisation, mais si on vous débouchait l'artère vous êtes encore rentable. Par contre si on n'arrive pas à vous déboucher les artères vous commencez à n'être pas rentable du tout. On va vous garder un certain temps parce que votre plaie est complexe et donc au fur et à mesure que les jours passent, l'hôpital commence à perdre de l'argent. Par malchance vous êtes amputé au bout d'un mois et demi. On fait tout ce qu'on pouvait, on a fait tous les soins, mais malheureusement parfois on perd. Le patient est amputé. Il redevient rentable

quelques jours... Voilà voilà où on en est avec la T2A... Je n'en dirai pas plus, un peu trop dans l'émotion, je suis désolée, mais voilà pourquoi on n'en peut plus de ce système ».

ANNEXE 2

PLAIDOYER POUR L'INTÉGRATION DE LA SOBRIÉTÉ ÉNERGÉTIQUE DANS LES CODES DE DÉONTOLOGIE DES PROFESSIONS DE SANTÉ

paru le 09 septembre 2023 paru le 09 septembre 2023

Le changement climatique semble être la plus grande menace qui pèse sur l'humanité ; l'ONU a estimé le 06 juillet 2023 qu'il était « *hors de contrôle* ».

Associé avec la raréfaction de certaines ressources naturelles (eau, minerais, matières fossiles), la pollution chimique des écosystèmes, l'effondrement de la biodiversité et les déstabilisations majeures liées aux migrations humaines qu'il va engendrer, ce changement est essentiel.

Outre leur qualité de citoyen, les professionnels de santé, confrontés aux conséquences sanitaires, ont leur rôle à jouer pour limiter l'ampleur de ce changement climatique. Ils peuvent contribuer à réduire la dépense d'énergie et la pollution chimique en adoptant des pratiques sobres et en incorporant ce concept dans leur éthique professionnelle. Les chirurgiens-dentistes par exemple ont fortement agi, avec succès, dans la lutte contre la pollution mercurielle en quasiment bannissant les amalgames. L'intégration de la sobriété dans les codes de déontologie des professions de santé serait un marqueur de réelle modernité adressé à la société. Ces professions s'honoreraient de s'impliquer dès à présent dans l'adoption de tels principes, avant que cela ne s'impose de facto. L'inclure dans les déontologies, qui constituent par définition l'éthique de ces professions, paraît ainsi une évidence logique. À titre d'illustration, le code des chirurgiens-dentistes rappelle que la profession est au service de l'Humain et non au service d'un système économique :

« *Le chirurgien-dentiste, au service de l'individu et de la santé publique, exerce sa mission dans le respect de la vie et de la personne humaine.* » ; « *La profession de chirurgien-dentiste ne doit pas être pratiquée comme un commerce.* ».

Les codes de déontologie des professions de santé définissent les principes éthiques desdites professions. Ils comprennent des concepts tels que la protection de la santé et la dignité des patients et, espérons-le, le respect de l'environnement. Si les professionnels de santé peuvent certes y contribuer, cela ne sera évidemment qu'un changement à la marge et non une évolution systémique. Mais ne dit-on pas que les petits ruisseaux font les grandes rivières ? L'esprit d'abandon doit-il être leur inspiration ?

Cette inscription de nature éminemment politique doit se traduire par un principe de portée générale ; les contraintes supplémentaires s'imposeront, hélas naturellement, par les faits.

En rappelant aux professions de santé leur devoir de ne pas s'aliéner aux puissances d'argent tel que stipulé dans les ordonnances créant les ordres professionnels et dans l'esprit du CNR, en ne succombant pas au mythe de la croissance infinie dans un monde fini, en se concentrant sur sa vocation humaniste, ces professions pourraient étonner et détonner. Ainsi, à résultat médical égal, il serait éthique de privilégier les solutions low-techs et d'accorder une confiance relative et critique aux outils numériques et industriels qui obéissent aux règles du marché.

Par exemple, la santé bucco-dentaire fait partie intégrante de la santé, elle-même dépendante du système de santé français et du système politico-économique européen, elle-même dépendant de l'écosystème mondial.

D'un point de vue politique, cette intégration serait non seulement un acte fort, innovant, inattendu, mais avant tout éthique. Une telle évolution sera évidemment considérée comme amusante, déplacée ou farfelue, voire dangereuse et idéologique. Elle finira par s'imposer de facto pour être apparaître à terme comme l'évidence.

À titre personnel, j'appelle donc à soutenir et à relayer l'intégration de la sobriété énergétique dans les codes de déontologie des professions de santé.

BIBLIOGRAPHIE

1. magazine LP. Le Point [Internet]. 2018 [cité 23 août 2023]. Alain Damasio : « La science-fiction est un art du présent ». Disponible sur : https://www.lepoint.fr/pop-culture/alain-damasio-la-science-fiction-est-un-art-du-present-25-10-2018-2265889_2920.php
2. Moigne JLL. La modélisation des systèmes complexes. Dunod ; 1995. (AFCET systèmes).
3. turing.pdf [Internet]. [cité 16 août 2025]. Disponible sur : https://courses.cs.umbc.edu/471/papers/turing.pdf
4. turing1948.pdf [Internet]. [cité 16 août 2025]. Disponible sur : https://weightagnostic.github.io/papers/turing1948.pdf
5. Nishiyama T. Ghost in the Shell? A Philosophical Approach to Artificial Intelligence by Miyake Yōichirō [Internet]. 15 avr 2024. doi:10.30965/25217038-01501007
6. Dictionnaire de l'Académie française | 9e édition [Internet]. [cité 5 févr 2024]. Disponible sur : http://www.dictionnaire-academie.fr/article/A9I1608
7. Ganascia JG. « Alan Turing est l'inventeur de l'intelligence artificielle. » In: Intelligence artificielle [Internet]. Paris : Le Cavalier Bleu ; 2017. p. 17-23. (Idées reçues). Located at: Cairn.info. Disponible sur : https://www.cairn.info/intelligence-artificielle-vers-une-domination--9791031802138-p-17.htm
8. McCarthy J, Minsky M, Rochester N, Shannon C. A Proposal for the Dartmouth Summer Research Project on Artificial Intelligence, August 31, 1955. 1956.
9. Stéphant A. Transition énergétique : une nécessaire intégration des impacts environnementaux de l'industrie minière. Revue internationale et stratégique. 2022 ; 128(4) : 95-103. Located at: Cairn.info. doi:10.3917/ris.128.0095
10. Ensmenger N. Computation, Materiality, and the Global Environment. IEEE Annals Hist Comput. juill 2013;35(3):80-80. doi:10.1109/MAHC.2013.33
11. Hu TH. A Prehistory of the Cloud [Internet]. 1re éd. The MIT Press; 2015 [cité 17 août 2023]. Disponible sur : https://direct.mit.edu/books/book/2291 doi:10.7551/mitpress/9780262029513.001.0001
12. Kate C, Bury L. Contre-Atlas de l'Intelligence artificielle : Les coûts politiques, sociaux et environnementaux de l'IA [Internet]. Zulma ; 2022. Disponible sur : https://books.google.fr/books?id=Dp5hEAAAQBAJ
13. Snowden E. Mémoires vives. Éditions du Seuil ; 2020. 448 p.
14. Strittmatter K. Dictature 2.0 : quand la Chine surveille son peuple (et demain le monde). Tallandier ; 2021. 462 p.
15. Falch M. Environmental Impact of ICT on the Transport Sector. In: Hadjiantonis AM, Stiller B, éditeurs. Telecommunication Economics: Selected Results of the COST Action ISO605 Econ@Tel [Internet]. Berlin, Heidelberg : Springer ; 2012 [cité 10 nov 2025]. p. 126-37. Disponible sur : https://doi.org/10.1007/978-3-642-30382-1_17 doi:10.1007/978-3-642-30382-1_17

16. Hörning KH, Ahrens D, Gerhard A. Do Technologies have Time?: New Practices of Time and the Transformation of Communication Technologies. Time & Society. 1 sept 1999 ;8(2-3) : 293-308. doi:10.1177/0961463X9900 8002005
17. AI Doesn't Reduce Work—It Intensifies It. Harvard Business Review [Internet]. 9 févr 2026 [cité 22 mars 2026]. Disponible sur : https://hbr.org/ 2026/02/ai-doesnt-reduce-work-it-intensifies-it
18. Kant I, Barni JR. Critique de la raison pure par Emmanuel Kant [Internet]. Germer-Baillière ; 1869. (Critique de la raison pure par Emmanuel Kant ; vol. 1). Disponible sur : https://books.google.fr/books?id=DH8fAAAAMAAJ
19. KORZYBSKI A, KOHN D, DE MOURRA M, DERNIS JC. Une carte n'est pas le territoire : Prolégomènes aux systèmes non-aristotéliciens et à la sémantique générale. L'Eclat ; 2013. (PREMIER SECOURS).
20. S.J JMC. A Schoolman's Guide to Marshall McLuhan. The Saturday Review. 18 mars 1967 ;51-3.
21. Köbis N, Bonnefon JF, Rahwan I. Bad machines corrupt good morals. Nat Hum Behav. juin 2021 ;5(6) : 679-85. doi:10.1038/s41562-021-01128-2
22. Smith A. An Inquiry Into the Nature and Causes of the Wealth of Nations: By Adam Smith, ... J. J. Tourneisen; and J. L. Legrand; 1791. (An Inquiry Into the Nature and Causes of the Wealth of Nations: By Adam Smith).
23. Marx K, Moore S, Aveling EB, Engels F. Capital : A Critical Analysis of Capitalist Production [Internet]. Appleton & Company; 1889. (Capital : A Critical Analysis of Capitalist Production). Disponible sur : https://books. google.fr/books?id=JyIiAQAAIAAJ
24. Babbage C. Traité sur l'économie des machines et des manufactures par Ch. Babbage. Bachelier ; 1833.
25. Taylor A, Calvé N. Démocratie.com : Pouvoir, culture et résistance à l'ère des géants de la Silicon Valley. Lux Éditeur ; 2014.
26. Casilli AA. En attendant les robots - Enquête sur le travail du clic. Éditions du Seuil, 2019.
27. Crawford K, Roel D, Dryer T, Fried G, Green B, Kaziunas E, et al. AI Now 2019 Report. New York : AI Now Institute,; 2019.
28. Uberisation - Un ennemi qui vous veut du bien ? - Livre et ebook Stratégie, consulting de Denis Jacquet - Dunod [Internet]. [cité 19 août 2025]. Disponible sur : https://www.dunod.com/entreprise-et-economie/uberisation-un-ennemi-qui-vous-veut-du-bien
29. Suleyman M. The Coming Wave: Technology, Power, and the Twenty-first Century's Greatest Dilemma. Crown ; 2023. 353 p.
30. Raymond JL. Disruption. In: Comprendre la culture numérique [Internet]. Paris : Dunod ; 2019 [cité 22 août 2023]. p. 45-52. (Hors collection). Disponible sur : https://www.cairn.info/comprendre-la-culture-numerique--9782100795840-p-45.htm
31. Benjamin Bayart, Grand Sorcier de l'Internet option vie privée [EN DIRECT] - YouTube [Internet]. [cité 10 août 2024]. Disponible sur : https://www.you tube.com/watch?v=VBsLSfPs2PE

32. Bondil P. Disruptions en santé sexuelle : clinique, Evidence Based Medicine (EBM) ou intelligence artificielle (IA) ? Sexologies. oct 2019 ; 28(4) : 171-6. doi:10.1016/j.sexol.2019.06.014
33. Bévière-Boyer B. Santé et intelligence artificielle, quelle(s) révolution(s) ? Le défi des échanges interdisciplinaires. Droit, Santé et Société. 2021 ; 2(2) : 3-7.
34. Rokhshad R, Ducret M, Chaurasia A, Karteva T, Radenkovic M, Roganovic J, et al. Ethical considerations on artificial intelligence in dentistry: A framework and checklist. Journal of Dentistry. août 2023 ;135:104593. doi:10.1016/j.jdent.2023.104593
35. RATIER S. L'intermédiation algorithmique en santé : l'exemple des plateformes de rendez-vous en ligne. Journal de Droit de la Santé et de l'Assurance Maladie. 2020 ; (27):121-30.
36. Stiegler B. Dans la disruption : comment ne pas devenir fou ? [Internet]. Éditions Les Liens qui libèrent ; 2016. (Business book summary). Disponible sur : https://books.google.fr/books?id=BLCRDAEACAAJ
37. Laborit H. Eloge de la fuite. R. Laffont ; 1976. 248 p.
38. vie-publique.fr [Internet]. 2022 [cité 21 août 2023]. Libertés et droits fondamentaux : de quoi s'agit-il ? Disponible sur : http://www.vie-publique.fr/fiches/23865-libertes-et-droits-fondamentaux-de-quoi-sagit-il
39. Mahase E. Government hands Amazon free access to NHS information. BMJ. 9 déc 2019 ; l6901. doi : 10.1136/bmj.l6901
40. Hawkes N. NHS data sharing deal with Google prompts concern. BMJ. 5 mai 2016 ;i2573. doi : 10.1136/bmj.i2573
41. Google DeepMind's NHS data deal « failed to comply » with law | New Scientist [Internet]. [cité 21 août 2023]. Disponible sur : https://www.newscientist.com/article/2139395-google-deepminds-nhs-data-deal-failed-to-comply-with-law/
42. The Tragedy of the Commons | Science [Internet]. [cité 10 août 2024]. Disponible sur : https://www.science.org/doi/10.1126/science.162.3859.1243
43. Meadows D. Pour une pensée systémique. Rue De L'echiquier, 2023. 141 p.
44. Bayart B. La datacratie. Seuil ; 2018.
45. Deydier J. Les exclus de la datacratie. Pouvoirs. 2018 ;164(1) : 137-48. Located at: Cairn.info. doi:10.3917/pouv.164.0137
46. Rouet G. Algorithmes et décisions publiques. CNRS Éditions via OpenEdition ; 2022. (Les essentiels d'Hermès).
47. FOUCAULT M. Crise de la médecine ou crise de l'antimédecine ? Dits et Écrits. 1974 ;t.3:197-209.
48. L'intelligence artificielle au service de la santé | entreprises.gouv.fr [Internet]. [cité 18 août 2023]. Disponible sur : https://www.entreprises.gouv.fr/fr/numerique/enjeux/l-intelligence-artificielle-au-service-de-la-sante
49. elysee.fr [Internet]. 2018 [cité 18 août 2023]. Discours du Président de la République sur l'intelligence artificielle. Disponible sur : https://www.elysee.fr/emmanuel-macron/2018/03/29/discours-du-president-de-la-republique-sur-lintelligence-artificielle

50. Vigouroux-Zugasti E. MOROZOV Evgeny, 2014. Pour tout résoudre, cliquez ici : l'aberration du solutionnisme technologique : Limoges : Fyp éditions. ISBN 978-2-36405-115-7. 22,50 €. rfsic. 1 juin 2018 ; (13). doi:10.4000/rfsic.3573
51. The lobby network: Big Tech's web of influence in the EU | Corporate Europe Observatory [Internet]. [cité 18 août 2023]. Disponible sur : https://corporate europe.org/en/2021/08/lobby-network-big-techs-web-influence-eu
52. elysee.fr [Internet]. 2020 [cité 13 oct 2023]. Discours du Président Emmanuel Macron aux acteurs du numérique. Disponible sur : https://www.elysee.fr/emmanuel-macron/2020/09/14/discours-du-president-emmanuel-macron-aux-acteurs-du-numerique
53. commission-IA.pdf [Internet]. [cité 10 août 2024]. Disponible sur : https://www.economie.gouv.fr/files/files/directions_services/cge/commission-IA.pdf
54. Sadin É. L'intelligence artificielle ou l'enjeu du siècle : anatomie d'un antihumanisme radical [Internet]. Éditions L'Échapée ; 2021. (L'Échappée poche). Disponible sur : https://books.google.fr/books?id=zM5yzgEACAAJ
55. CNIL. Donnée personnelle [Internet]. [cité 18 août 2023]. Disponible sur : https://www.cnil.fr/fr/definition/donnee-personnelle
56. Stark L, Hoffmann AL. Data Is the New What? Popular Metaphors & Professional Ethics in Emerging Data Culture. CA. 2019. doi:10.22148/16.036
57. 2018-03-28_Rapport-Villani.pdf [Internet]. [cité 19 août 2023]. Disponible sur : https://fichiers.acteurspublics.com/redac/pdf/2018/2018-03-28_Rapport-Villani.pdf
58. Kosinski M, Stillwell D, Graepel T. Private traits and attributes are predictable from digital records of human behavior. Proc Natl Acad Sci USA. 9 avr 2013;110(15):5802-5. doi:10.1073/pnas.1218772110
59. Wang Y, Kosinski M. Deep neural networks are more accurate than humans at detecting sexual orientation from facial images. Journal of Personality and Social Psychology. févr 2018;114(2):246-57. doi:10.1037/pspa0000098
60. Kleinberg J, Lakkaraju H, Leskovec J, Ludwig J, Mullainathan S. Human Decisions and Machine Predictions [Internet]. Cambridge, MA : National Bureau of Economic Research; févr 2017 [cité 21 août 2023]. p. w23180. Rapport n° : w23180. Disponible sur : http://www.nber.org/papers/w23180.pdf doi:10.3386/w23180
61. Seo S, Chan H, Brantingham PJ, Leap J, Vayanos P, Tambe M, et al. Partially Generative Neural Networks for Gang Crime Classification with Partial Information. In: Proceedings of the 2018 AAAI/ACM Conference on AI, Ethics, and Society [Internet]. New Orleans LA USA: ACM; 2018 [cité 21 août 2023]. p. 257-63. Disponible sur : https://dl.acm.org/doi/10.1145/3278721.3278758 doi:10.1145/3278721.3278758
62. Rocher L, Hendrickx JM, De Montjoye YA. Estimating the success of re-identifications in incomplete datasets using generative models. Nat Commun. 23 juill 2019;10(1):3069. doi:10.1038/s41467-019-10933-3

63. Patsakis C, Lykousas N. Man vs the machine in the struggle for effective text anonymisation in the age of large language models. Sci Rep. 25 sept 2023 ;13(1) : 16 026. doi:10.1038/s41598-023-42977-3
64. Morlet-Haïdara L. Problématiques juridiques posées par le Big Data et les outils institutionnels de la recherche en santé. Santé publique. 2022 ;34(3) : 335-44. doi:10.3917/spub.223.0335
65. Supiot E. Les données génétiques au service de la recherche scientifique. Droit, Santé et Société. 2022 ;1(1) : 53-8.
66. Recherche scientifique (hors santé) : enjeux et avantages de l'anonymisation et de la pseudonymisation [Internet]. [cité 21 août 2023]. Disponible sur : https://www.cnil.fr/fr/recherche-scientifique-hors-sante/enjeux-avantages-anonymisation-pseudonymisation
67. Règlement (UE) 2016/679 du Parlement européen et du Conseil du 27 avril 2016 relatif à la protection des personnes physiques à l'égard du traitement des données à caractère personnel et à la libre circulation de ces données, et abrogeant la directive 95/46/CE (règlement général sur la protection des données) (Texte présentant de l'intérêt pour l'EEE). OJ L [Internet]. 27 avr 2016. Disponible sur : http://data.europa.eu/eli/reg/2016/679/oj/fra
68. De Cremer D. Machines are not moral role models. Nat Hum Behav. mai 2022 ;6(5) : 609-609. doi:10.1038/s41562-022-01290-1
69. Conseil départemental du Rhône de l'ordre des chirurgiens-dentistesv/Dr X. 2021.
70. O'Neil C. Algorithmes : la bombe à retardement. Groupe Margot ; 2018.
71. Lambrecht A, Tucker CE. Algorithmic Bias? An Empirical Study into Apparent Gender-Based Discrimination in the Display of STEM Career Ads. SSRN Journal. 2016. doi:10.2139/ssrn.2852260
72. Thiellement P, Robert D. Infernet - Suivi de Internet et moi (une confession) : Suivi de Internet et moi (une confession) [Internet]. MASSOT ÉDITIONS ; 2023. Disponible sur : https://books.google.fr/books?id=tEm8EAAAQBAJ
73. Noble SU. Algorithms of Oppression: How Search Engines Reinforce Racism [Internet]. NYU Press; 2018 [cité 5 févr 2024]. Disponible sur : https://www.jstor.org/stable/j.ctt1pwt9w5 doi:10.2307/j.ctt1pwt9w5
74. Chavalarias D. Toxic data: comment les réseaux manipulent des opinions. Flammarion ; 2022. 289 p.
75. AI Action Plan [Internet]. [cité 16 août 2025]. Disponible sur : https://www.ai.gov/action-plan
76. idc-digital-universe-2014-china.pdf [Internet]. [cité 16 août 2025]. Disponible sur : https://www.cycloneinteractive.com/sites/cyclone/assets/File/idc-digital-universe-2014-china.pdf
77. cp_interdiction_applications_recreatives_telephone_pro_agents.pdf [Internet]. [cité 3 mai 2026]. Disponible sur : https://www.transformation.gouv.fr/files/presse/cp_interdiction_applications_recreatives_telephone_pro_agents.pdf
78. Charte des droits fondamentaux de l'Union européenne. OJ C [Internet]. 26 oct 2012. Disponible sur : http://data.europa.eu/eli/treaty/char_2012/oj

79. Le règlement IA adopté, la fuite en avant techno-solutionniste peut se poursuivre. La Quadrature du Net [Internet]. 22 mai 2024 [cité 21 août 2025]. Disponible sur : https://www.laquadrature.net/2024/05/22/le-reglement-ia-adopte-la-fuite-en-avant-techno-solutionniste-peut-se-poursuivre/
80. Moukheiber A. Votre cerveau vous joue des tours. Allary éditions ; 2019.
81. Lopez R. Plongée dans le réseau Ghost in the Shell : Analyse littéraire [Internet]. Third Editions; 2021. Disponible sur : https://books.google.fr/books?id=hKQ3EAAAQBAJ
82. DAMASIO A. DAMASIO, Antonio R. L'erreur de Descartes : la raison des émotions. Odile Jacob ; 2006.
83. Harari YN. Nexus : Une brève histoire des réseaux d'information, de l'âge de pierre à l'IA. ALBIN MICHEL. Royaume-Uni : ; 2024.
84. The Trump Administration's 2025 AI Action Plan – Winning the Race: America's AI Action Plan – and Related Executive Orders [Internet]. [cité 16 août 2025]. Disponible sur : https://www.sidley.com/en/insights/newsupdates/2025/07/the-trump-administrations-2025-ai-action-plan
85. Morozov E, Braud MC. Pour tout résoudre, cliquez ici : l'aberration du solutionnisme technologique [Internet]. FYP éditions ; 2014. (Collection « Innovation »). Disponible sur : https://books.google.fr/books?id=rDIUogEACAAJ
86. WHA33.3 - Declaration of global eradication of smallpox [Internet]. [cité 16 août 2025]. Disponible sur : https://www.who.int/publications/i/item/WHA33-3
87. Bengio Y, Hinton G, Yao A, Song D, Abbeel P, Darrell T, et al. Managing extreme AI risks amid rapid progress. Science. 24 mai 2024 ;384(6698) : 842-5. doi:10.1126/science.adn0117 PubMed PMID : 38 768 279.
88. Klein É. Le goût du vrai. In: Le goût du vrai [Internet]. Paris : Gallimard ; 2020 [cité 10 août 2024]. p. 2-62. (Tracts). Disponible sur : https://www.cairn.info/le-gout-du-vrai--9782072916717-p-2.htm
89. Media Control: The Spectacular Achievements of Propaganda - Noam Chomsky - Google Livres [Internet]. [cité 10 août 2024]. Disponible sur : https://books.google.fr/books?id=j6_ZAAAAMAAJ&q=Noam+Chomsky,++Seven+Stories+Press,+2002+media+control&dq=Noam+Chomsky,++Seven+Stories+Press,+2002+media+control&hl=fr&newbks=1&newbks_redir=0&sa=X&redir_esc=y
90. de Tocqueville A. De la démocratie en Amérique [Internet]. M. Lévy frères ; 1868. (De la démocratie en Amérique). Disponible sur : https://books.google.fr/books?id=3PdRAAAAcAAJ
91. Bernays EL. Propaganda. H. Liveright; 1930. (Propaganda).
92. Chomsky N, Eugène B, Herman ES, Cotton F, Arias D. La fabrication du consentement : de la propagande médiatique en démocratie [Internet]. Agone; 2008. (Contre-feux). Disponible sur : https://books.google.fr/books?id=M853PAAACAAJ
93. Arendt H. Du mensonge à la violence : essais de politique contemporaine. Calmann-Lévy ; 2014. 261 p.

94. Robertson CE, del Rosario KS, Van Bavel JJ. Inside the funhouse mirror factory: How social media distorts perceptions of norms. Current Opinion in Psychology. 1 déc 2024;60:101918. doi:10.1016/j.copsyc.2024.101918
95. Labonde M, Malhuret L, Piedallu B, Simon A. Internet et libertés : 15 ans de combat de la Quadrature du Net [Internet]. Vuibert ; 2022. Disponible sur : https://books.google.fr/books?id=L0KAEAAAQBAJ
96. Zuboff S, Formentelli B, Homassel AS. L'âge du capitalisme de surveillance : le combat pour un avenir humain face aux nouvelles frontières du pouvoir [Internet]. Éditions Zulma ; 2020. (Zulma essais). Disponible sur : https://books.google.fr/books?id=-2f6zQEACAAJ
97. Naour AL,) AB. Dopamine, plaisir et dépendance [Internet]. 2004. Disponible sur : https://books.google.fr/books?id=TUBAXwAACAAJ
98. Soulages JC. Les avatars de la publicité télévisée ou les vies rêvées des femmes. Le Temps des médias. 2009 ;12(1) : 114-24. doi:10.3917/tdm.012.0114
99. La médecine bucco-dentaire contre vents et marées [Internet]. 2023 [cité 19 août 2023]. Disponible sur : https://www.editionscdp.fr/clinic-uberisationdelaprofession.html
100. Rouillé A. La photo numérique : une force néolibérale [Internet]. L'Echappée ; 2020. (Collection Pour en finir avec). Disponible sur : https://books.google.fr/books?id=vHP3zQEACAAJ
101. La médecine bucco-dentaire contre vents et marées [Internet]. [cité 19 août 2023]. Disponible sur : https://www.editionscdp.fr/clinic-uberisationdelaprofession.html
102. Article R4127-225 - Code de la santé publique - Légifrance [Internet]. [cité 16 août 2025]. Disponible sur : https://www.legifrance.gouv.fr/codes/article_lc/LEGIARTI000042795944
103. a1584cf8-09d7-4bd4-b7e4-eab5010005e4_Rapport_Amnesty_The+Social+Atrocity.pdf [Internet]. [cité 16 août 2025]. Disponible sur : https://amnestyfr.cdn.prismic.io/amnestyfr/a1584cf8-09d7-4bd4-b7e4-eab5010005e4_Rapport_Amnesty_The+Social+Atrocity.pdf
104. L'horreur existentielle de l'usine à trombones. [Internet]. 2024 [cité 16 août 2025]. Disponible sur : https://www.youtube.com/watch?v=ZP7T6WAK3Ow
105. House TW. The White House [Internet]. 2025 [cité 16 août 2025]. Removing Barriers to American Leadership in Artificial Intelligence. Disponible sur : https://www.whitehouse.gov/presidential-actions/2025/01/removing-barriers-to-american-leadership-in-artificial-intelligence/
106. Federal Register [Internet]. 2023 [cité 16 août 2025]. Safe, Secure, and Trustworthy Development and Use of Artificial Intelligence. Disponible sur : https://www.federalregister.gov/documents/2023/11/01/2023-24283/safe-secure-and-trustworthy-development-and-use-of-artificial-intelligence
107. Agence du Numérique en Santé [Internet]. [cité 19 août 2023]. Doctrine du numérique en santé. Disponible sur : https://esante.gouv.fr/strategie-nationale/doctrine

108. O'Reilly T. Government as a Platform. Innovations : Technology, Governance, Globalization. janv 2011;6(1):13-40. doi:10.1162/INOV_a_00056
109. Thaler RH, Sunstein CR. Nudge: Improving Decisions about Health, Wealth, and Happiness [Internet]. Yale University Press; 2008. Disponible sur : https://books.google.fr/books?id=dSJQn8egXvUC
110. Acquisti A, Adjerid I, Balebako R, Brandimarte L, Cranor LF, Komanduri S, et al. Nudges for Privacy and Security: Understanding and Assisting Users' Choices Online. ACM Comput Surv. 31 mai 2018 ;50(3) : 1-41. doi:10.1145/3054926
111. Pezziardi P, Verdier H. Des startups d'état à l'État plateforme [Internet]. Fondapol, Fondation pour l'innovation politique ; 2017. Disponible sur : https://books.google.fr/books?id=N4qiswEACAAJ
112. Macron E, Cazenave T, Algan Y. L'État en mode start-up : Le nouvel âge de l'action publique [Internet]. Eyrolles ; 2016. Disponible sur : https://books.google.fr/books?id=7EIkDAAAQBAJ
113. Chevallier J. Vers l'État-plateforme ? Revue française d'administration publique. 2018 ;167(3) : 627-37. doi:10.3917/rfap.167.0627
114. Vers l'État plateforme - La Vie des idées [Internet]. [cité 19 août 2023]. Disponible sur : https://laviedesidees.fr/Vers-l-Etat-plateforme.html
115. Grelley P. L'État plateforme contre l'État ? Informations sociales. 2022 ;205(1) : 71-71. doi:10.3917/inso.205.071
116. 20240205-S2023-1117-Union-regionale-professionnels-de-sante-URPS.pdf [Internet]. [cité 7 févr 2024]. Disponible sur : https://www.ccomptes.fr/sites/default/files/2024-01/20240205-S2023-1117-Union-regionale-professionnels-de-sante-URPS.pdf
117. ethic_by_design_guide_vf.pdf [Internet]. [cité 10 août 2024]. Disponible sur : https://esante.gouv.fr/sites/default/files/media_entity/documents/ethic_by_design_guide_vf.pdf
118. D SLMP, Moore SL. Ethics by Design: Strategic Thinking and Planning for Exemplary Performance, Responsible Results, and Societal Accountability [Internet]. HRD Press; 2010. Disponible sur : https://books.google.fr/books?id=RGWjZ5TcT08C
119. Autorité de la concurrence [Internet]. 2025 [cité 27 juin 2026]. L'Autorité de la concurrence sanctionne Doctolib à hauteur de 4 665 000 euros pour avoir abusé de sa position dominante dans le secteur de la prise de rendez-vous médicaux en ligne et des solutions de téléconsultation médicale. Disponible sur : https://www.autoritedelaconcurrence.fr/fr/communiques-de-presse/lautorite-de-la-concurrence-sanctionne-doctolib-hauteur-de-4-665-000-euros
120. Fischer F. L'éthique by design du numérique : généalogie d'un concept : Sciences du Design. 25 nov 2019 ;n° 10(2) : 61-7. doi:10.3917/sdd.010.0061
121. Flusser V, Maillard C. Petite philosophie du design [Internet]. Circé ; 2002. Disponible sur : https://books.google.fr/books?id=5ubQAAAACAAJ

122. masante2022_rapport_virage_numerique.pdf [Internet]. [cité 19 août 2023]. Disponible sur : https://sante.gouv.fr/IMG/pdf/masante2022_rapport_virage_numerique.pdf
123. Autorité de la concurrence [Internet]. 2020 [cité 19 mai 2024]. Réseaux de soins dentaires : le Conseil national ainsi que 5 conseils départementaux de l'ordre des chirurgiens-dentistes, et 2 fédérations syndicales, sanctionnés pour boycott. Disponible sur : https://www.autoritedelaconcurrence.fr/fr/communiques-de-presse/reseaux-de-soins-dentaires-le-conseil-national-ainsi-que-5-conseils
124. Les réseaux de soins [Internet]. [cité 19 mai 2024]. Disponible sur : https://www.igas.gouv.fr/Les-reseaux-de-soins.html
125. Canca C. Operationalizing AI ethics principles. Commun ACM. 17 nov 2020 ;63(12) : 18-21. doi:10.1145/3430368
126. Sadin É. Faire sécession : une politique de nous-mêmes [Internet]. Éditions L'Échappée ; 2021. (Collection « Pour en finir avec. »). Disponible sur : https://books.google.fr/books?id=GCHVzgEACAAJ
127. LOI n° 2002-303 du 4 mars 2002 relative aux droits des malades et à la qualité du système de santé (1). 2002-303. 4 mars 2002.
128. Sillitto H, Griego R, Arnold E, Dori D, Martin J, McKinney D, et al. What do we mean by "system"? – System Beliefs and Worldviews in the INCOSE Community. INCOSE International Symposium. 2018 ;28(1) : 1190-206. doi:10.1002/j.2334-5837.2018.00542.x
129. Quilliou-Rioual M, Quilliou-Rioual M. 12. L'école de Palo Alto. In: Communication professionnelle et travail en équipe pluridisciplinaire en ESSMS [Internet]. Paris : Dunod ; 2020 [cité 10 août 2024]. p. 125-38. (Aide-Mémoire). Disponible sur : https://www.cairn.info/communication-professionnelle-et-travail-en-equipe--9782100806096-p-125.htm
130. Watzlawick P. Comment réussir à échouer : trouver l'ultrasolution. Points ; 2014. 117 p.
131. Antidote au culte de la performance de Olivier Hamant | Gallimard [Internet]. [cité 17 août 2025]. Disponible sur : https://www.gallimard.fr/catalogue/antidote-au-culte-de-la-performance/9782073047342
132. Schrödinger E, Keffler L. Qu'est-ce que la vie ? : de la physique à la biologie [Internet]. Seuil ; 1993. (Collection Points. Série Sciences). Disponible sur : https://books.google.fr/books?id=xkpAAQAACAAJ
133. Bernard Stiegler à Radio debout : de l'entropie à la néguentropie [Internet]. [cité 10 août 2024]. Disponible sur : https://www.youtube.com/watch?v=PW6fA9NjNQI
134. Sadi Carnot par Michel Serres (de La Légende des Sciences) [Internet]. [cité 10 août 2024]. Disponible sur : https://www.youtube.com/watch?v=ldGs2lgW_tM
135. Lemke C. Ma santé, mes données. Premier parallèle ; 2021.
136. lire ! L. Libre à lire ! [Internet]. 2023 [cité 19 août 2023]. Géopolitique de la donnée - Benjamin Bayart. Disponible sur : https://www.librealire.org/geopolitique-de-la-donnee-benjamin-bayart

137. Data Protection Commissioner contre Facebook Ireland Ltd et Maximillian Schrems [Internet]. 2020 [cité 18 août 2023]. Disponible sur : https://eur-lex.europa.eu/legal-content/FR/TXT/?uri=CELEX%3A62018CJ0311
138. Strittmatter K, Mannoni O. Dictature 2.0: Quand la Chine surveille son peuple (et demain le monde) [Internet]. Tallandier ; 2021. Disponible sur : https://books.google.fr/books?id=JL4sEAAAQBAJ
139. Levothyrox : quand l'Agence du médicament se cache derrière le secret des affaires. Le Monde.fr [Internet]. 28 sept 2018 [cité 18 août 2023]. Disponible sur : https://www.lemonde.fr/sante/article/2018/09/28/levothyrox-quand-l-agence-du-medicament-se-cache-derriere-le-secret-des-affaires_5361515_1651302.html
140. AIDES • France Assos Santé • Ligue nationale contre le cancer • Médecins du Monde • Prescrire • UFC Que Choisir • Universités Alliées pour les médicaments Essentiel. « Implant files » : Pour une véritable autorisation de mise sur le marché des dispositifs médicaux les plus à risques (12/2018) [Internet]. [cité 18 août 2023]. Disponible sur : https://www.prescrire.org/Fr/1/194/48278/5872/5563/SubReportDetails.aspx
141. Cour de cassation, Chambre criminelle, du 8 avril 1998, 97-83.656, Publié au bulletin [Internet]. [cité 18 août 2023]. Disponible sur : https://www.legifrance.gouv.fr/juri/id/JURITEXT000007070746/
142. CNOM. Code de déontologie médicale et ses commentaires [Internet]. 2022. Disponible sur : https://www.conseil-national.medecin.fr/sites/default/files/commentaires-code-deontologie.pdf
143. Conseil d'État, Juge des référés, 12/03/2021, 450 163, Inédit au recueil Lebon. Inédit au recueil Lebon [Internet]. 2021 [cité 18 août 2023]. Disponible sur : https://www.legifrance.gouv.fr/ceta/id/CETATEXT000043261200
144. Legendre P. L'ordre juridique a-t-il des fondements raisonnables ? In: La folie raisonnée [Internet]. Paris cedex 14 : Presses universitaires de France ; 1989 [cité 18 août 2023]. p. 297-311. (Nouvelle encyclopédie Diderot). Disponible sur : https://www.cairn.info/la-folie-raisonnee--9782130426035-p-297.htm doi:10.3917/puf.cador.1989.01.0297
145. Bayart B, de Cornulier A. La neutralité du net. Pouvoirs. 2018 ;164(1) : 127-36. doi:10.3917/pouv.164.0127
146. Boulard A, Favier-Baron E, Woillet S. Le business de nos données médicales : enquête sur un scandale d'État [Internet]. FYP Éditions ; 2021. Disponible sur : https://books.google.fr/books?id=7hrRzgEACAAJ
147. Lessig L. Code : And Other Laws Of Cyberspace [Internet]. Basic Books; 1999. Disponible sur : https://books.google.fr/books?id=eP4tAAAAYAAJ
148. Proposition de Règlement du Parlement européen et du Conseil établissant des règles harmonisées concernant l'Intelligence Artificielle (législation sur l'Intelligence Artificielle) et modifiant certains actes législatifs de l'Union [Internet]. 2021. Disponible sur : https://eur-lex.europa.eu/legal-content/FR/TXT/?uri=CELEX%3A52021PC0206
149. Ministère de l'Éducation nationale et de la Jeunesse [Internet]. [cité 19 août 2023]. Déclaration des droits de l'homme et du citoyen du 26 août 1789.

Disponible sur : https://www.education.gouv.fr/declaration-des-droits-de-l-homme-et-du-citoyen-du-26-aout-1789-10544

150. Cardon D. Open data et état plateforme. In: Culture numérique [Internet]. Paris : Presses de Sciences Po ; 2019 [cité 19 août 2023]. p. 330-9. (Les petites humanités). Disponible sur : https://www.cairn.info/culture-numerique--9782724623659-p-330.htm
151. Béguin-Faynel C. L'open data judiciaire et les données personnelles : pseudonymisation et risque de ré-identification. Archives de philosophie du droit. 2018 ;60(1) : 153-81. doi:10.3917/apd.601.0168
152. Dupagne D. La revanche du rameur [Internet]. Michel Lafon ; 2012. Disponible sur : https://books.google.fr/books?id=_1b9E1TZXg8C
153. Watzlawick P. Comment réussir à échouer : trouver l'ultrasolution. Seuil ; 1991. 117 p.
154. vie-publique.fr [Internet]. 2022 [cité 22 août 2023]. Quels sont les différents types de droits des citoyens ? Disponible sur : http://www.vie-publique.fr/fiches/23866-quels-sont-les-differents-types-de-droits-des-citoyens
155. Köbis N, Rahwan Z, Rilla R, Supriyatno BI, Bersch C, Ajaj T, et al. Delegation to artificial intelligence can increase dishonest behaviour. Nature. oct 2025;646(8083):126-34. doi:10.1038/s41586-025-09505-x
156. Suzuki S. People are more likely to cheat when they delegate tasks to AI. Nature. oct 2025;646(8083):42-3. doi:10.1038/d41586-025-02819-w
157. Chapoutot J. La loi du sang. Penser et agir en nazi [Internet]. Éditions Gallimard ; 2014. (Bibliothèque des Histoires). Disponible sur : https://books.google.fr/books?id=phLFBAAAQBAJ
158. Participation du Pape François au sommet du G7 à Borgo Egnazia (14 juin 2024) [Internet]. [cité 29 déc 2025]. Disponible sur : https://www.vatican.va/content/francesco/fr/speeches/2024/june/documents/20240614-g7-intelligenza-artificiale.html
159. Lettre encyclique du Saint-Père Léon XIV Magnifica Humanitas (15 mai 2026) [Internet]. [cité 4 juill 2026]. Disponible sur : http://www.vatican.va/content/leo-xiv/fr/encyclicals/documents/20260515-magnifica-humanitas.html
160. Colli G, Montinari M, de Gandillac M, Nietzsche F. Fragments posthumes : Début 1888 - début janvier 1889 [Internet]. De Gruyter ; 2020. Disponible sur : https://books.google.fr/books?id=NiITEAAAQBAJ
161. philomag. Philosophie magazine [Internet]. 2012 [cité 22 août 2023]. Michel Serres, Bernard Stiegler. Moteurs de recherche. Disponible sur : https://www.philomag.com/articles/michel-serres-bernard-stiegler-moteurs-de-recherche
162. Snowden E. Mémoires Vives [Internet]. Éditions du Seuil ; 2019. Disponible sur : https://books.google.fr/books?id=ggzqDwAAQBAJ
163. Wells G., Horwitz J., Seetharamann D., Facebook Knows Instagram Is Toxic for Teen Girls, Company Documents Show - WSJ [Internet]. [cité 20 août 2023]. Disponible sur :

https://www.wsj.com/
articles/facebook-knows-instagram-is-toxic-for-teen-girls-company-documents-show-11631620739
164. Facebook Employees Flag Drug Cartels and Human Traffickers. The Company's Response Is Weak, Documents Show. - WSJ [Internet]. [cité 20 août 2023]. Disponible sur : https://www.wsj.com/articles/facebook-drug-cartels-human-traffickers-response-is-weak-documents-11631812953
165. Facebook Tried to Make Its Platform a Healthier Place. It Got Angrier Instead. - WSJ [Internet]. [cité 20 août 2023]. Disponible sur : https://www.wsj.com/articles/facebook-algorithm-change-zuckerberg-11631654215
166. Bender EM, Gebru T, McMillan-Major A, Shmitchell S. On the Dangers of Stochastic Parrots: Can Language Models Be Too Big? 🦜. In: Proceedings of the 2021 ACM Conference on Fairness, Accountability, and Transparency [Internet]. Virtual Event Canada: ACM; 2021 [cité 20 août 2023]. p. 610-23. Disponible sur : https://dl.acm.org/doi/10.1145/3442188.3445922 doi:10.1145/3442188.3445922
167. Seele P, Schultz MD. From Greenwashing to Machinewashing: A Model and Future Directions Derived from Reasoning by Analogy. J Bus Ethics. juill 2022 ;178(4) : 1063-89. doi:10.1007/s10551-022-05054-9
168. Amnesty France [Internet]. [cité 16 août 2025]. Intelligence artificielle : robots tueurs de droits. Disponible sur : https://www.amnesty.fr/chronique/robots-tueurs-de-droits
169. Pour un numérique en santé souverain, de confiance et inclusif CESE | vie-publique.fr [Internet]. 2025 [cité 18 août 2025]. Disponible sur : https://www.vie-publique.fr/rapport/298761-pour-un-numerique-en-sante-souverain-de-confiance-et-inclusif-cese
170. Article 3 - Constitution du 4 octobre 1958 - Légifrance [Internet]. [cité 18 août 2025]. Disponible sur : https://www.legifrance.gouv.fr/codes/article_lc/LEGIARTI000019240995
171. Sénat [Internet]. [cité 18 août 2025]. Discours prononcé par M. Philippe Seguin, le 5 mai1992 à l'Assemblée nationale. Disponible sur : https://www.senat.fr/connaitre-le-senat/evenements-et-manifestations-culturelles/les-revisions-de-la-constitution/discours-prononce-par-m-philippe-seguin-le-5-mai1992-a-lassemblee-nationale.html
172. ccc-rapport-final.pdf [Internet]. [cité 18 août 2025]. Disponible sur : https://propositions.conventioncitoyennepourleclimat.fr/pdf/ccc-rapport-final.pdf
173. Al Kuwaiti A, Nazer K, Al-Reedy A, Al-Shehri S, Al-Muhanna A, Subbarayalu AV, et al. A Review of the Role of Artificial Intelligence in Healthcare. J Pers Med. 5 juin 2023 ;13(6) : 951. doi:10.3390/jpm13060951 PubMed PMID: 37373940; PubMed Central PMCID: PMC10301994.
174. Wagner JK, Doerr M, Schmit CD. AI Governance : A Challenge for Public Health. JMIR Public Health Surveill. 30 sept 2024 ;10 : e58358.

doi:10.2196/58358 PubMed PMID : 39 347 615 ; PubMed Central PMCID: PMC11457458.
175. ChatGPT : l'IA prête à remplacer les chercheurs et les médecins, vraiment ? Salle de presse de l'Inserm [Internet]. [cité 16 août 2025]. Disponible sur : https://presse.inserm.fr/canal-detox/chatgpt-lia-prete-a-remplacer-les-chercheurs-et-les-medecins-vraiment/
176. Truchot A, Raynaud M, Kamar N, Naesens M, Legendre C, Delahousse M, et al. Machine learning does not outperform traditional statistical modelling for kidney allograft failure prediction. Kidney Int. mai 2023 ;103(5) : 936-48. doi:10.1016/j.kint.2022.12.011 PubMed PMID: 36572246.
177. Vosoughi S, Roy D, Aral S. The spread of true and false news online. Science. 9 mars 2018 ;359(6380) : 1146-51. doi:10.1126/science.aap9559
178. Huang YJ, Chen C houh, Yang HC. AI-enhanced integration of genetic and medical imaging data for risk assessment of Type 2 diabetes. Nat Commun. 18 mai 2024 ;15(1) : 4230. doi:10.1038/s41467-024-48618-1
179. Think-Tank-Telesante-Numerique-en-Sante-Preconisations-relatives-au-DMP.pdf [Internet]. [cité 18 août 2025]. Disponible sur : https://escaramozzino.legal/wp-content/uploads/2025/04/Think-Tank-Telesante-Numerique-en-Sante-Preconisations-relatives-au-DMP.pdf
180. 2025_06_numerique_sante.pdf [Internet]. [cité 15 août 2025]. Disponible sur : https://www.lecese.fr/sites/default/files/pdf/Avis/2025/2025_06_numerique_sante.pdf
181. Article L1111-4 - Code de la santé publique - Légifrance [Internet]. [cité 15 août 2025]. Disponible sur : https://www.legifrance.gouv.fr/codes/article_lc/LEGIARTI000041721056
182. Article R4127-236 - Code de la santé publique - Légifrance [Internet]. [cité 15 août 2025]. Disponible sur : https://www.legifrance.gouv.fr/codes/article_lc/LEGIARTI000043588204
183. Mathiesen T. The Viewer Society: Michel Foucault's `Panopticon' Revisited. Theoretical Criminology. mai 1997 ;1(2) : 215-34. doi:10.1177/136248069700100200З
184. Foucault M. Surveiller et punir : naissance de la prison [Internet]. Gallimard ; 1975. (Bibliothèque des histoires). Disponible sur : https://books.google.fr/books?id=qDIFAQAAIAAJ
185. Rosas C. The Future is Femtech: Privacy and Data Security Issues Surrounding Femtech Applications. Business law journal. 2019;15:319.
186. RGPD et professionnels de santé libéraux : ce que vous devez savoir [Internet]. [cité 23 août 2023]. Disponible sur : https://www.cnil.fr/fr/rgpd-et-professionnels-de-sante-liberaux-ce-que-vous-devez-savoir
187. Bondil X. Réservation en ligne – les praticiens partagés. La Lettre D. juin 2019 ; (9) : 3.
188. Article L4001-3 - Code de la santé publique - Légifrance [Internet]. [cité 17 août 2025]. Disponible sur : https://www.legifrance.gouv.fr/codes/article_lc/LEGIARTI000043890272

189. Article 226-13 - Code pénal - Légifrance [Internet]. [cité 18 août 2023]. Disponible sur : https://www.legifrance.gouv.fr/codes/article_lc/LEGIARTI000006417945
190. Article 226-14 - Code pénal - Légifrance [Internet]. [cité 18 août 2023]. Disponible sur : https://www.legifrance.gouv.fr/codes/article_lc/LEGIARTI000044394223
191. Article L162-2 - Code de la Sécurité sociale - Légifrance [Internet]. [cité 18 août 2023]. Disponible sur : https://www.legifrance.gouv.fr/codes/article_lc/LEGIARTI000006741332
192. Article L1110-4 - Code de la santé publique - Légifrance [Internet]. [cité 18 août 2023]. Disponible sur : https://www.legifrance.gouv.fr/codes/article_lc/LEGIARTI000043895798
193. Article L1111-5 - Code de la santé publique - Légifrance [Internet]. [cité 18 août 2023]. Disponible sur : https://www.legifrance.gouv.fr/codes/article_lc/LEGIARTI000031927576
194. Article R4127-4 - Code de la santé publique - Légifrance [Internet]. [cité 18 août 2023]. Disponible sur : https://www.legifrance.gouv.fr/codes/article_lc/LEGIARTI000006912862
195. Article R4127-206 - Code de la santé publique - Légifrance [Internet]. [cité 18 août 2023]. Disponible sur : https://www.legifrance.gouv.fr/codes/article_lc/LEGIARTI000006913004
196. Conseil d'État, 4e et 1re chambres réunies, 26/09/2018, 407 856 [Internet]. 2018 [cité 18 août 2023]. Disponible sur : https://www.legifrance.gouv.fr/ceta/id/CETATEXT000037437528/
197. CRESSARD P. Le secret médical protège le patient, pas le médecin. Conseil national de l'Ordre des Médecins. déc 2012 ;4, 5.
198. La Cour invalide la décision 20161250 relative à .pdf [Internet]. [cité 10 août 2024]. Disponible sur : https://curia.europa.eu/jcms/upload/docs/application/pdf/2020-07/cp200091fr.pdf
199. Décision n° 444937 - Conseil d'État [Internet]. [cité 10 août 2024]. Disponible sur : https://www.conseil-etat.fr/fr/arianeweb/CE/decision/2020-10-13/444937
200. Karp AC, Zamiska NW. The Technological Republic: Hard Power, Soft Belief, and the Future of the West. Random House; 2025. 321 p.
201. Article L1111-4 - Code de la santé publique - Légifrance [Internet]. [cité 19 août 2023]. Disponible sur : https://www.legifrance.gouv.fr/codes/article_lc/LEGIARTI000041721056
202. JIM [Internet]. [cité 15 août 2025]. La Chine inaugure son premier « hôpital » reposant entièrement sur l'IA. Disponible sur : https://www.jim.fr/viewarticle/chine-inaugure-son-premier-h%C3%B4pital-reposant-2024a1000ea8
203. Sadin É. La vie algorithmique : critique de la raison numérique [Internet]. Éditions l'Échappée ; 2015. (Pour en finir avec). Disponible sur : https://books.google.fr/books?id=bCM5rgEACAAJ

204. Autorité de la concurrence [Internet]. 2025 [cité 10 nov 2025]. L'Autorité sanctionne Doctolib à hauteur de 4 665 000 euros pour avoir abusé de sa position dominante dans le secteur de la prise de rendez-vous médicaux en ligne et des solutions de téléconsultation médicale. Disponible sur : https://www.autoritedelaconcurrence.fr/fr/communiques-de-presse/lautorite-sanctionne-doctolib-hauteur-de-4-665-000-euros-pour-avoir-abuse-de
205. Conseil d'État, 10e - 9e chambres réunies, 03/10/2025, 490 433 [Internet]. 2025 [cité 10 nov 2025]. Disponible sur : https://www.legifrance.gouv.fr/ceta/id/CETATEXT000052354340
206. Mattson C, Bushardt RL, Artino AR. "When a Measure Becomes a Target, It Ceases to be a Good Measure". J Grad Med Educ. févr 2021 ;13(1) : 2-5. doi:10.4300/JGME-D-20-01492.1 PubMed PMID: 33680290; PubMed Central PMCID: PMC7901608.
207. Bondil X, Haye MH, Dritsch N. Questionner la finalité du système de santé : approche politico-économique. Éthique & Santé. 1 sept 2023 ;20(3) : 188-92. doi:10.1016/j.etiqe.2023.04.006
208. Jumper J, Evans R, Pritzel A, Green T, Figurnov M, Ronneberger O, et al. Highly accurate protein structure prediction with AlphaFold. Nature. août 2021 ;596(7873) : 583-9. doi:10.1038/s41586-021-03819-2
209. Dual use of artificial-intelligence-powered drug discovery | Nature Machine Intelligence [Internet]. [cité 17 août 2025]. Disponible sur : https://www.nature.com/articles/s42256-022-00465-9
210. National Security Commission on Emerging Biotechnology: Final Report and Options for Congress | Congress.gov | Library of Congress [Internet]. [cité 17 août 2025]. Disponible sur : https://www.congress.gov/crs-product/IN12546
211. Meta Fundamental AI Research Diplomacy Team (FAIR)† et al. - 2022 - Human-level play in the game of Diplomacy b.pdf [Internet]. [cité 17 août 2025]. Disponible sur : https://noambrown.github.io/papers/22-Science-Diplomacy-TR.pdf
212. Park PS, Goldstein S, O'Gara A, Chen M, Hendrycks D. AI deception: A survey of examples, risks, and potential solutions. Patterns (N Y). 10 mai 2024 ;5(5) : 100988. doi:10.1016/j.patter.2024.100988 PubMed PMID: 38800366; PubMed Central PMCID: PMC11117051.
213. Bubeck S, Chandrasekaran V, Eldan R, Gehrke J, Horvitz E, Kamar E, et al. Sparks of Artificial General Intelligence: Early experiments with GPT-4 [Internet]. arXiv; 2023 [cité 17 août 2025]. Disponible sur : http://arxiv.org/abs/2303.12712 doi:10.48550/arXiv.2303.12712
214. Lu C, Lu C, Lange RT, Foerster J, Clune J, Ha D. The AI Scientist: Towards Fully Automated Open-Ended Scientific Discovery [Internet]. arXiv; 2024 [cité 17 août 2025]. Disponible sur : http://arxiv.org/abs/2408.06292 doi:10.48550/arXiv.2408.06292
215. Turner AM, Smith L, Shah R, Critch A, Tadepalli P. Optimal Policies Tend to Seek Power [Internet]. arXiv; 2023 [cité 17 août 2025]. Disponible sur : http://arxiv.org/abs/1912.01683 doi:10.48550/arXiv.1912.01683

216. Casper S, Davies X, Shi C, Gilbert TK, Scheurer J, Rando J, et al. Open Problems and Fundamental Limitations of Reinforcement Learning from Human Feedback [Internet]. arXiv; 2023 [cité 17 août 2025]. Disponible sur : http://arxiv.org/abs/2307.15217 doi:10.48550/arXiv.2307.15217
217. Budzyń K, Romańczyk M, Kitala D, Kołodziej P, Bugajski M, Adami HO, et al. Endoscopist deskilling risk after exposure to artificial intelligence in colonoscopy: a multicentre, observational study. The Lancet Gastroenterology & Hepatology. 12 août 2025 ;0(0). doi:10.1016/S2468-1253(25)00133-5 PubMed PMID: 40816301.
218. Macnamara BN, Berber I, Çavuşoğlu MC, Krupinski EA, Nallapareddy N, Nelson NE, et al. Does using artificial intelligence assistance accelerate skill decay and hinder skill development without performers' awareness? Cogn Res Princ Implic. 12 juill 2024;9(1):46. doi:10.1186/s41235-024-00572-8 PubMed PMID: 38992285; PubMed Central PMCID: PMC11239631.
219. Ahmad SF, Han H, Alam MM, Rehmat MK, Irshad M, Arraño-Muñoz M, et al. Impact of artificial intelligence on human loss in decision making, laziness and safety in education. Humanit Soc Sci Commun. 9 juin 2023 ;10(1) : 311. doi:10.1057/s41599-023-01787-8
220. Lenharo M. Is AI ruining our skills? Early results are in — and they're not good. Nature. 18 juin 2026. doi : 10.1038/d41586-026-01947-1
221. Berti M, Simpson AV. The Dark Side of Organizational Paradoxes: The Dynamics of Disempowerment. AMR. avr 2021 ;46(2) : 252-74. doi:10.5465/amr.2017.0208
222. Prononcé le 14 juin 2018 - Interview de Mme Agnès Buzyn, ministre des Solidarités et de la Santé à | vie-publique.fr [Internet]. 2018 [cité 20 août 2025]. Disponible sur : https://www.vie-publique.fr/discours/206222-interview-de-mme-agnes-buzyn-ministre-des-solidarites-et-de-la-sante
223. L'intelligence artificielle en odontologie | FDI World Dental Federation [Internet]. [cité 21 août 2025]. Disponible sur : https://fdiworlddental.org/fr/lintelligence-artificielle-en-odontologie
224. Schwendicke F, Chaurasia A, Wiegand T, Uribe SE, Fontana M, Akota I, et al. Artificial intelligence for oral and dental healthcare: Core education curriculum. J Dent. janv 2023;128:104363. doi:10.1016/j.jdent.2022.104363 PubMed PMID: 36410581.
225. 2016-107R.pdf [Internet]. [cité 21 août 2025]. Disponible sur : https://igas.gouv.fr/sites/igas/files/files-spip/pdf/2016-107R.pdf
226. Ordonnance n° 2018-17 du 12 janvier 2018 relative aux conditions de création et de fonctionnement des centres de santé.
227. LOI n° 2023-378 du 19 mai 2023 visant à améliorer l'encadrement des centres de santé (1). 2023-378. 19 mai 2023.
228. CURIA - Documents [Internet]. [cité 20 août 2025]. Disponible sur : https://curia.europa.eu/juris/document/document.jsf?text=&docid=299102&pageIndex=0&doclang=FR&mode=lst&dir=&occ=first&part=1&cid=672010
229. C_202505802FR.000101.fmx.xml [Internet]. [cité 4 juill 2026]. Disponible sur : https://eur-lex.europa.eu/legal-content/FR/TXT/HTML/?uri=OJ:C_202505802

230. CEP [Internet]. [cité 23 août 2023]. Avis du CEP « Publicité et réseaux sociaux ». Disponible sur : https://www.cep-pub.org/avis/avis-du-cep-publicite-et-reseaux-sociaux/
231. Aumercier S. Edward L. Bernays et la propagande. Revue du MAUSS. 2007 ;30(2) : 452-69. doi:10.3917/rdm.030.0452
232. Dupagne D. E-santé. Communications. 2011 ;88(1) : 57-65. Located at: Cairn.info. doi:10.3917/commu.088.0057
233. Eysenbach G. What is e-health? J Med Internet Res. 18 juin 2001 ;3(2) : e20. doi : 10.2196/jmir.3.2.e20 PubMed PMID: 11720962; PubMed Central PMCID: PMC1761894.
234. Clinckemaillie M, Scanff A, Naudet F, Barbaroux A. Sunshine on KOLs: assessment of the nature, extent and evolution of financial ties between the leaders of professional medical associations and the pharmaceutical industry in France from 2014 to 2019: a retrospective study. BMJ Open. 2 févr 2022;12(2):e051042. doi : 10.1136/bmjopen-2021-051042 PubMed PMID: 35110312; PubMed Central PMCID: PMC8811544.
235. Stewart WC, Stewart JA, Nelson LA. What data sources do ophthalmologists trust ? Evid Based Med. déc 2017;22(6):205-7. doi:10.1136/ebmed-2017-110757 PubMed PMID: 29042406.
236. Liu Y, Gu Z, Ko TH, Liu J. Identifying Key Opinion Leaders in Social Media via Modality-Consistent Harmonized Discriminant Embedding. IEEE Trans Cybern. févr 2020 ;50(2) : 717-28. doi:10.1109/TCYB.2018.2871765 Pub Med PMID: 30307887.
237. Sismondo S. How to make opinion leaders and influence people. CMAJ. 14 juill 2015;187(10):759-60. doi:10.1503/cmaj.150032 PubMed PMID: 26149703; PubMed Central PMCID: PMC4500705.
238. Identifier et gérer ses leaders d'opinion dans la Health Tech. Bpifrance Le Hub [Internet]. 10 avr 2022 [cité 19 août 2023]. Disponible sur : https://lehub.bpifrance.fr/identifier-gerer-kol-health-tech/
239. Opinion | Noam Chomsky : The False Promise of ChatGPT - The New York Times [Internet]. [cité 21 août 2023]. Disponible sur : https://www.nytimes.com/2023/03/08/opinion/noam-chomsky-chatgpt-ai.html
240. Arendt H. Eichmann in Jerusalem: A Report on the Banality of Evil [Internet]. Viking Press; 1963. (A reporter at large). Disponible sur : https://books.google.fr/books?id=GCRoAAAAMAAJ
241. Rapport Igas-IGF Financiarisation système de santé (2025)_4.pdf [Internet]. [cité 7 août 2025]. Disponible sur : https://www.igas.gouv.fr/sites/igas/files/2025-07/Rapport%20Igas-IGF%20Financiarisation%20syst%C3%A8me%20de%20sant%C3%A9%20%282025%29_4.pdf
242. Causes et effets de la financiarisation du système de santé | Igas [Internet]. [cité 15 août 2025]. Disponible sur : https://www.igas.gouv.fr/causes-et-effets-de-la-financiarisation-du-systeme-de-sante
243. Évolution de la charge mondiale, régionale et nationale des affections bucco-dentaires de 1990 à 2021 : une analyse systématique pour l'étude Global Burden of Disease 2021 – The Lancet [Internet]. [cité 1 nov 2025]. Disponible

sur : https://www.thelancet.com/journals/lancet/article/PIIS0140-6736(24)02811-3/fulltext
244. cnom_mesusage_de_la_telemedecine.pdf [Internet]. [cité 18 août 2025]. Disponible sur : https://www.conseil-national.medecin.fr/sites/default/files/external-package/rapport/10ax7i9/cnom_mesusage_de_la_telemedecine.pdf
245. Modalités de mise en place d'une réforme du troisième cycle des études odontologiques | Igas [Internet]. 2025 [cité 1 nov 2025]. Disponible sur : https://igas.gouv.fr/modalites-de-mise-en-place-dune-reforme-du-troisieme-cycle-des-etudes-odontologiques
246. Aouacheria A. Faut-il avoir peur des robots-dentistes ? Santé publique. 1 déc 2023 ;35(HS1) : 173-7.
247. Masson E. EM-Consulte [Internet]. [cité 10 août 2024]. La déshumanisation programmée ? Disponible sur : https://www.em-consulte.com/article/1674219/la-deshumanisation-programmee
248. Ginsberg J, Mohebbi MH, Patel RS, Brammer L, Smolinski MS, Brilliant L. Detecting influenza epidemics using search engine query data. Nature. févr 2009 ;457(7232) : 7232. doi:10.1038/nature07634

CONSEILS DE LECTURE

NDA : livres qui ont été lus pour la rédaction de cet essai

Alexandre, Dr Laurent. La guerre des intelligences à l'heure de ChatGPT. N.p., JC Lattès, 2023.

Alexandre, Laurent, and Babeau, Olivier. Ne faites plus d'études ! Apprendre autrement à l'ère de l'IA. N.p., Libella, 2025.

Arthus-Bertrand, Yann. Legacy : L'héritage d'une vie. France, Éditions de la Martinière, 2021.

Boulard, Audrey, et al. Le business de nos données médicales : Enquête sur un scandale d'État. France, FYP éditions, 2021.

Bernays, Edward L.. Propaganda : Comment manipuler l'opinion en démocratie. Canada, La Découverte, 2025.

Bizard, Frédéric. L'autonomie solidaire en santé : La seule réforme possible ! N.p., Michalon, 2021.

Carré, Marion. Le paradoxe du tapis roulant : Vaincre notre paresse intellectuelle face à l'IA. N.p., JC Lattès, 2025.

Chavalarias, David. Toxic Data. Comment les réseaux manipulent nos opinions. France, Flammarion, 2023.

Damasio, Alain. Vallée du silicium. France, Seuil, 2024.

Damasio, Alain. Les Furtifs. France, La Volte, 2019.

Damasio, Antonio R., and Blanc, Marcel. L'erreur de Descartes : la raison des émotions. France, O. Jacob, 2001.

De Miranda, Luis. Intelligence artificielle et robotique en 30 secondes : 50 avancées majeures, expliquées en moins d'une minute. Canada, Éditions Hurtubise, 2019.

Desmurget, Michel. La fabrique du crétin digital - Les dangers des écrans pour nos enfants. Canada, Le Seuil, 2019.

Fournier, Véronique, and Foureur, Nicolas. Aide-mémoire - Éthique clinique : En 10 cas et 10 repères méthodologiques. France, Dunod, 2021.

Ganascia, Jean-Gabriel. L'I.A. expliquée aux humains. France, Seuil, 2024.

Garcia, Vivien. Que faire de l'intelligence artificielle ? Petite histoire critique de la raison artificielle. France, Éditions Rivages, 2024.

Giraud, Gaël. Composer un monde en commun : Une théologie politique de l'anthropocène. N.p., Seuil, 2022.

Jacquet, Denis, and Leclercq, Grégoire. Ubérisation : Un ennemi qui vous veut du bien ? N.p., Dunod, 2016.

Kate, Crawford. Contre-atlas de l'Intelligence artificielle : Les coûts politiques, sociaux et environnementaux de l'IA. N.p., Zulma, 2023.

Kahn, Axel. Et le bien dans tout ça ? N.p., Stock, 2021.

Kahn, Axel. L'éthique dans tous ses états. France, Éditions de l'Aube, 2020.

Klein, Etienne. Le goût du vrai. France : Éditions Gallimard, 2020.

Hamant, Olivier. Antidote au culte de la performance : La robustesse du vivant. France, Éditions Gallimard, 2023.

Harari, Yuval N.. Sapiens : une brève histoire de l'humanité. Canada, INCA, 2015.
Harari, Yuval Noah. Nexus : Une brève histoire des réseaux d'information, de l'âge de pierre à l'IA. Royaume-Uni, ALBIN MICHEL, 2024.
Hermann, Edward, and Chomsky, Noam. Fabriquer un consentement : La gestion politique des médias de masse. Belgique, Investig'Action, 2020.
Labonde, Mathieu, et al. Internet et libertés : 15 ans de combat de la Quadrature du Net. N.p., Vuibert, 2022.
Laborit, Henri. Éloge de la fuite. France, R. Laffont, 1976.
Lee, Peter, et al. IA et médecine : la révolution : Un potentiel infini ?, N.p., Pearson, 2023.
Lemke, Coralie. Ma santé, mes données. Canada, Premier parallèle, 2021.
Lopez, Rémi. Plongée dans le réseau Ghost in the Shell : Analyse littéraire. Belgique, Third Éditions, 2021.
Macron, Emmanuel. Révolution. France, XO, 2017.
Meadows, Donella. Pour une pensée systémique. N.p., Rue de L'Echiquier, 2023.
Mhalla, Asma. Cyberpunk - Le nouveau système totalitaire. N.p., Seuil, 2025.
Morin, Edgar. La méthode de La Méthode. N.p., Éditions Actes Sud, 2024.
Morin, Edgar. Penser l'Europe. France, Gallimard, 1990.
Morin, Edgar. Introduction à la pensée complexe. N.p., Éditions du Seuil, 2015.
Moukheiber, Albert. Neuromania - Le vrai du faux sur votre cerveau. Canada, Allary éditions, 2024.
Moukheiber, Albert. Votre cerveau vous joue des tours. France, Allary éditions, 2019.
Nordlinger, Bernard, et al. Médecine et intelligence artificielle. France, CNRS éditions, 2022.
O'Neil, Cathy. Algorithmes : la bombe à retardement. France, Éditions Les Arènes, 2018.
Pitron, Guillaume. L'enfer numérique : Voyage au bout d'un Like. France, Les Liens Qui Libèrent, 2021.
Renouvier, Charles. Manuel républicain de l'homme et du citoyen. France, Pagnerre, 1848.
Sadin, Éric. L'intelligence artificielle ou l'enjeu du siècle : anatomie d'un antihumanisme radical. France, Éditions L'Échapée, 2021.
Sadin, Éric. La vie algorithmique : Critique de la raison numérique. France, L'Échappée, 2021.
Sadin, Éric. La vie algorithmique : Critique de la raison numérique. France, L'Échappée, 2021.
Sadin, Éric. Le Désert de nous-mêmes : Le tournant intellectuel et créatif de l'intelligence artificielle. France, L'Échappée, 2025.
Sadin, Éric. Faire sécession : une politique de nous-mêmes. France, Éditions L'Échappée, 2021.
Sadin, Eric. L'ère de l'individu tyran : La fin d'un monde commun. France, Grasset, 2020.

Shift Project, The. Climat, crises : Le plan de transformation de l'économie française. France, Odile Jacob, 2022.
Stiegler, Barbara, and Alla, François. Tracts (N° 37) - Santé publique année zéro. N.p., Éditions Gallimard, 2022.
Stiegler, Bernard. Dans la disruption : comment ne pas devenir fou ? France, Éditions Les Liens qui libèrent, 2016.
Stiegler, Barbara. Nietzsche et la vie. N.p., Éditions Gallimard, 2021.
Strittmatter, Kai. Dictature 2.0 : Quand la Chine surveille son peuple (et demain le monde). France, Tallandier, 2021.
Thiellement, Pacôme. Infernet -: Suivi de Internet et moi (une confession). France, MASSOT ÉDITIONS, 2023.
Vanhoenacker, Charline. Debout, les damnés de l'Uber ! Chroniques. France, Éditions Denoël, 2020.
Viktorovitch, Clément. Logocratie. N.p., Seuil, 2025.
Zuboff, Shoshana. L'Âge du capitalisme de surveillance. France, Zulma, 2020.

[illegible] « [illegible] de la représentation du [illegible] », Paris, [illegible] 2017.

[illegible] [illegible], Paris, [illegible], 20[illegible].

[illegible], Dans la [illegible] comment [illegible], Paris, [illegible], 2016.

[illegible] [illegible] 2012-2[illegible]

[illegible], Quand [illegible] [illegible], [illegible], 2021.

[illegible] [illegible] et [illegible] [illegible], [illegible], 2012.

[illegible] [illegible], [illegible], [illegible], 2020.

[illegible] [illegible] 2020.

[illegible] [illegible] [illegible]

TABLE DES MATIÈRES

4. Penser et agir dans un monde complexe

5. Les intelligences artificielles, les plateformes numériques et la santé

6. Conclusion

REMERCIEMENTS POUR LEUR AIDE SUR CET ESSAI

- Les éditions L'Harmattan,
- Le mouvement Culture Santé : M. Nicolas Dritsch, Mme Marie Hélène Haye, M. Charles Cousina, Mme Marion Ribeyre et les amis du mouvement.
- M. Abdu Gnaba,
- Le docteur Boris Jackubowicz-Cohen,
- M. Maxime Ducret,
- M. Albert Moukheiber,
- M. Emmanuel Larcenet,
- M. Nareg Apelian,
- M. Matthieu Poupard,
- Mes parents, ma famille et ma belle-famille,
- Mes enfants, Marie, Augustin et Albane ainsi que mon épouse Aurélie.

L'AUTEUR

Xavier Bondil

Docteur en chirurgie dentaire
Exercice privé au sein du cabinet dentaire caladois à Villefranche-sur-Saône

Service public :
Expert Judiciaire près la Cour d'appel de Lyon
Expert Judiciaire près la Cour administrative d'appel de Lyon
Élu ordinal
Ancien attaché hospitalier des Hospices Civils de Lyon

Diplômes :
Diplôme d'Université en Parodontologie et Implantologie Orale
Diplôme d'Université d'Expertise en Médecine Bucco-Dentaire
Diplôme d'Université de Réhabilitation Orale Numérique

Membre du collectif Culture Santé, *à l'aube d'une révolution néguentropique*

Auteur et conférencier indépendant

Co-fondateur des concepts implantaires IDA et IDA^2 avec M. Nicolas Maestre

Conflits d'intérêts professionnels : 1076 euros entre 2019 et juin 2026 (Base ADEX de la HAS).

Structures éditoriales du groupe L'Harmattan

L'Harmattan Hongrie
Kossuth l. u. 14-16.
1053 Budapest
harmattan@harmattan.hu

L'Harmattan Sénégal
10 VDN SICAP AMITIE 3
BP 45034 Dakar-Fann
direction@senharmattan.com

L'Harmattan Cameroun
Tsinga/Derrière polyclinique FECAFOOT
BP 11486 Yaoundé
Jacques.koukam@harmattan.fr

L'Harmattan Burkina Faso
Villa 281, secteur 23 623, rue 14.32
Ouagadougou
zagbie@outlook.fr

L'Harmattan Guinée
Almamya, rue KA 028 OKB Agency
BP 3470 Conakry
harmattanguinee@yahoo.fr

L'Harmattan RDC
185, avenue Nyangwe
Commune de Lingwala - Kinshasa
matangilamusadila@yahoo.fr

L'Harmattan Congo
219, avenue Nelson Mandela
BP 2874 Brazzaville
deunovmikhael@gmail.com

L'Harmattan Mali
Immeuble Mgr Jean Marie Cissé
Aci Hamadallaye
BP 145 Bamako
syllaka@yahoo.fr

L'Harmattan Togo
Djidjole - Maison Amela
face EPP BATOME
02 BP 20680 Lomé
didieramela11@gmail.com

L'Harmattan Côte d'Ivoire
Résidence Karl - Cité des Arts
Abidjan-Cocody
03 BP 1588 Abidjan
harmattan.ivoire@gmail.com

L'Harmattan Bénin
Rue 604, (Immeuble à l'entrée
de la rue UCAO- Cite de Saint-Jean)
Cotonou
stepcorpus@gmail.com

Nos librairies en France

Librairie internationale
16, rue des Écoles
75005 Paris
librairie.internationale@harmattan.fr
01 40 46 79 11
www.librairieharmattan.com

www.ingramcontent.com/pod-product-compliance
Lightning Source LLC
LaVergne TN
LVHW050808061126
851857LV00012B/724